Erich Grond

Die Pflege verwirrter alter Menschen

LAMBERTUS

Meiner Frau zum Dank für ihr Engagement bei der Pflege meiner verwirrten Mutter und Tante.

Erich Grond

Die Pflege verwirrter alter Menschen

Psychisch Alterskranke und ihre Helfer im menschlichen Miteinander

Lambertus

Autor und Verlag danken dem Kuratorium Deutsche Altershilfe für die ideelle und finanzielle Förderung des Buches.

CIP-Titelaufnahme der Deutschen Bibliothek

Grond, Erich:
Die Pflege verwirrter alter Menschen : psychisch Alterskranke und ihre Helfer im menschlichen Miteinander / Erich Gond. - 6., verb. und erg. Aufl. - Freiburg im Breisgau : Lambertus, 1991
ISBN 3-7841-0516-5

6., verbesserte und ergänzte Auflage 1991

Umschlaggestaltung: Christa Berger, Rolf Fischer, Solingen
Umschlagfoto: Uwe Stratmann, Wuppertal
Herstellung: Druckerei F. X. Stückle, Ettenheim
ISBN 3-7841-0516-5

Inhalt

Vorwort

Angst vor Verwirrtheit und Pflegebedürftigkeit bedrückt nicht nur alte Menschen. Verwirrtheit ist ein sehr belastendes Problem der Altenpflege. Von den zur Zeit rund 9,5 Millionen der über 65jährigen in der Bundesrepublik Deutschland sind etwa 5% dementiell erkrankt oder chronisch verwirrt; von den 90jährigen ist fast jeder dritte chronisch verwirrt.

Dieses Buch geht grundsätzlich davon aus, daß Verwirrtheit zu bessern oder zu beseitigen ist, akute Verwirrtheit, weil sie vorwiegend körperlich, und chronische Verwirrtheit, weil sie auch psychosozial bedingt ist. Die ganzheitliche Pflege des Körpers und die Pflege von Beziehungen zusammen mit ärztlicher und sozialarbeiterischer Betreuung sind auch bei Demenz nicht aussichtslos! Wenngleich das Leiden bis zum Tode fortschreitet und Verwirrtheit manchmal trotz aller Bemühungen nicht zu verändern ist, so ist doch die Lebensqualität jedes Verwirrten zu verbessern!

Das Buch will fehlendes Wissen ergänzen. Es will helfen, die Symptome früh zu erkennen, Entstehungsbedingungen zu verstehen, die Pflegediagnose Verwirrtheit nicht zu früh zu stellen, mit verwirrenden Faktoren umzugehen, Pflegedienste zu planen, mit verwirrten Mitmenschen umzugehen, ohne sie aus eigener Hilflosigkeit in ein Landeskrankenhaus abzuschieben.

Zielgruppen sind vor allem pflegende Angehörige, Gemeindeschwestern, Altenpfleger, Krankenschwestern, Pflegehelfer, Ehrenamtliche und Sozialarbeiter; da in der Bundesrepublik Deutschland zur Zeit fast zwei Millionen Pflegebedürftiger zu Hause versorgt werden, von denen verwirrte alte Menschen einen hohen Anteil ausmachen, will das Buch auch aufzeigen, wo die Grenzen familiärer Pflege gezogen werden sollten – eine Entscheidung, die weitgehend davon abhängt, wie stark ambulant tätige Fachkräfte mit herangezogen werden können. Das Buch soll in Aus-, Fort- und Weiterbildung eine Ergänzung bewährter Lehrbücher sein.

Angeregt wurden der Verlag und der Autor durch das Buch „Confusion, Prevention and Care“ von Mary O. Wolanin und Linda R.F. Phillips, St. Louis 1981. Das vorliegende Buch ist keine Übersetzung, sondern auf eigenen Erfahrungen begründet.

Erster Teil: Grundlagen

I. Was ist Verwirrtheit?

1. Verwirrtheit wird *psychiatrisch* beschrieben als zeitliche, örtliche und situative *Orientierungsstörung* (Desorientierung), die häufig mit Bewußtseinstrübung einhergeht.
2. Verwirrtheit ist eine *Pflegediagnose*, keine medizinische Diagnose. Verwirrtheit ist keine eigene psychische Erkrankung, sondern Symptom einer Erkrankung. Verwirrtheit ist eine *Reaktion* auf eine körperliche oder psychische Erkrankung oder auf psychisch oder sozial verwirrende Faktoren, oder sie ist Symptom einer Beziehungsstörung z.B. in der Familie.
3. Verwirrtheit gilt bei vielen als fortschreitendes, nicht mehr besserungsfähiges Leiden, als Merkmal *schwerer Pflegebedürftigkeit*, für die die Krankenkassen nicht zahlen, als Merkmal eines „Pflegefalles".
4. Verwirrtheit wird zum *Vorwand* genommen, unliebsame alte Menschen zu meiden, aus der Familie oder von der Station abzuschieben.
5. Einmalige Verwirrtheit wird generalisiert, das Urteil wird von anderen Betreuern übernommen und damit zum Vorläufer eines dem Kranken zugeschriebenen geistigen Abbaus.
6. Die Diagnose Verwirrtheit beeinflußt Pflegemaßnahmen und Lebensqualität des Kranken, weil er für entscheidungsunfähig erklärt, immer unselbständiger und abhängiger wird.
7. Verwirrtheit ist ein *sozial diskriminierendes Etikett*, dient Ärzten und Pflegenden zur Rationalisierung resignativer Förderungsmüdigkeit und juristisch zur Begründung von Pflegschaft, Vormundschaft oder Einweisung in eine geschlossene psychiatrische Abteilung oder in ein Pflegeheim.

Wie beschreiben Pflegende verwirrte alte Menschen?
Verwirrte sind sozial unzulänglich, nicht kooperativ, feindselig, streitsüchtig, rauflustig, belästigend, abweichend, inkontinent, vernachlässigt, verwahrlost, argwöhnisch, schwierig zu führen, ungehorsam, ruhelos, erregbar, krakeelend, widersprüchlich, ärgerlich, zurückgezogen, trottelig, wahnhaft. Ein Verwirrter vergesse alles, könne sich nichts mehr merken, Fragen nicht beantworten, laufe weg oder wandere hin und her, verfehle sein Zimmer, irre sich im Bett, nehme die Umgebung nicht mehr wahr, sei unsicher, wohin er gehen solle, könne Anweisungen nicht mehr verstehen und nicht mehr befolgen, spreche

unzusammenhängend, könne sich nicht konzentrieren und habe keinen Zeitsinn mehr.

Pflegende sollten Begriffe kennen, die von Psychiatern für Verwirrtheit gebraucht werden:
Als *Delir* wird eine akute Verwirrtheit mit Unruhe und Halluzinationen (Trugwahrnehmungen) bezeichnet.
Als *amnestisches* oder *Korsakow-Syndrom* wird eine chronische Verwirrtheit mit extremer Merkschwäche, Beeinflußbarkeit und Neigung zu Konfabulationen (wenn der Kranke Gedächtnislücken mit erfundenen Erlebnissen ausfüllt) beschrieben.
Als *amentielles Syndrom* gilt eine Verwirrtheit, bei der der Kranke besonders ratlos und das Erinnerungsvermögen schwer gestört ist.

Was ist bei Verwirrtheit gestört? Die Orientierung.

Vigilanz — Orientierungsfähigkeit — räumlich/zeitlich
Wahrnehmung — Orientierungsfähigkeit — situativ
Gedächtnis — Orientierungsfähigkeit — persönlich

Folgende Hirnleistungen ermöglichen die Orientierung:
Vigilanz, Aufmerksamkeit, um Informationen aufzunehmen.
Wahrnehmung: wer schlecht sieht oder hört, kann sich in Raum oder Zeit nur mangelhaft zurechtfinden.
Gedächtnis: wenn sich ein alter Mensch nicht mehr merken kann, was er wahrgenommen hat, kann er sich nicht orientieren. Wenn das Ultra-Kurzzeitgedächtnis gestört ist, wird der Kranke unaufmerksam; wenn das Kurzzeit- oder Neugedächtnis streikt, reagiert der Kranke unangemessen, teilweise verwirrt; wenn das Langzeit- oder Altgedächtnis versagt, ist der Kranke verwirrt und konfabuliert.

Folgende Aspekte der Orientierung sind zum Verstehen der Verwirrtheit wichtig: objektive, subjektive, situative und persönliche Orientierung.

Die objektive Orientierung erfolgt an der geographischen Ortsbestimmung, an der Normalzeit und am Kalender. Von der geographischen Orientierung ist die räumliche zu unterscheiden, z.B. kann ein Kranker nicht wissen, in welchem Altenheim er wohnt, aber sein Zimmer ohne Schwierigkeiten wiederfinden und umgekehrt sein Zimmer verfehlen und trotzdem wissen, wo er wohnt. Die zuerst auftretende und am längsten anhaltende und häufigste Desorientierung ist die kalendarische. Ein alter Mensch, der keinen Kalender sehen kann und dem niemand sagt, welchen Tag wir haben, wird schnell das Datum verfehlen. Dabei kann seine subjektive Zeiteinschätzung ungestört sein. Ein Kranker mit einem Hirnschwund wird zunehmend angebotene Orientierungshilfen nicht mehr wahrnehmen, und wenn sich sein Denken einengt und er immer schlechter hört oder sieht, wird er am Ende nicht mehr merken, daß er von einer Station zur anderen verlegt wurde. Ich habe viele alte Menschen kennengelernt, die nicht wußten, wo sie wohnen und welches Datum wir haben, also im psychiatrischen Sinne als zeitlich und örtlich desorientiert zu bezeichnen sind, die sich aber zu Hause oder im Heim sehr gut zurechtfanden. Ich halte es nicht für gerechtfertigt, alte Menschen für desorientiert – mit allen rechtlichen Folgen – zu erklären, wenn sie nicht wissen, welches Datum wir heute haben.

Die subjektive Orientierung bedeutet subjektive Raum- und Zeitorientierung. Das setzt voraus, daß jemand sehen und hören kann. Subjektive Zeitdesorientierung bedeutet nicht Unsicherheit über die objektive Zeit, z.B. Uhrzeit, sondern gestörte Zeitwahrnehmung, so daß etwas im Zeitraffer oder in Zeitlupe erlebt, d.h. die Zeit falsch eingeschätzt wird. Trotz subjektiver und objektiver zeitlicher Desorientierung kann ein alter Mensch fähig bleiben, Handlungsabläufe in der richtigen Reihenfolge auszuführen, z.B. kann er immer noch eine Tasse Kaffee zubereiten, wenn alles Notwendige vor ihm auf dem Tisch steht.

Die situative Orientierung ist nur möglich, wenn jemand die aktuelle Situation in einem Sinnzusammenhang erlebt. Mancher alte Mensch deutet die Situation um, um den Sinnzusammenhang wiederherzustellen: z.B. kann er sein Zimmer im Heim als Wohnzimmer bezeichnen, obwohl er die Möbel richtig benennt, oder er hält die Schwester für seine Mutter, obwohl er den Kittel richtig erkennt. Wenn er nur Ausschnitte aus der Umgebung, z.B. den Kittel sieht, versucht er das Gesehene mit Bekanntem in Einklang zu bringen. Diese Umdeutung hängt mit seiner Lebensgeschichte zusammen, d.h. eine vertraute Umgebung aus der Vergangenheit wird als gegenwärtig erlebt. Wie beim Puzzle erscheinen die einzelnen Teile sinnlos, wenn das ganze Bild unbekannt ist, und umgekehrt ist das Bild, d.h. die jetzige Situation nicht zu verstehen, wenn einzelne Teile fehlen. Wenn einzelne Wahrnehmungen wie Einzelteile beim Puzzle keinen erkennbaren Sinn ergeben, versucht der alte Mensch, die Einzelwahrnehmungen in eine bekannte Gestalt aus der Vergangenheit einzufügen, d.h. gegenwärtige Bilder, Geräusche, Gerüche usw. werden umgedeutet, damit sie in die vertrauten vergangenen Erlebnisse passen. Wenn ein alter

Mensch im Zeit- und Raumsinn gestört ist, versucht er durch Umdeutungen einen für ihn verstehbaren Sinnzusammenhang herzustellen, der für unsere Wahrnehmung der jetzigen Situation nicht zutrifft. Wenn ein Kranker auf Widersprüche hingewiesen wird, kann er konfabulieren, d.h. Gedächtnislücken ausfüllen, um zwischen der realen Situation und seiner Deutung zu vermitteln.

Die persönliche Orientierung bedeutet Wissen um die eigene Identität. Als alter Mensch seine Identität behalten heißt nicht nur, mit seinem Namen angeredet, akzeptiert und ernst genommen zu werden, sondern auch, sich in der jetzigen Situation sinnvoll zu erleben und sich in einen Sinnzusammenhang zwischen Vergangenheit und Gegenwart einordnen zu können.

Wie ist das Symptom Verwirrtheit einzuordnen?

Die für Sozialarbeiter und Pflegende wichtige Eingliederungshilfeverordnung, § 39 BSHG (Bundessozialhilfegesetz), unterscheidet:
§ 1 Körperlich wesentlich Behinderte.
§ 2 Geistig wesentlich Behinderte.
§ 3 Psychisch wesentlich Behinderte.
Zu ihnen gehören Kranke mit:
1. körperlich nicht begründbaren Psychosen, z.B. Schizophrenie (z.B. Alterswahn) und Depressionen,
2. körperlich begründbaren Psychosen, d.h. seelische Störungen als Folge von körperlichen Krankheiten,
3. Sucht (Alkohol- und Medikamentenabhängigkeit) und
4. Neurosen und Persönlichkeitsstörungen.

Abbildung 1: Psychische Alterserkrankungen

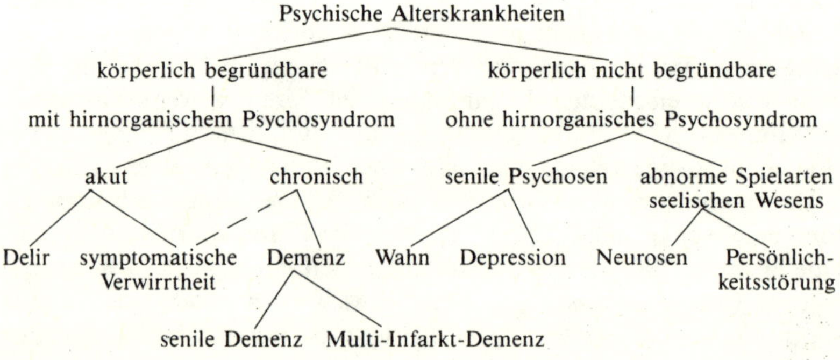

Verwirrtheit, die auf einem Hirnschwund beruht, ist den §§ 2 u. 3 „geistig und seelisch wesentlich Behinderte“ zuzuordnen. Ciompi teilt die psychischen Störungen alter Menschen ähnlich ein:

1. Psychische Störungen mit vorwiegend organischem Psychosyndrom.
2. Akute Verwirrtheitszustände und Delir.
3. Psychische Störungen mit vorwiegend nichtorganischem Erscheinungsbild wie Altersdepressionen, Alterswahn, reaktive Verhaltensstörungen und Abwegigkeiten.

Verwirrtheit ist unter anderem ein Symptom einer Hirnschädigung, die als hirnorganisches Psychosyndrom oder als Cerebralinsuffizienz oder als Demenz bezeichnet wird. Hirnorganisches Psychosyndrom bedeutet, daß charakteristische psychische Symptome (= Syndrom) auf hirnorganische Veränderungen zurückzuführen sind. Cerebralinsuffizienz heißt Schwäche der Hirnleistung, und Demenz ist Intelligenzschwund oder erworbene geistige Behinderung. Die Demenzen werden eingeteilt in:

1. Primäre Demenz bei Hirnatrophie (Hirnschwund).
1.1. Präsenile und senile (degenerative) Demenz vom Alzheimer Typ.
1.2. Multi-Infarkt-Demenz oder Demenz vom vasculären Typ.
2. Sekundäre Demenz, d.h. die Demenz ist symptomatisch oder Folge einer Hirnschädigung oder einer körperlichen Erkrankung mit Hirnbeteiligung, d.h. einer körperlich begründbaren akuten Psychose.

Das hirnorganische Psychosyndrom reicht von leichter Hirnleistungsschwäche bis zum schweren Endzustand mit Demenz, nach der Ausgestaltung der Symptome von antriebsarm über verwirrt bis wahnhaft, vom klaren Bewußtsein bis zur Bewußtseinstrübung an der Grenze zur Bewußtlosigkeit. Dem gleichen Symptom Verwirrtheit können verschiedene Ursachen zugrunde liegen, die gleiche Ursache kann verschiedene Symptome, z.B. Verwirrtheit, hervorrufen. Verwirrtheit ist also eine unspezifische Reaktion des Gehirns. Nicht jeder Kranke mit einer beginnenden primären Demenz ist verwirrt.

Tabelle 1: Verwirrtheit als organisch bedingte psychische Störung

Organische Psycho-syndrome	häufige Symptome	Ursachen/Faktoren	Rückbildungs-fähigkeit
akutes Psy-chosyndrom	akute Ver-wirrtheit, Delir Dämmer-zustand Bewußtseins-störung	Hirnfunktionsstörung bei: – Hirnstoffwechsel-störung – Sauerstoffmangel – toxisch	rückbildungsfähig
chronisches Psycho-syndrom	Hirnlei-stungsstörung Wesensver-änderung Demenz	Hirnschädigung bei: Primärer Demenz – Hirnatrophie: Alzheimer – Multi-Infarkt-Demenz sekundärer Demenz	wenig rückbil-dungsfähig

Welche Symptome können die Verwirrtheit begleiten?

1. Begleitsymptome der akuten Verwirrtheit

Im Vordergrund stehen Bewußtseinsstörungen, die sich einteilen lassen in:
(1) Vermindertes Bewußtsein (quantitative Bewußtseinsstörung): Bewußtseinstrübung, Somnolenz, Bewußtlosigkeit, Koma.
(2) Verändertes Bewußtsein (qualitative Bewußtseinsstörung): Dämmerzustände, Verwirrtheit, Delir (= Verwirrtheit + Unruhe + Trugwahrnehmungen).

Vermindertes Bewußtsein = somnolent akut verwirrt.
Verändertes Bewußtsein = delirant akut verwirrt.
Vereinfachtes psychisches Leben = dementiell chronisch verwirrt.

Bei der akuten Bewußtseinsminderung werden folgende Schweregrade unterschieden:
Bewußtseinstrübung: Bei leichter Bewußtseinstrübung reagiert und bewegt sich der Kranke verlangsamt, manchmal überaktiv, ratlos, hat

ein vermehrtes Schlafbedürfnis, Auffassung und Konzentration sind erschwert, die Orientierung ist erhalten, Gespräche sind noch möglich. Bei schwerer Bewußtseinstrübung ist der Kranke verhangen, schläfrig, kann sich nichts mehr merken, ist zuerst zeitlich, später örtlich verwirrt und zu einem geordneten Gespräch nicht mehr fähig.
Somnolenz: Der Kranke schläft, ist erweckbar durch Anrufe, reagiert aber apathisch, benommen, verwirrt und stark verlangsamt. Auf Anruf kann er die Hand heben oder essen oder trinken, aber anderen Anweisungen nicht mehr folgen. Er ist pflege- und aufsichtsbedürftig.
Bewußtlosigkeit: Der Kranke ist nicht erweckbar, braucht sofort einen Arzt!
Koma: Der Kranke reagiert nicht mehr, man muß ihn sofort ins Krankenhaus bringen.

Wenn sich Koma, Bewußtlosigkeit oder Somnolenz zurückbilden, kann der Kranke noch stundenlang verwirrt reagieren, dabei ist eine Verkennung der Pflegenden und der Situation möglich. Im Delir ist der Kranke nicht nur verwirrt, sondern sehr unruhig, besonders nachts, und hat Trugwahrnehmungen oder traumhaftes Wahnerleben. Auch aggressives Verhalten gegen vermeintliche Feinde ist im Delir möglich. Für die Zeit des Delirs fehlen Erinnerung und Krankheitseinsicht.

2. Begleitsymptome bei chronischer Verwirrtheit infolge eines hirnorganischen Psychosyndroms sind Hirnleistungsschwäche, Wesensveränderung und zunehmende Demenz

Hirnleistungsschwäche
zeigt sich in Störungen von:
Orientierung: Zuerst ist der Kranke meist zeitlich oder räumlich, später situativ und zuletzt auch persönlich desorientiert.
Gedächtnisleistung: Zuerst kann sich der Kranke nichts mehr merken, dann schwindet das Neugedächtnis und schließlich das Altgedächtnis, d.h. er kann sich auch an frühere Ereignisse nicht mehr erinnern und Erlebnisse zeitlich nicht mehr einordnen (Zeitgitterstörung).
Konzentration: Der Kranke wird unaufmerksam, seine Vigilanz (Wachheit) schwindet.
Denken: Formal ist das Denken verlangsamt, umständlich, zähflüssig, haftend, klebend, inhaltlich eingeengt, am Konkreten und Vordergründigen hängend, nicht abstrahierend.

Urteilsvermögen und Selbstkritik: Der Kranke leidet zunehmend weniger unter seiner Verwirrtheit aus Selbstschutz.
Antrieb: Der Kranke wird lahm, initiativelos oder ziellos unruhig.

Wesens- oder Persönlichkeitsveränderungen
zeigen sich in Störungen von:
Gefühlsäußerungen: Der Kranke wird ängstlich besorgt oder schreckhaft. Geäußerte Gefühle verflachen sich oder sind unangepaßt. Affektlabilität wie Weinerlichkeit kann in Affektinkontinenz wie Zwangsweinen übergehen.
Stimmung: Der Kranke wird reizbar, mißmutig, aggressiv oder depressiv.
Charakter: Früheres Verhalten kann sich abschwächen, bessern oder zuspitzen, so daß Sparsame geizig, Vorsichtige mißtrauisch und Redselige zu Schwätzern werden.
Ethischem Empfinden: Der Kranke kann rücksichtslos, enthemmt, unkontrolliert oder taktlos reagieren.
Sozialem Verhalten: Der Kranke kann gefügig, fremdwillig, abhängig oder Aufmerksamkeit erheischend oder streitsüchtig oder distanzlos werden oder sich zurückziehen, so daß mitmenschliche Beziehungen zusammenbrechen.

Nach Oesterreich ist die Persönlichkeit verändert infolge der Diskrepanz zwischen Wollen und Können und weil Durchhaltevermögen, Phantasie und Interesse an der Umwelt nachlassen. Die sozialen Beziehungen werden gestört durch aufdringlich leere Geschwätzigkeit, Distanzlosigkeit und verminderte Aufmerksamkeit. Die bisherige Persönlichkeit kann nivelliert oder zugespitzt, karikiert oder umgestaltet werden: „Ich kenne ihn nicht wieder."
Schneider beschreibt folgende Persönlichkeitstypen: Die euphorisch-umständliche, die apathisch-antriebsarme, die reizbare, explosiv-enthemmte und die asthenisch-versagende Persönlichkeit.
Die Geduld der Pflegenden wird besonders auf die Probe gestellt, wenn ein schon immer auffällig Geltungssüchtiger oder Reizbarer durch den Krankheitsprozeß übersteigert und enthemmt reagiert.

Demenz
bedeutet Intelligenzabbau bis zur Altersverblödung. Kernsymptom der Demenz ist nachlassende Urteils- und Kritikfähigkeit. Wenn die Demenz weiter fortschreitet, lassen auch Intelligenz, Gedächtnis, Auffassung und Selbstbewußtsein nach. Der Kranke kann zunehmend weniger Begriffe bilden, logisch denken, kombinieren und Sinnzusammenhänge erfassen.

Die Entwicklung zur Demenz verläuft oft wie folgt: zunächst wird das Gedächtnis abgebaut, dann vermindert sich die motorische Geschicklichkeit und zuletzt schwindet abstrahierendes und praktisches Denken. Haase beschreibt einen Abbau des Merkens und Wissens, der stufenweise vor sich geht. Neue Eindrücke sind weniger intensiv, und das abstrakte Merken und Wirken wird auf konkret anschaulich wahrnehmbares Handeln zurückgeschaltet. Zuletzt nähert sich der Kranke dem triebhaften und unmittelbar Verhafteten, er engt sich ein auf Ich-nahe Leistungen wie Essen, Trinken und Besitzen. Ist diese Auflösung eine Umkehr der Säuglingsentwicklung?
Andere uncharakteristische Symptome habe ich bei Dementen immer wieder beobachtet: die Kranken sind vermehrt ablenkbar, oft aber eigenwillig bis eigensinnig, erhöht wetterfühlig, verhalten sich fast instinktmäßig, stereotyp, manche schädigen sich selbst oder werden autistisch ausschließlich auf sich selbst bezogen.

Oesterreich gliedert die Demenzsymptome in kognitive Defizite, affektive und psychomotorische Veränderungen:
Kognitive Defizite: Der Kranke behält und lernt vermindert, konfabuliert, kann Informationen nicht einordnen, denkt einförmig.
Affektiv springt der Kranke schnell an, ist situationsunangepaßt, leicht heiter, launisch oder mürrisch aggressiv, gefühlslabil.
Psychomotorisch ist er verlangsamt, antriebsarm, selten unruhig.

Früherkennung von Verwirrtheit

Welche *Vor- oder Warnzeichen* weisen auf eine drohende Verwirrtheit hin? Wann droht Verwirrtheit? Hochbetagte Männer erkranken öfter als Frauen. Von Verwirrtheit ist bedroht:
(1) Wer über 80 Jahre alt ist.
(2) Wer niemanden hat, der für ihn sorgt, wer allein lebt, keine Bezugsperson oder keine sozialen Kontakte hat.
(3) Wer seine lebensgeschichtliche Identität nicht kontinuierlich aufrechterhalten kann.
(4) Wer schlecht sieht oder schlecht hört.
(5) Wer die vielen Informationen nicht verarbeiten und auf Umwelteinflüsse nicht sinnvoll reagieren kann.
(6) Wer Tag und Nacht verwechselt, sein Zimmer nicht findet.
(7) Wer ungeplant umziehen muß, z.B. ins Heim.
(8) Wer seine täglichen Gewohnheiten nicht ausüben kann und wer unter Zwängen leidet.

(9) Wer in der Beweglichkeit eingeschränkt ist.
(10) Wer bettlägerig ist.
(11) Wer schlecht schläft und sich nicht wohl fühlt.
(12) Wer eine Verletzung erlitten hat.
(13) Wer inkontinent ist oder einen Katheter braucht.
(14) Wer seine Prothese (Zahn-, Armprothese, Brille, Hörapparat, Stock usw.) verloren hat.
(15) Wer ständig mit Schmerz-, Beruhigungsmitteln behandelt wird.

Anfangssymptome einer chronischen Verwirrtheit sind vorübergehende nächtliche oder zeitliche Verwirrtheit, Nicht-mehr-Heimfinden, Abkapselung, Abbruch von Beziehungen und Vernachlässigung von Körper- und Wohnungspflege sowie Verkennen von Personen. Psychosoziale Krisen wie Partnerverlust, Heimeinweisung oder Umzug machen eine verborgene Verwirrtheit sichtbar. Die Früherfassung setzt Kenntnisse voraus: Angehörige, Hausarzt, Pflegende der Sozialstation oder des Heimes, die frühzeitig eine Verwirrtheit feststellen, veranlassen Frühberatung z.B. der Familie und frühe Hilfen z.B. durch Sozialarbeiter und Psychiater.

Das Etikett „Verwirrtheit"

Wer erhält das Etikett „verwirrt", wer wird für verwirrt erklärt?

(1) Wer auffällig ist, sich unangemessen oder unangepaßt verhält. Was angemessen ist, entscheiden Angehörige, Pflegende oder Ärzte.
(2) Wer stört, aggressiv oder handgreiflich wird.
(3) Wer unruhig hin und her läuft oder wegrennt.
(4) Wer nörgelt, viel Geduld erfordert, als Problempatient gilt.
(5) Wer schlecht zu verstehen ist, weil er undeutlich (z.B. ohne Zähne, nach Schlaganfall, bei Parkinson) oder verwaschen spricht.
(6) Wer falsch versteht, weil er schwer hört, oder mißverständlich antwortet.
(7) Wer vom Pflegenden auch nicht-sprachlich nicht verstanden wird, weil er andere Signale sendet, als der Pflegende es gewohnt ist.
(8) Wer sich intensiv konzentriert und deshalb einen leeren Gesichtsausdruck hat, wer Selbstgespräche führt.
(9) Wer unattraktiv oder unsympathisch erscheint, weil er z.B. ungekämmt, zahnlos, trottelig, durch Narben verunstaltet ist.
(10) Wer riecht, weil er unter sich läßt, oder sich selten wäscht oder das Baden verweigert.

(11) Wer das Essen ablehnt.
(12) Wer sich entblößt oder sich selbst befriedigt.
(13) Wer andere Wertvorstellungen über Eß- und Trinkgewohnheiten, Rauchen, Waschen, Kleidung oder Sexualität hat.
(14) Wer argwöhnisch oder ängstlich reagiert, weil er sich gefangen fühlt, oder wer mißtrauisch Pflegende in Frage stellt.
(15) Wer die Erwartungen der Pflegenden nicht erfüllt, nicht gehorcht.
(16) Wer depressiv, antriebsarm, interesselos, verlangsamt reagiert.
(17) Wer schon einmal versucht hat, sich umzubringen.
(18) Wer Hilfe ablehnt, wer sich nicht hilflos machen lassen will.
(19) Wer nicht einsieht, daß er krank ist.

Wer erteilt das Etikett? Häufig die Pflegenden, die alles versucht haben, einem Älteren zu helfen, nicht weiter wissen, sich inkompetent fühlen und die eigene Hilflosigkeit auf den Älteren projizieren, oder Pflegende, die sich überlegen fühlen und deshalb Ältere wie Kinder in Verantwortung nehmen. Wenn Pflegende erwarten, daß Heimbewohner verwirrt werden, dann werden sich die Bewohner infolge ihrer Ichschwäche genauso verhalten, wie es von ihnen erwartet wird (sich selbst erfüllende Prophezeiung). Die Diagnose Verwirrtheit dient Pflegenden zur Rechtfertigung für isolierendes und bestimmendes Verhalten und als Ausdruck eigener Angst vor Verwirrtheit.

Wie häufig ist Verwirrtheit?

Bergmann und Easthman (in: Häfner u. Heimann) stellten 1974 auf einer medizinischen Akutstation fest, daß 16% an einer akuten Verwirrtheit, 7% an einer Demenz und 19% an Depression oder Wahn litten. Da andere Häufigkeitsangaben über Verwirrtheit in der Literatur fehlen, und fast alle Dementen mehr oder weniger vorübergehend oder dauernd verwirrt werden, können die Angaben über die Häufigkeit der Demenz auch für chronische Verwirrtheit gelten.
Torrack (in: Bente, Coper, Kanowski) beschreibt 1978, daß 5–21% der alten Menschen an einer Demenz erkranken. Lauter (in: Bente u.a.) faßte 1972 die internationalen Studien zusammen: danach liegt die *Demenzhäufigkeit bei 5–6%.* Nach Katzmann (zitiert nach Jellinger, 1980) steht die Altersdemenz an 4. bis 5. Stelle der Todesursachen. Nach Oesterreich erkranken 3–5% aller alten Menschen an einer primären Demenz. Die Häufigkeitsangaben für leichteren hirnorganischen Leistungsabbau schwanken von 6% bis zu 15%, weil die

Übergänge von normal zu krankhaft fließend sind. Nach Hedri wurden 40% der in die Psychiatrische Universitäts-Klinik Zürich Eingewiesenen wegen Demenz aufgenommen. Krauss (in: Bente u.a.) fand 1976 in Göttingen bei nur 27% der 70jährigen psychisch unauffällige Befunde. Er zog daraus den Schluß, daß es für 70- bis 75jährige normal sei, ein leichtes hirnorganisches Psychosyndrom zu haben. Nach Krauss haben 41% der 70jährigen ein leichtes, 19% ein mittelgradiges und 12% ein schweres hirnorganisches Psychosyndrom (Demenz). Die Demenz nimmt mit steigendem Alter zu und erreicht nach Oesterreich einen Höhepunkt der Häufigkeit zwischen dem 75. und 79. Lebensjahr:

65–69 Jahre	=	2,4– 5,1% Demente
70–74 Jahre	=	5,3– 9,1% Demente
75–79 Jahre	=	10,0–12,5% Demente
80–90 Jahre	=	20,0–24,2% Demente
über 90 Jahre	=	über 30% Demente

Nach Rückert sind für das Jahr 2000 in der BRD über 1 Million schwer Demente zu erwarten, auch wenn Demenz kein unausweichliches Lebensschicksal der Hochbetagten bedeutet.
Chronische Verwirrtheit beruht seltener auf sekundärer, vorwiegend auf primärer Demenz, die sich nach Oesterreich wie folgt verteilt:

60-70%	senile Demenz vom Alzheimer-Typ (SDAT).
20-23%	Multi-Infarkt-Demenz (MID) oder Demenz vom vaskulären Typ (DVT). Die frühere Bezeichnung Cerebralsklerose ist noch heute die häufigste Fehldiagnose im Alter.
12-14%	Kombination aus beiden.

Nach Cooper/Sosna (1983) und Dilling (1984) sind 23% der zu Hause lebenden Älteren psychisch krank.

Die Störungen verteilen sich:

	nach Cooper/Sosna	nach Dilling
schwere organische Psychosyndrome	6,0%	
leichte organische Psychosyndrome	5,4%	zus. 8,5%
funktionelle Psychosen	2,2%	3,4%
Neurosen, Persönlichkeitsstörungen	10,8%	10,2%
Alkoholabhängige	1,5%	

In der Berliner gerontopsychiatrischen Ambulanz hatten 1979 50% depressive Syndrome, 35% hirnorganische Störungen, 15% einen Wahn.

Nach Bergener haben 60% der körperlich Kranken gleichzeitig ein psychisches Leiden und 76% der wegen psychischer Leiden aufgenommenen Alten gleichzeitig körperliche Krankheiten: 38% hatten gleichzeitig zwei und 14% gleichzeitig drei körperliche Leiden. Diese verteilen sich nach Zimmermann: 12–15% Herz-Kreislaufleiden, 6–7% Atemwegserkrankungen, 4–6% Altersrheuma, 3% Krankheiten der Verdauungsorgane und 2% Diabetes.
In öffentlichen Heimen sind 33% psychiatrisch behandlungsbedürftig (in privaten 15%) und 55% erhalten Sozialhilfe (in privaten 40%). Kommunale Heime beherbergen mehr Verwirrte als private.
Nach Kelleher und Benner (in: Häfner u. Heimann) finden sich in Heimen:

Tabelle 2: Verbreitung psychischer Leiden in Heimen

Diagnosen	Pflegeheime	Altenheime	Altenwohnheime
Demenz	57%	38%	7%
Depression	12%	16%	23%
Alkoholismus	5%	1%	–
Schizophrenie	1%	1%	–
Persönlichkeitsstörung	5%	4%	2%
psychiatrisch krank	81,9%	61,8%	38,5%

In Heimen sind nach Häfner (1986) 42% psychisch krank; nach Cooper sind in Pflegeheimen psychisch krank: 57% in Mannheim (1984), 62% in Nordrhein-Westfalen (1986), 69% in Berlin (1985) und 84% in Hamburg (1984).
Jeder dritte, der in ein psychiatrisches Krankenhaus kommt, ist über 65 Jahre alt. Die Hospitalisierung erfolgt vorwiegend wegen Verwirrtheit, weil ein Landeskrankenhaus jeden Notfall aufnehmen muß. 38% konnten wegen geistigem Abbau, 27% wegen Verwirrtheit und 13%, weil ein Heim fehlt, nicht entlassen werden. Auf eine Hirnleistungsschwäche im Heim kommen vierzehn in der Ambulanz, d.h. Verwirrtheit ist in der offenen Altenhilfe häufiger!

II. Allgemeine Pflege von Verwirrten

Grundpflege: Kenntnisse der Grundpflege müssen als bekannt vorausgesetzt werden. Für die häusliche Krankenpflege ist das Buch „Hauskrankenpflege“ von A. Vogel und G. Wodraschke, Thieme-Verlag, Stuttgart 1989, empfehlenswert.

Die Grundpflege umfaßt Betten, Lagern, Körperpflege, Überwachung und Sicherstellung der Ernährung und Durchführung vorbeugender Pflegemaßnahmen, wie z. B. Bewegungsübungen und Maßnahmen gegen Wundliegen.

Da akut Verwirrte, die apathisch im Bett liegen, und chronisch Verwirrte bei längerer Bettruhe von Komplikationen bedroht sind, sollen die wichtigsten vorbeugenden Maßnahmen in Tabelle 3 kurz beschrieben werden.

Tabelle 3: Vorbeugende Maßnahmen bei bettlägerigen Verwirrten

Bei bettlägerigen Verwirrten drohende Komplikationen	Vorbeugende Maßnahmen
Dekubitus	Gefährdete Stellen (z.B. Kreuz-Steißbein, Fersen, Hinterkopf) täglich kontrollieren, von Druck entlasten durch Umlagern oder durch Hilfsmittel (Luft-, Wasserkissen, Schaumstoff), Haut trocken halten, Hautfalten pudern, Inkontinenten regelmäßig neue Vorlage geben, Haut mit Franzbranntwein einreiben, Silicon-Hautspray
1. Grad: Rötung	Druck entlasten, trocken halten, föhnen, Rotlicht
2. Grad: Geschwür	Fönen, Actihaemyl- oder Bepanthen-Salbe
3. Grad: tiefes Loch	Reinigung mit Leukase, Rivanol-Umschläge, Peru-Balsam oder Granugenol-Öl, Wundränder mit Zinkpaste abdecken, Dekubitus-Bett oder -Matratze
Bett oder Liege-Lungenentzündung (Pneumonie)	Atemluft anfeuchten, auffordern, tief durchzuatmen, abzuhusten, abklatschen, abklopfen, mit Franzbranntwein oder Pinimenthol einreiben, umlagern, aufsitzen lassen!
Thrombosen	Aktive Bewegungsübungen der Beine, 2mal täglich in den Sessel setzen, Atemübungen, Ausstreichen und Wickeln der Beine vor dem Aufstehen, Bürstenmassagen
Gelenkkontrakturen (Versteifungen), bei Dementen, nach Apoplex	Passive und aktive Bewegungsübungen, Gehübungen, Lagerung in Mittelstellung, Fußaktivstütze. Lagerung von Schlaganfallkranken siehe S. 71f.
Inkontinenz	Siehe S. 137ff.
Mundentzündungen wie Soor, Aphthen, Ohrspeicheldrüsenentzündung	Vorsichtig (sehr schmerzhaft) auswischen mit Boraxglycerin, Hexoral, Mund spülen mit Kamillentee, Anregung der Kautätigkeit mit Brotrinde, Nase freihalten mit Tropfen

Pflegeprozeß

Jede Pflegemaßnahme ist Teil eines Pflegeprozesses, der wie ein Regelsystem gesteuert wird. Das Regelsystem der Krankenpflege stellt sich immer wieder neu ein, wie in Abbildung 2 dargestellt.

Abbildung 2: Der Pflegeprozeß als Regelsystem

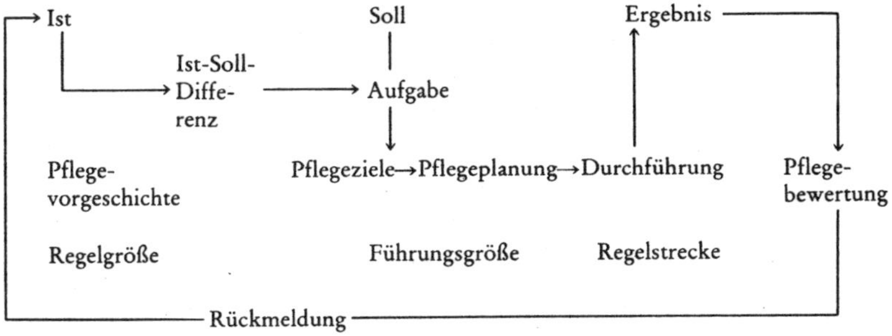

Der Pflegeprozeß umfaßt fünf Phasen und sollte dokumentiert werden:

Phasen	*dokumentiert auf*
Pflege-Anamnese	Pflege-Erhebungsbogen
Pflegeziel-Bestimmung	
Pflegeplanung	Pflegeplanungsbogen
Ausführung	Pflegeverlaufsprotokoll
Auswertung	Pflegebericht

Jeder Pflegeprozeß hat drei Aspekte:
1. Der Pflegeprozeß ist ein Wechselwirkungsprozeß zwischen dem Krankheitsverlauf und den Ressourcen (S. 167f.).

Abbildung 3: Die Wechselwirkung zwischen Ressourcen und Krankheitsverlauf

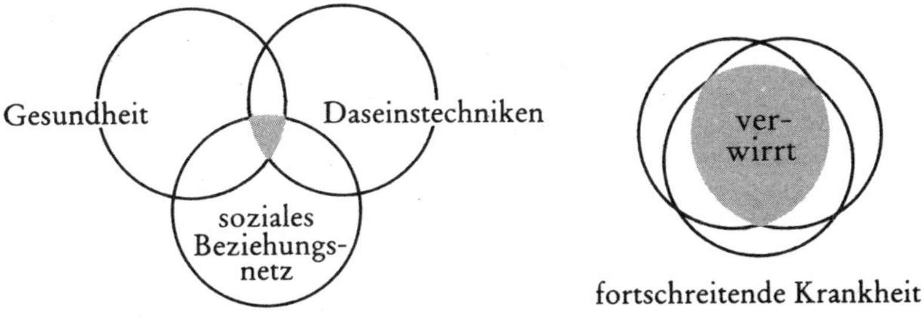

2. Der Pflegeprozeß ist ein Problemlösungsprozeß.

Abbildung 4: Der Pflegeprozeß als Problemlösungsprozeß

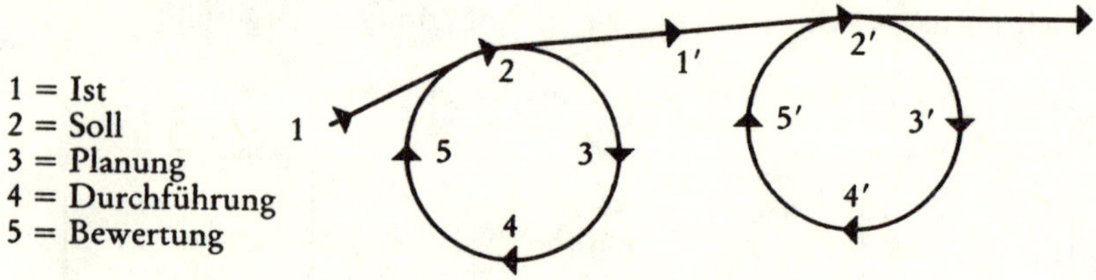

3. Jeder Pflegeprozeß ist ein Beziehungsprozeß (S. 43).

Abbildung 5: Pflegeprozeß als Problemlösungs- und Beziehungsprozeß

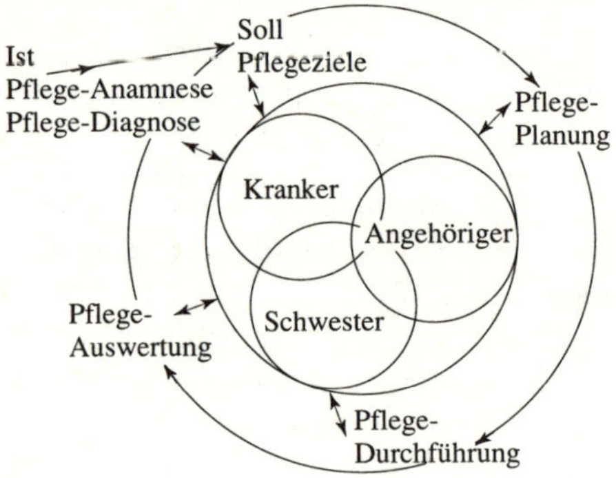

Der Pflegeprozess als Problemlösungs- und Beziehungsprozess

1. Eingangsphase

Kontaktaufnahme und Pflege-Anamnese:
Die Pflege-Anamnese mit einem Fragebogen zu erheben, stört m.E. die Beziehung bei der Kontaktaufnahme. Der Pflegende gewinnt die Informationen direkt durch das Gespräch mit dem Kranken und durch Beobachtung seines Verhaltens, indirekt durch Gespräche mit Dritten, z.B. den Angehörigen oder dem Arzt. Die ganzheitliche Einschätzung des Verwirrten durch die Vorgeschichte und die Verhaltensbeobachtung endet nie, ist ein Prozeß, in dem bei jeder Pflegebehandlung neue Daten gewonnen werden.

Pflegende auf inneren Abteilungen sind gewohnt, alle körperlichen Veränderungen, die auf psychiatrischen Stationen Arbeitenden alle psychisch auffälligen Veränderungen sorgfältig wahrzunehmen. Aber nicht der Ort, wo sie pflegen – zu Hause, im Pflegeheim, im Krankenhaus –, entscheidet, wie Pflegende den Kranken einschätzen, sondern die mitmenschliche Begegnung mit dem Kranken.
Pflegende beobachten nicht nur den Körper, sondern auch geistig-seelische Fähigkeiten, die Person als Ergebnis seiner Lebensgeschichte und in ihrer Interaktion mit den Mitmenschen und ihrer Umgebung. Pflegende beschränken sich nicht auf das Symptom Verwirrtheit, sondern sehen und betreuen den kranken Mitmenschen, dem unter anderem die Orientierung in der Umwelt mißlingt. Pflegende führen auch keine gesonderte Untersuchung wie Ärzte oder Psychologen durch, sondern bei jeder Pflegehandlung beobachten sie, hören sie zu und sprechen mit dem Kranken, um zu verstehen, warum dieser Kranke für verwirrt erklärt wurde. Die Pflege-Anamnese umfaßt die geistig-seelischen, sozialen (Kommunikation, Interaktion mit der Umgebung) und körperlichen (Sinneswahrnehmung und körperliche Veränderungen) Bereiche.

Zum geistig-seelischen Bereich.
Orientierungsverlust:
Ein Dementer verliert sehr früh das Zeitgefühl, kann Zeiträume nicht abschätzen, die Zeit auf der Uhr nicht mehr erkennen. Das macht ihm Angst, er glaubt, etwas vergessen oder sich verspätet zu haben. Deshalb fragt er ständig: „Wie spät ist es?“ Fragen wie „Welches Datum haben wir heute?“ oder „Wo sind wir hier?“ werden leicht als Verhör empfunden. Wie soll ein Kranker das Datum kennen, wenn er keinen Kalender vor Augen hat? Es ist ergiebiger hinzuhören, was der Kranke jetzt erlebt. Wenn Fragen nach zeitlicher und örtlicher Orientierung nicht mehr als alleiniges Verwirrtheitskriterium gelten, sondern ob der Kranke sinnvoll reagiert, wird das Etikett, „verwirrt“ seltener verteilt.
Wer hat den Kranken für verwirrt erklärt? Wie lange ist er schon verwirrt? Wodurch? Plötzlich oder allmählich? Wie schwer und in welchen Bereichen ist er verwirrt? Ist er dauernd verwirrt und wann mehr oder weniger? Diese Fragen stellen sich Pflegende immer wieder.

Wie weit ist der Gedächtnisverlust fortgeschritten?
Pflegende prüfen das Gedächtnis nicht mit dem Nachsprechen von Zahlen oder Sätzen, sondern erfahren nebenher, ob sich der Kranke z.B. den Namen des Pflegenden merken kann. Oder weiß der Kranke

noch, wann er zuletzt Stuhlgang hatte, wann er gebadet hat? Manche verstehen nicht, warum er ein gutes Gedächtnis für „gute alte Zeiten" hat, aber sich nichts Neues merken kann. Tägliche Routine, Gegenstände am gleichen Ort im aufgeräumten Zimmer unterstützen das Gedächtnis, wie z.B. Inschriften: „Zieh' das Nachthemd an!" Wenn Demente später nicht mehr lesen können, helfen Bilder, z.B. auf der Toilette.

Wie weit hat der Verwirrte seine Unabhängigkeit verloren?
Ein Alternder empfindet es als hart, zugeben zu müssen, daß er nicht mehr Auto fahren kann, weil er schlecht sieht, schwer hört und nicht mehr schnell genug reagieren kann. Autoschlüssel und Führerschein gibt er nur ärgerlich ab. Wenn er Geld leichtsinnig ausgibt oder beim Einkaufen nicht mehr richtig wechseln kann oder seinen Kontostand vergißt, neigt mancher dazu, andere des Stehlens oder Betruges zu bezichtigen. Kleinere überschaubare Beträge erhalten sein Selbständigkeitsgefühl. Wenn er vergißt, den Herd abzustellen oder Kerzen zu löschen, zu essen oder zu trinken, Medikamente zu nehmen, den Körper zu pflegen, das Geschirr zu spülen oder wenn er Abfall hortet, kann er nicht länger allein leben. Er spürt, daß er ins Heim muß. Die Angst davor verstärkt Verwirrtheit.

Wie kommunikationsfähig ist der Verwirrte?
Demente können sich immer schwerer verständlich machen und andere verstehen. Die Wortfindungsstörungen verunsichern den Kranken und die Angehörigen, wenn er z.B. den Vornamen seines Partners vergißt. Im Endstadium spricht der Demente nur noch einzelne Worte. Wenn er erst nach zwei Minuten antwortet, erscheint die Reaktion verwirrt, weil mit einer Antwort nicht mehr gerechnet wurde. Können Pflegende mit der letzten und einzigen Möglichkeit, Kontakt zum Dementen aufzunehmen, d.h. mit der nicht-sprachlichen Kommunikation umgehen (vgl. S. 186ff.)?

Wie äußert der Kranke seine Gefühle?
Pflegende beobachten, wie der Kranke spricht, wie er den Blickkontakt hält, wie er mit Mimik, Gestik und Körperhaltung seine jetzige Beziehung zum Pflegenden ausdrückt (siehe S. 175).

Welche Erlebnisse aus seiner Lebensgeschichte belasten ihn?
Pflegende verstehen die Reaktionen des Verwirrten besser, wenn sie von ihm oder von seinen Angehörigen erfahren, was er erlebt hat: z.B. Grausamkeiten im Krieg, Verlust eines Kindes, des Partners, der

Heimat, des Hauses, der Wohnung, der Arbeit, des Geldes, des Ansehens, der Gesundheit usw. Vielleicht kann er soviel Leid nicht mehr ertragen und flieht in Verwirrtheit?

Welche Restfähigkeiten, Stärken hat der Verwirrte?
Können Pflegende den ganzen Menschen wahrnehmen und nicht nur das Symptom Verwirrtheit? Wie können Pflegende Lebensgewohnheiten oder Hobbies, z.B. Hausfrauenfertigkeiten, als Restfähigkeiten aufgreifen und für den Bewohner sinnvoll einsetzen? Welche Daseinstechniken beherrscht der Kranke noch? Kann er sich noch Schnitten schmieren, noch mit Geld umgehen, einkaufen usw.? Was fürchtet er in der Zukunft? Hat er noch Lebensmut, weil er gläubig ist?

Wie wird der Kranke mit täglichen Verrichtungen fertig?
Pflegende klären, ob er Hilfe braucht zum Essen, Aufstehen, Waschen, Baden, Mund- und Körperpflege, zum An- und Ausziehen, zum Benutzen der Toilette. Kann er allein oder nur mit Stock gehen? Vernachlässigt er sein Äußeres?
Wie und wo gefährdet er sich, z.B. im Badezimmer, auf Treppen, im Garten, auf der Straße?

Wie ist die Beziehung des Kranken zu den Mitmenschen?
Wer leidet am meisten: der Verwirrte, die Angehörigen, die Pflegenden, die Mitbewohner, die Nachbarn, der Heimleiter?

Was stört Angehörige, Pflegende oder Mitbewohner?
1. Wenn der Kranke sich unangemessen, überschießend verhält, störrisch, widerspenstig, sich überempfindlich über Kleinigkeiten aufregt, Vorwürfe macht, noch mehr fordert, unvorhersehbar ärgerlich oder aggressiv wird oder kaum noch oder stark verlangsamt reagiert?
2. Wenn er wegläuft und unruhig wird (vgl. S. 277)?
3. Wenn er ständig Fragen wiederholt, ständig hinterherläuft, ständig dasselbe macht, weil er alles vergißt?
4. Wenn er Dinge verliert oder versteckt; z.B. Geld im Abfalleimer, in Strümpfen oder im Bett, seine Brille in der Wäsche, und dann andere bezichtigt, sie hätten es ihm genommen?
5. Wenn er tagsüber oder in den Abendstunden einnickt und nachts herumgeistert, Verlorenes sucht, nach Hause möchte, weil er Traum und Wirklichkeit nicht unterscheiden kann? Fehlt eine Dämmerleuchte, welche die nächtliche Orientierung erleichtert?

Ist die äußere Umgebung verwirrend?
Sind die Pflegenden hektisch, stört Lärm, reicht die Beleuchtung?

Kann er sich an Uhr, Kalender, Orientierungstafel orientieren? Hängen persönliche Fotos in seinem Zimmer? Verwirren gleichartige Türen, Flure, Zimmereinrichtungen?

Zu körperlichen Veränderungen.
Pflegende erfahren im Gespräch frühere Erkrankungen, oft ohne danach zu fragen, weil Ältere zunehmend über Krankheiten sprechen. Für Pflegende sind folgende Pflegeprobleme wichtig:
1. Aktuell beobachtbare, z.B. Verwirrtheit, Inkontinenz, Schlafstörung, Gebrechlichkeit usw.
2. Potentielle, d.h. welche Komplikationen drohen?
3. Verdeckte, vermutete, wenn sich Kranke entsprechend verhalten, z.B. Erbrechen Verwirrter bei Digitalisüberdosis.
4. Generelle, d.h. fast alle Verwirrten sind ängstlich oder werden inkontinent.

Zur Sinneswahrnehmung (siehe S. 151ff.).
Hört er schwer? Versteht er andere noch in der Lautstärke der Umgangssprache? Versucht er vom Mund abzulesen? Hat er ein Hörgerät und funktioniert es?
Sieht er schlecht? Trägt er eine Brille und ist sie geputzt? Wendet er den Kopf in Richtung des Pflegenden?
Wie reagiert er auf Berührungen?

Bei jeder Grundpflege sind folgende Beobachtungen möglich:

Vitalfunktionen
Atmung: Wie oft atmet der Verwirrte in der Minute (normal sind 14 bis 18 Atemzüge)? Die Atmung ist beschleunigt bei Verwirrtheit infolge Schreck, Erregung, Anstrengung, Fieber, Lungenentzündung, Herzschwäche und Blutarmut; verlangsamt bei Vergiftung mit Schlafmitteln und bei erhöhtem Hirndruck.

Wie ist der *Atemrhythmus?* Cheyne-Stokes-Atmung ist periodisch an- und abschwellend mit Atempausen bei Vergiftungen und im Sterben, Biotsche Atmung mit Atempausen bei erhöhtem Hirndruck. Kußmaulsche Atmung ist vertieft, verlangsamt und schnarchend mit weit geöffnetem Mund, z.B. im Zuckerkoma.

Hat der Verwirrte *Atemnot* (Dyspnoe)? Tritt die Atemnot bei Anstrengung oder schon in Ruhe auf? Bei Atemnot ist der Verwirrte oft unruhig, ängstlich, blau (cyanotisch zuerst an den Lippen, später an Nase und Fingerspitzen) und hat kalten Stirnschweiß. Atemnot haben

Verwirrte mit Lungenentzündung, Asthma, Bronchitis, Herzschwäche, Anämie.

Puls: Wie ist die Pulsfrequenz (normal zwischen 60–80 Min.)? Der Puls ist beschleunigt bei Erregung, nach Kaffee, Alkohol, bei Fieber, Blut- oder Flüssigkeitsverlust, bei Herzkranken und bei Schilddrüsenüberfunktion. Der Puls ist verlangsamt im Schlaf, bei Hunger, bei sportlich Trainierten, bei Herzblock, bei Digitalisbehandlung, bei erhöhtem Hirndruck und bei Gelbsucht.

Wie ist der *Pulsrhythmus?* Extraschläge finden sich bei Angst und Herzschwäche, Doppelschläge (nach jedem Normalschlag ein Extraschlag) bei Digitalisüberdosierung, die häufig Verwirrtheit verursacht. Der Puls ist unregelmäßig bei Herzrhythmusstörungen und Herzschwäche.

Wie ist die *Pulsqualität?* Der Puls fühlt sich hart an bei hohem Blutdruck und weich bei niedrigem, bei Schwäche und im Fieber. Der Puls ist fadenförmig, klein, schnell und leicht unterdrückbar im Schock.

Wie ist der *Blutdruck?* Normal: 140/80 (160/70 u. 120/90). Da viele Hochdruckkranke ein Blutdruckmeßgerät zu Hause haben, können Angehörige damit umgehen. Den Blutdruck bei nächtlicher Verwirrtheit messen zu können, kann dem Kranken vieles ersparen. Wenn z.B. ein alter Mensch nach dem Wasserlassen nachts verwirrt wird, ist der Blutdruck oft abgefallen. Der zu niedrige Blutdruck ist auch Ursache der Verwirrtheit, wenn z.B. ein Hochdruckkranker seine blutdrucksenkende Tablette tagsüber vergessen hat und erst abends einnimmt. Eine Tasse Kaffee verbessert bei beiden Blutdruck und damit Hirndurchblutung und kann die Verwirrtheit beseitigen! Oder wenn sich ein alter Mensch aufregt und durch den dadurch bedingten Blutdruckanstieg verwirrt wird, hilft beruhigender Zuspruch.

Wie hoch ist die *Temperatur?* Untertemperatur (unter 36,5° rektal) kommt vor bei Verwirrtheit durch Blutverlust, Schock, Alkoholrausch und Erschöpfung nach einer schweren Krankheit. Fieber tritt auf bei Infektionen, Durst, Wärmestau, bei Schlaganfall, großen Blutergüssen und bei Krebs. Das Fieber steigt plötzlich mit Schüttelfrost bei Nierenbecken- oder Lungenentzündung. Bei raschem Fieberabfall nach Schüttelfrost fällt der Blutdruck oft so stark ab, daß der Kranke verwirrt wird. Schon Kinder reagieren bei hohem Fieber mit Verwirrtheit.

☐ Wie sind fiebernde Verwirrte zu pflegen? Wie jeder andere Fiebernde; wenn sie frieren, sind sie zuzudecken und mit warmen Getränken zu versorgen, wenn sie schwitzen, erhalten sie kühle Getränke, tägliche Hautpflege, häufigen Wäschewechsel, und werden nicht zum Essen gezwungen. Wadenwickel sind nicht überholt, um Fieber zu senken und so eine Verwirrtheit zu bessern. Fiebersenkende Zäpfchen sind bis zum Eintreffen des Arztes hilfreich. Bei Atmung durch den offenen Mund ist Mundpflege vorbeugend.

Bewußtsein: Pflegende überprüfen, ob der Verwirrte Anweisungen befolgen, Fragen beantworten und sinnvoll reagieren kann, ob er ansprechbar bleibt oder zunehmend schläfrig oder gar bewußtlos wird.

Ausscheidungen
Urin: Bei jeder akuten Verwirrtheit ist der Urin aufzubewahren, um eine Vergiftung nachweisen zu können. Die Urinmenge in 24 Stunden (normal 1 bis 1 1/2 l) sollte gemessen werden. Urin wird vermindert ausgeschieden bei Schweiß, Durchfall, Fieber, niedrigem Blutdruck, Herzschwäche und Nierenversagen.

Stuhl: Die Zahl der Stuhlentleerungen kann bei alten Menschen zweitägig oder zweimal täglich normal sein. Blutbeimengungen wie blutig durchmischter Stuhl (bei Blutungen im Dickdarm) oder Teer- und Pechstuhl (bei Blutungen im oberen Darm oder Magen) können auf Blutungen hinweisen, die eine Verwirrtheit schnell erklären. Ein alter Mensch, der glaubt, 14 Tage keinen Stuhlgang gehabt zu haben, kann aus Angst vor einer Stuhlvergiftung verwirrt werden, wenn ihm kein Pflegender glaubt.

Schweißausbrüche: Verwirrte schwitzen bei Unterzuckerung, Schwäche, im Schock, bei Fieber und Schilddrüsenüberfunktion und nach schweren Erkrankungen. Schwitzende sollten vor Zugluft geschützt werden.

Erbrechen: Manche Kranke sind vor dem Erbrechen verwirrt, schwindelig, schwitzen, pressen und haben Übelkeit, Würgen, Speichelfluß und einen langsamen Puls.
Wann erbrechen Verwirrte? Wenn sie Angst haben, trotz Ekel zum Essen gezwungen zu werden, Medikamente nicht vertragen oder ein Stoffwechsel-, Magen-, Leber- oder Gallenleiden oder erhöhten Hirndruck haben.
Zu beachten ist: Wie oft, wann, wieviel, wie (mit oder ohne Übelkeit? im Schwall?) erbricht der Kranke? Wie sieht das Erbrochene aus (z.B. kaffeesatzartig) und wie riecht es? Z.B. nach Alkohol oder nach Medikamenten?

Nach dem Erbrechen kann der Kranke infolge des Blutdruckabfalles schwindelig oder verwirrt reagieren.

☐ Wie helfen Sie einem Erbrechenden? Eimer oder Nierenschale oder Tempotaschentücher reichen, Bewußtseinsgestörte zur Seite legen, sonst den Kopf stützen, beruhigend zusprechen, tief durchatmen lassen! Nach dem Erbrechen Mund spülen, Hände waschen!

Aussehen und Spontanverhalten des Verwirrten
Allgemein- und Ernährungszustand: Abgemagerte Demente trocknen leicht aus und sind dann stärker verwirrt.

Gesichtsausdruck: Ein Verwirrter sieht ratlos, ängstlich, verstört, abwesend, abweisend oder verschlossen aus. Nach einem Schlaganfall sind die Gesichtszüge schlaff, bei Parkinsonkranken maskenhaft, bei Verwirrtheit infolge Schock oder Fieber sind die Wangen eingefallen, die Nase ist spitz, das Gesicht ist blaß mit tiefliegenden Augen und dunklen Rändern, kaltem Stirnschweiß. Das Gesicht des Verwirrten ist fahlblaß bei Blutarmut, Blutdruckabfall, bei Nieren- und Herzkranken, blau (cyanotisch) bei Verwirrtheit infolge Herz- oder Lungenkrankheiten, hochrot bei Blutdruckkrise oder nach Aufregung, schmutzig-grau-braun-gelb bei Nierenversagen und gelb bei Leberversagen.

Mund: Eine trockene Zunge ist Frühsymptom der Austrocknung. Die Zunge ist ledern bei Urämie, lackartig bei Vitamin-B_{12}-Mangel, glatt-rot bei Eisenmangel, gefurcht bei Schilddrüsenunterfunktion. Verwirrtheit, Husten und Bläschen an den Lippen sind oft die einzigen Symptome einer Lungenentzündung.

Augen: Bei akut Verwirrten spiegeln die Augen Angst wider. Die Augenlider sind verklebt bei Pflegemangel, verschwollen bei Nierenleiden, herabhängend bei Lähmungen. Verwirrte weinen oft ohne Anlaß (Affektinkontinenz bei Demenz). Verwirrte haben glänzende Augen bei Fieber, matte und weiche bei Austrocknung, harte bei grünem Star und gelbe bei Leberleiden. Die Linse ist trüb bei grauem Star. Die Pupillen sind eng nach Morphium, weit im Koma, ungleich weit bei Hirntumor oder Schlaganfall.

Haut: Sie weist Kratzspuren oder Quaddeln auf bei Verwirrtheit durch Arzneimittelunverträglichkeit.

Stimme: Verwirrte flüstern ängstlich oder schreien unruhig. Körpergeruch kann auf Inkontinenz, Zuckerkoma, Alkohol hinweisen. Schonhaltung deutet auf Schmerzen als Verwirrtheitsursache.

Krämpfe treten bei Verwirrten bei Entzug oder Vergiftung mit Schlafmitteln, Alkohol, bei Nierenversagen oder Epilepsie auf.

Pflegende erkennen *gesundheitliche Gefährdungen Dementer:*

1. *körperliche*
(a) Austrocknung (S. 60) verursacht Verwirrtheit.
(b) Infektanfälligkeit, z.B. Lungenentzündung, die bei Hochbetagten mit Verwirrtheit beginnt.
(c) Fall- oder Verletzungsneigung, z.B. beim Brotschneiden.
(d) Seh- oder Hörstörungen (S. 153ff.) erschweren Orientierung.
(e) Dekubitus (S. 22) bei Bettlägerigen.
(f) Inkontinenz (S. 137ff.) oder Verstopfung.
(g) Unregelmäßige Medikamenteneinnahme.

2. *psychische*
(a) Akutes Delir mit Krämpfen, wenn Alkohol oder Medikamente bei Mißbrauch plötzlich entzogen werden.
(b) Anfangs Depression mit Selbsttötungsgefahr.
(c) Mißtrauen, Halluzination mit Bestehlungs-, Verfolgungswahn.
(d) Nervosität, Ruhelosigkeit.
(e) Reizbarkeit bis zu spontan durchbrechender Aggressivität.
(f) Nicht-mehr-Erkennen: „Du bist nicht mein Mann."

Die *Pflegediagnose* sollte umfassen:
1. *Pflegeprobleme* und Restfähigkeiten (Tab. 4, S. 34f.).
2. *Medizinische* Diagnose: Welche Leiden liegen vor.
3. *Psychosoziale* Diagnose beschreibt das Beziehungssystem.

Zum Beispiel: Eine 83jährige verwirrte, urininkontinente, mit Stock gehfähige Frau kann sich allein waschen, allein essen und an- und ausziehen. Sie leidet an fortgeschrittener Demenz. Zur pflegenden Schwiegertochter hat sie eine gespannte, zum Sohn eine gute Beziehung. Bei ausreichender Rente lebt sie allein in ihrer 2-Zimmer-Wohnung, erhält Essen auf Rädern und Hilfe von Nachbarn und der Gemeindeschwester.

Wolanin und Phillips beschreiben 4 Ebenen der Pflegediagnose:
1. Wie verhält sich der Verwirrte?
2. Welche Restfähigkeiten hat er?
3. Welche Faktoren tragen zur Verwirrtheit bei?
4. Welcher Bereich der Verwirrtheit ist für die Pflege bedeutsam?

2. Pflegeziele

Bei der Festlegung der Pflegeziele geht es nicht um allgemeine Fernziele, wie z. B.: der Kranke soll selbständig werden, sich wohl fühlen und eine gute Beziehung aufbauen, sondern um realistisch erreichbare und überprüfbare Nah- oder Teilziele, wie z. B.: der Kranke soll sich im Zimmer besser zurechtfinden, soll den Weg zur Toilette allein gehen, soll am Kontinenztraining teilnehmen, soll sich allein an- und ausziehen, waschen, allein essen, mit dem Pflegenden wieder sprechen. Zu den Nahzielen gehört auch die Entscheidung, bis wann der Kranke das erreicht haben soll. Die Pflegeziele sollten knapp und konkret formuliert sein (vgl. Pflegeplanbogen S. 41). Die Ziele orientieren sich an Werten, wie z. B. Respekt vor der Person des Verwirrten und Arbeitszufriedenheit der Pflegenden.

3. Pflegeplanung

Bei der Pflegeplanung sind folgende Fragen wichtig:
(1) Welche bisherigen Bemühungen der Pflege waren erfolgreich, welche nicht, gilt das Ergebnis für jeden oder nur für einzelne?
(2) Welche Alternativen sind möglich, welche sinnvoll? Sind andere Fachleute hinzuzuziehen, z. B. HNO-Arzt wegen Schwerhörigkeit, Augenarzt, Internist, Psychiater oder Seelsorger, Sozialarbeiter? Sind Medikamente umzustellen oder abzusetzen? Ist der Kranke zu verlegen? Welche Helfer sind zu engagieren, z. B. Nachbarn? Welche Ressourcen hat die Familie, der Träger?
(3) Welche kleinen Ziele sind erreichbar, bis wann?
(4) Welche Maßnahmen sind sinnvoll? Sind sie realistisch durchführbar? Einheitlich oder individuell unterschiedlich?
(5) Welche Maßnahmen sind vorrangig? (Prioritäten.)
(6) Reichen die Kräfte der Pflegenden und die Mittel des Trägers? D. h., eine Kosten-Nutzen-Analyse oder die Arbeitsorganisation nach Zeit-, Personal- und Mittelbedarf ist zu planen. Oder: Wer macht was, wann, wie lange, wo und womit, bei wem?
(7) Für Verwirrte sind z. B. folgende Trainingsformen ohne größeren Zeit-, Personal- und Mittelaufwand hilfreich und durchführbar: Wahrnehmungs-, Gedächtnis-, Sprach-, Bewegungs-, Arbeitstraining, Realitätsorientierungstraining und Training von Alltagsfertigkeiten. Das Kontinenztraining erfordert mehr Zeit und Personal.
8) Gruppen können geplant werden für Angehörige, Pflegende, Mitbewohner sowie für Verwirrte.

Tabelle 4: Pflege-Erhebungsbogen nach PLUT = Plutchik Geriatric Rating Scale, aus CIPS = Collegium internationale Psychiatriae Scalarum

Pflege-Erhebungsbogen (Einschätzung eines Verwirrten)

Name des Kranken ______________________ Alter ______

Bitte beantworten Sie jede Frage und beurteilen Sie die Häufigkeit: 0 = nie, 1 = manchmal, 2 = oft (Eintrag jeweils mit dem Datum)

	Datum	Datum	Datum
1. Der Patient (im folgenden nur P.) findet sich nicht zurecht im Zimmer, auf der Station, in der Umgebung, verliert Sachen			
P. verwechselt Tageszeit, Wochentag, Jahreszeit			
P. erkennt die Situation nicht			
P. kennt Ihren Namen nicht			
P. kann seinen Namen nicht nennen			
2. P. sieht schlecht: mit Brille – ohne Brille			
P. hört schlecht: mit Hörapparat – ohne Hörapparat			
3. P. geht allein			
P. geht mit Unterstützung			
4. P. fällt ohne Gitter aus dem Bett, vom Stuhl			
5. P. braucht Hilfe beim Essen			
P. braucht Hilfe beim Aufstehen			
P. braucht Hilfe beim An- und Ausziehen			
P. braucht Hilfe beim Waschen und Kämmen			
P. braucht Hilfe beim Benutzen der Toilette			
6. P. ist inkontinent – Harn			
P. ist inkontinent – Stuhl			
7. P. schläft schlecht – mit Medikamenten			
P. schläft tagsüber			
8. P. ist nachts unruhiger als tagsüber			
9. P. vernachlässigt sein Äußeres			
P. entblößt sich oder masturbiert vor anderen			

	Datum	Datum	Datum
10. P. reagiert auf seinen Namen			
P. versteht Gesprächspartner			
P. befolgt Anweisungen			
P. kann sich etwas merken			
11. P. kann sich durch Sprechen, Schreiben, Gesten verständlich machen			
12. P. geht seinen Interessen nach, spielt, bastelt, beschäftigt sich selbst			
P. liest Bücher, Hefte, Zeitungen usw.			
13. P. beginnt Gespräche mit anderen			
P. hat Freunde/Freundinnen auf der Station			
14. P. hilft auf der Station			
P. hilft anderen			
15. P. ist depressiv, mißmutig, gereizt			
16. P. beschädigt Sachen, Möbel, Zeitungen usw.			
P. stört andere durch Rufen, Schreien usw.			
P. bestiehlt andere			
P. bedroht andere mit Worten			
P. bedroht andere tätlich			
17. P. fällt außerdem auf durch__ __ __ __			

(9) Schritte der Pflegeplanung:
Haben Sie eine Fähigkeits- und Bedürfnisliste erstellt?
Wie belohnen Sie den Kranken? Was mag er besonders?
Welche Teilziele sind in der nächsten Zeit leicht erreichbar, dem Bewohner erklärt, von ihm mitentschieden worden?
Haben Sie Ziele, Termin und Maßnahmen gegenübergestellt?
Haben Sie alle Ideen im Pflegeteam durchdiskutiert?
Haben Sie den Kranken von Anfang an miteinbezogen?
Können Mitarbeiter und Kranker die Schritte nachvollziehen?

Pflegeplanung ist einfach, klar, übersichtlich, zeigt, was der Kranke noch kann, hilft, Alternativen im Umgang mit schwierigen Kranken zu finden, vermeidet Problemzentrierung, verdeutlicht die Stärken der Mitarbeiter und steigert die Pflegequalität.

4. Ausführung

Nur eine konsequente Durchführung kann stabilisieren. Dabei gilt es, Widerstände zu überwinden und Ressourcen auszuschöpfen beim

Kranken, Pflegenden und Angehörigen. Für die häusliche Pflege kann ein Pflegeverlaufsprotokoll hilfreich sein (siehe S. 42).

5. Pflegeauswertung

Im Pflegebericht wird beurteilt, ob z.B. das im Pflegeplanbogen gesetzte Ziel erreicht wurde oder nicht. Welche realistischeren Ziele und Maßnahmen sind neu zu planen? Der Pflegeprozeß beginnt von neuem. Bei erreichtem Ziel sollten sich Pflegende anerkennen.

Fähigkeitsliste	Bedürfnisliste
Was kann der Kranke? Was können andere tun?	Was möchte der Kranke?
Besondere Interessen und Aktivitäten	
Was tun Sie gern?	Hätten Sie Lust, teilzunehmen?
Familie und Freunde	
Wer besucht Sie? Auf wen können Sie sich verlassen?	Wen möchten Sie öfter sehen? Was kann Ihre Familie für Sie tun?
Wertvorstellungen und Religion	
Woran glauben Sie?	Würden Sie gern in die Kirche gehen?
Worauf sind Sie stolz?	Was möchten Sie noch erreichen?
Beschäftigung und Beruf	
Welchen Beruf hatten Sie? Was gefiel Ihnen? Was konnten Sie am besten?	Möchten Sie etwas von Ihren Kollegen hören? Möchten Sie etwas von Ihrer früheren Tätigkeit tun?
Beziehung und Einstellung zu Pflegenden	
Mit welchen Mitarbeitern kommen Sie gut aus?	Wie können Ihnen Mitarbeiter helfen? Was können diese verbessern?
Geistiger Zustand	
Wann können Sie klar denken? Was macht Sie zufrieden?	Wie können wir Ihnen helfen, sich wohlzufühlen, klarer zu denken?
Körperlicher Zustand	
Wann fühlen Sie sich wohl? Was sind Ihre Stärken?	Was können wir tun, damit Sie sich besser fühlen?

Tabelle 5: Patientenstammblatt für Sozialstationen

Name	Genehmigte Leistungen	Leihgeräte	am	zurück am
Vorname	Pflege von bis			
Anschrift	Pflege von bis			
		Weitere Betreuung durch andere Institutionen, z. B. Gemeindeschwester, Essen auf Rädern, Nachbarschaftshilfe, Soz.Arb., Krankengymnastik etc.		
Tel. Fam.Stand	Verlängerung bis		von	bis
Geb. Dat. Rel.				
Beruf				
Arbeitgeber				
Versicherter				
Krankenkasse: AOK / LKK / BKK / IKK / VdAK / AEV / Knappschaft / UV				
Sonstige Kostenträger				
Pflegeversicherung ☐ nein ☐ ja, seit wann				
Förderverein Mitgl. ☐ nein ☐ ja, seit wann				
Eigenanteil	Aufnahmedatum Erster Einsatz	Betreuungsunterbrechung z.B. Kr.Hs.-Aufenthalt, Kur, Rehamaßnahme, Kurzzeitpflege etc.	von	bis
Aktenzeichen	Betreuungsende, Datum			
Rechnung an	Begründung			
Behandelnder Arzt (Adresse, Telefon)	Diagnosen			
Angehörige	Hauspflegerin			
	Erkennungszeichen			
Bezugsperson	Schlüssel			
Besonderes (z.B. Vormund, Pflegschaft)	zuständiges Pfarramt			

Bezugsquelle: DANPRODUKTE, Postfach 10 07 42, 5900 Siegen (Bestellnummer: 2010)

Tabelle 6: Erstgespräch/Anamnese

Warum wird die Sozialstation gebraucht?				
Allgemeine Körperpflege Mobilität	ohne Hilfe	braucht Anregungen	benötigt Hilfe	Bemerkungen
Bad/Dusche				
Waschen				
An- und Auskleiden				
Mundpflege				
Nagelpflege				
Rasieren				
Aufstehen				
Gehen				
Treppen gehen				
Gang zur Toilette				
Gebrauch von Gehhilfen				
Gebrauch von Rollstuhl				
Sitzen im Stuhl				
Lagern bei Bettlägerigkeit				
Nahrungsaufnahme				
Häusliche Arbeiten	ohne Hilfe	braucht Anregungen	benötigt Hilfe	Bemerkungen
Einkaufen				
Essen zubereiten				
Bett richten				
Putzen				
»Kleine Wäsche«				
Orientierung (Verhalten beschreiben, nicht bewerten)				
Soziales Umfeld				
☐ lebt allein		☐ lebt nicht allein		
Kontakt zu				
Wohnverhältnisse (z.B. san. Ausstattung, Heizung, Ausstattung etc.)				
Absprache über Pflegefinanzierung				
Wünsche und Erwartungen an die Sozialstation				
Vereinbarungen				

Ausscheidungen		
☐ Stuhlgang normal	☐ Durchfall	☐
☐ Verstopfung	☐ Auswurf	
Inkontinenz		
☐ Blase	☐ Darm	
Blasenkatheter	☐ Anus praeter	
Typ	Versorgungssystem	
Größe		
Letzter Wechsel am		
Sonstiges		
☐ Herzschrittmacher	☐ Prothesen	
☐ Stützkorsett		
☐ Brille		
☐ Hörgerät	☐ Diät	
Sensibilitätsstörungen		
Hautzustand (z. B. ausgetrocknet, gerötet, feucht etc.)		
Allergien		
Eß- und Trinkgewohnheiten (z.B. Häufigkeit, Vorlieben etc.)		
Schlafgewohnheiten (Z.B. Zeiten, Schwierigkeiten etc.)		
Sonstige Gewohnheiten (z.B. Rauchen etc.)		
Besondere Interessen/Hobbies		

Tabelle 7: Stammblatt für Pflegeheime

Name, bei Frauen auch Geburtsname	Behandelnder Arzt	Kostform				
		Krankenhaus	Aufenthalt von	bis	Angeh. verst.	
Vorname					ja	nein
Geb.-Datum					ja	nein
Geb.-Ort					ja	nein
Fam.-Stand Religion	Diagnose				ja	nein
Pfarrer informiert am					ja	nein
					ja	nein
Beruf					ja	nein
Staatsangehörigkeit		Konsiliarärzte	Datum	Notarzt	Datum	
Krankenkasse						
	Psychischer Zustand, Psychisches Verhalten					
Aufnahmetag		Tätigkeiten, Funktionen, Beschäftigungstherapie				
Angehörige						
		Barbetrag zur pers. Verfügung			ja	nein
		Rezeptgebühr			ja	nein
Pflegschaft		Rundfunk-/Fernsehgebühr			ja	nein
		Eintritt am	Austritt am			
Informationen für Angehörige		Welche Angehörigen wurden verständigt?				

BERICHTE

Dat.	Uhrzeit	Bitte notieren in Blau = Tagdienst, Schwarz = Nachtdienst. Namenszeichen nicht vergessen	Hdz.	Dat.	Uhrzeit	Bitte notieren in Blau = Tagdienst, Schwarz = Nachtdienst. Namenszeichen nicht vergessen	Hdz.

Bezugsquelle: STANDARDSYSTEME GmbH, 2000 Hamburg 26 (System 5936)

Tabelle 7: Stammblatt für Pflegeheime

PFLEGEBLATT B = Bad N = Nagelpflege F = Friseur S = Stuhlgang D = Durchfall E = Erbrechen Bb = Betten beziehen

	1	2	3	4	5	6	7	8	9	10	11	12	13	14	15	16	17	18	19	20	21	22	23	24	25	26	27	28	29	30	31	
Januar																																Januar
Februar																																Februar

PFLEGEBLATT 2 DK = Dauerkath. g = gewechselt

	1	2	3	4	5	6	7	8	9	10	11	12	13	14	15	16	17	18	19	20	21	22	23	24	25	26	27	28	29	30	31	
Januar																																Januar
Februar																																Februar

VERORDNUNGSBLATT

Dat.	Blutdruck	Puls	Dat.	Blutdruck	Puls	Dat.	Körpergewicht	Dat.	Verordnungen	Stop	Hdz.	Dat.	Krankengymnastik – Aktivierung

Ver.-Dat.	Insulin (Art und Dosierung)	Stop	Dat.	Uhrz.	Hdz.	Dat.	Uhrz.	Hdz.	Dat.	Uhrz.	Hdz.	Dat.	Uhrz.	Hdz.	Dat.	Uhrz.	Hdz.	Dat.	Uhrz.	Hdz.	Dat.	Uhrz.	Hdz.

MEDIKAMENTENBLATT (DIABETES) Blau = Medikamente Per Os Grün = S.C. / I.M. Spritzen Rot = I.V. Spritzen

Verord.-Dat.	Hdz.	Medikament	Dosierung	Stop	Hdz.	Verord.-Dat.	Hdz.	Medikament bei Bedarf	Dosierung	Stop	Hdz.	Dat.	Uhrzeit	Blutzucker mg %	Dat.	Uhrzeit	Blutzucker mg %
						Verord.-Dat.	Hdz.	Spritzen	Dosierung	Stop	Hdz.						
												Überprüfen am ↓					

PFLEGEPLANUNGSBLATT

Dat.	Nr.	Probleme, Bedürfnisse	Ziel	Maßnahme		Ergebnis

Tabelle 8: Pflegeplanbogen

Datum	Nr.	Problem/Bedürfnis	Ziel	Pflegeplan/Maßnahme	überprüfen am	Erfolgskontrolle	Unterschrift
1. 3.	1.	kann nicht ohne Hilfe – aufsitzen und aufstehen (Ehefrau hat Wirbelsäulenschaden) →	soll sich aufsetzen im Bett und aufstehen, auf Stuhl neben Bett sitzen können →	üben; mit gesunder Seite abstützen und aufrichten Ehefrau Hilfsgriffe einüben	8. 3.	kann im Bett aufsitzen, braucht aber noch viel Hilfe zum Aufstehen	
		– essen und trinken →	soll mit Schnabeltasse allein trinken können, mit Löffel essen →	Hilfsmittel (z.B. rutschfeste Tellerunterlage) beschaffen, üben	8. 3.	trinkt allein mit Schnabeltasse, Löffelbenutzung etwas mühsam	
		– sich waschen →	soll mit gesunder Hand Gesicht und Hände waschen →	beim Waschen nur helfen, wo nötig	8. 3.	wäscht Gesicht, Brust, Hände allein, putzt auch Zähne selbst	
		– sich aus- oder anziehen →	soll Schlafanzugjacke und Hemd allein ausziehen und mithelfen beim Anziehen →	richtige Reihenfolge und Griffe beibringen, üben	15. 3.	Ausziehen sehr gut, Anziehen nur manchmal und mit Hilfe	
		– zur Toilette →	soll mit Hilfe von Ehefrau Nachtstuhl benutzen, dazu einige Schritte gehen →	Ehefrau beibringen, wie sie ihn beim Stehen und Gehen stützen kann	29. 3.	steht gut, schafft schon 3 Schritte zum Nachtstuhl	
	2.	Kontrakturen an der linken Hand →	soll Kontrakturen vermindern, teilweise Hilfsfunktion erfüllen (z. B. Teller festhalten) →	passive Übungen, Ehefrau soll diese 4mal täglich mit ihm machen Greifübungen mit Ball	15. 3.	Kontrakturen kaum besser Patient vernachlässigt Übungen	
		usw.	usw.	usw.		usw.	

aus A. Hunziker, Gesundheitspolitik, Innsbruck 1983, S. 125

Tabelle 9: Pflegeverlaufsprotokoll

Jahr: Monat:	1	2	3	4	5			30	31	Summe	
Vorm.											
Nachm.											
Nachts											
Ambulanz											
A. Maßnahmen auf Grund ärztl. Anordnung										Leist.	Std.
1. Großer Verband											____
2. Kleiner Verband											____
3. Dekubitusbehandlung											____
4. Elastischer Verband											____
5. Injektion											____
6. Katheterisierung, Restharnentnahme											____
7. Spülung, med. Einlauf, Klysma											____
8. Blutdruckmessung											____
9. Infrarotbestrahlung/Inhalation											____
10. med. Einreibung											____
11. med. Bäder, Teilbäder, Packung											____
12. Sonstige Maßnahmen z.B. Augen- und Ohrentropfen, Medikamentenüberwachung											____
B. Hauspflege nach Einsatzstunden										____	____
C. Pflegemaßnahmen											____
13. Große Pflege (Körperpflege oder Vollbad und Betten und prophylaktische Maßnahmen)											____
14. Kleine Pflege (Teilpflege oder Teilbad und Betten und prophylaktische Maßnahmen)											____
15. Umschlag/Wickel											____
16. Bewegungsübung											____
17. Nachtwache und -besuch nach Stunden										____	
18. Tagwache nach Stunden										____	
19. Sonstige Maßnahmen, z.B. Krankenbegleitung, Essensbereitung, Zimmerreinigung u.ä. nach Std.										____	
20. Pflegerische Beratung (Vor- und Nachsorge), Vermittlungen											____
21. Begleitende Lebenshilfe (z.B. Gespräche, Seelsorger, Sterbebegleitung)											____
D. Ausleihe von Pflegegeräten											
22. Bett (B), Rollstuhl (R), Heber (H), Nachtstuhl (N)											____

Erläuterungen: Leistungen sind durch einen Schrägstrich, Stunden durch Zahlen in der Tagesspalte zu kennzeichnen.
aus A. Hunziker, 1983, S. XXXIV

Tabelle 10: Der Pflegeprozeß als Problemlösungs- und Beziehungsprozeß

Problemlösungsprozeß	Beziehungsprozeß – interaktionell: Pflegender	Kranker, z.B. verwirrt
1. Eingangsphase Ist-Bestimmung	Kontaktaufnahme	
1.1. Pflege-Anamnese	Beziehungsaufbau	
zum geistig-seelischen Bereich	klärt Orientierung	erkennt Pflegenden wieder,
zur Kommunikation	beachtet nichtsprachliche Signale	versteht den Pflegenden
zur Interaktion mit der Umgebung	klärt Beziehungen zum sozialen Netz	spricht mit Angehörigen
zu Wahrnehmungen	erkennt Seh-, Hörbehinderung	trägt Brille, Hörgerät
zu körperlichen Veränderungen	prüft Vitalfunktion	äußert Schmerzen
1.2. Pflege-Diagnose	ist auch Beziehungsdiagnose	
Pflegerische Diagnose	zieht Beziehung ein	erwartet vom Pflegenden
Medizinische Diagnose	Beziehung zum Arzt	erwartet, befürchtet vom Arzt
Psychosoziale Diagnose	Beziehung zur Familie	erwartet von den Angehörigen
2. Pflegeziele = Soll	Verbesserung der Beziehung	
Realistische Teil- und Nahziele Prioritäten	Sprechen mit dem Kranken, Berühren, Blickkontakt, klare Botschaft	spricht Gefühle aus, fühlt sich angenommen, reagiert weniger verwirrt
3. Pflegeplanung	Gegenseitige Erwartungen und Vertrag	
Bisherige Bemühungen, Alternativen, Entscheidung über die Maßnahmen	z.B. Realitäts-Orientierungs-Training z.B. Gedächtnistraining, Sinnestraining	orientiert sich besser, plant mit, schlägt vor, behält Namen, erkennt Pflegende wieder
4. Ausführung	Klärung der Widerstände und Ressourcen	
Einleitung der Maßnahmen Durchführung Stabilisierung	informiert den Kranken Beziehungspflege	arbeitet mit, fragt, fühlt sich geborgen Pflegende wird Bezugsperson
5. Auswertung = Pflege-Bewertung Pflegeziel erreicht? Soll nicht erreicht? Neue Pflegeziele	Überprüfung durch Supervision Beziehung stabil, keine Beziehung, Ablösung von Pflegenden	Feedback Kranker fühlt sich wohl, Verwirrter ist einsam, Aufnahme in Selbsthilfegruppe

Die Pflege Verwirrter als Beziehungspflege

Die Pflege Verwirrter ist nicht nur abhängig von der Beziehung zwischen dem Verwirrten und dem Pflegenden, sondern auch von der Beziehung zwischen dem Verwirrten und seinen Angehörigen und zwischen den Angehörigen und dem Pflegenden. Je konstruktiver die Beziehung vor allem zwischen dem Kranken und dem Pflegenden, um so größer die Hilfe für den Verwirrten.

Tabelle 11: Beziehungsformen zwischen dem Verwirrten und seinem Pfleger

Konstruktive Beziehung	Destruktive Beziehung
Kranker und Pflegender fühlen sich angenommen. Der Kranke erlebt Zuwendung und Wärme, gewinnt Vertrauen, kann mitentscheiden und mitarbeiten, fühlt sich ernst genommen.	Kranker und Pflegender fühlen sich nicht angenommen und belasten sich gegenseitig. Sie werden beide mißtrauisch, ängstlich, gespannt, aggressiv, verschließen sich oder werden gleichgültig.

Pflegende kennen aus der Klinik folgende Beziehungsmodelle:

Tabelle 12: Beziehungsmodelle in der Klinik

Modell	Vorbild	Klinik	Kranker	Pflegender
aktiv-passiv	Eltern-Kind	Verwirrtheit Bewußtlosigkeit	läßt passiv mit sich geschehen	tut fast alles am Kranken
Führung	Eltern-Jugendlicher	Infektion	gehorcht mit Einwänden	sagt dem Kranken, was er tun soll
Kooperation	Partner	Psychotherapie	hilft sich selbst	hilft dem Kranken, sich selbst zu helfen

In Anlehnung an die Erziehungsstile von Tausch lassen sich folgende Pflegestile unterscheiden.

Abbildung 6: Pflegestile

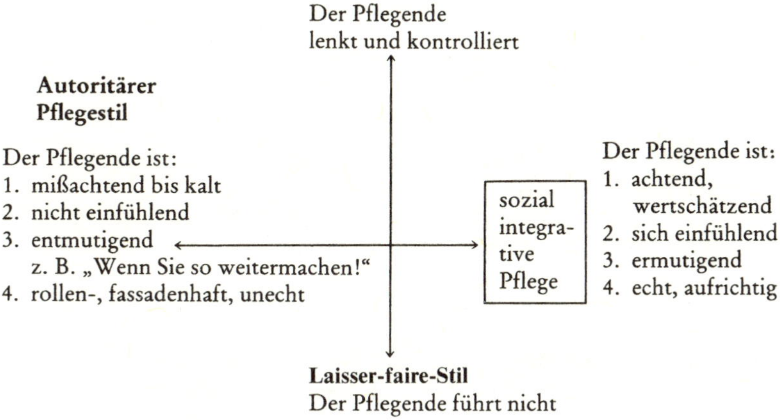

Tabelle 13: Einstellungen von Pflegenden gegenüber Verwirrten

Krankheitsbezogene Pflege	*Personenbezogene Pflege*
Heilende Grund- und Behandlungspflege	Zusätzlich vorbeugende Pflege
Vorbeugung nur gegen Krankheitskomplikationen (z.B. Dekubitus)	Vorbeugung gegen psychosoziale Folgen ebenso wichtig
Gesucht wird nach körperlichen Ursachen	Gesucht wird außerdem nach psychischen, sozialen Ursachen
Ziel ist Linderung oder Beseitigung des Symptoms Verwirrtheit	Ziel ist langfristiges Wohlbefinden
Grundwert ist körperliche Gesundheit und Leistungsfähigkeit	Grundwert ist Menschlichkeit, auch mit Gebrechen
Methoden: rationell, vorwiegend körperliche Pflege Medikamente sind die wichtigste Hilfe	Methoden: rationell und emotional Beziehungspflege Außer Medikamenten, Diät, Bewegung sind seelische und soziale Hilfen wichtig
Der Kranke gilt als abgebaut, defizitär	Der Kranke hat Restfähigkeiten und gesunde Anteile, Stärken, Entwicklungsmöglichkeiten
Symptom der Verwirrtheit wird als Versagen von Funktionen gesehen	Verwirrtheit ist ein sinnvolles Notsignal
Verwirrtheit wird als biochemische Störung oder Hirnerkrankung bewertet	Verwirrtheit ist durch gegenseitige Verstärkung körperlicher, seelischer und sozialer Faktoren erklärbar

Quantitative Labordaten werden überbewertet	Qualitative Befunde im körperlichen und psychosozialen Bereich sind wichtig
Körperliche Befunde stehen im Vordergrund	Seelisches Befinden, soziale Beziehungen und körperliche Befunde zählen
Von der Umwelt ist nur die Ruhe wichtig	Orientierungserleichterung der Umwelt und mitmenschliche Beziehungen
Der Kranke allein braucht Hilfe	Pflegende brauchen auch Hilfe
Pflegende bleiben gefühlsmäßig neutral, sie wissen, was gut für den Kranken ist (Fremdbestimmung)	Gefühlsbeziehung ist ein Heilungsfaktor, Selbstbestimmung und Selbstverwirklichung des Kranken werden erstrebt
Der Kranke ist passiv, abhängig	Pflegende und Kranke sind aktiv und passiv
Die Pflege wird spezialisiert	Pflege wird integriert
Pflegende identifizieren sich mit der Institution, konkurrieren, haben keine Zeit	Pflegende identifizieren sich mit dem Kranken, arbeiten zusammen und haben Zeit
Verwirrte werden in Pflegeheime verlegt	Verwirrte werden solange wie möglich zu Hause mit Hilfe der Familie gepflegt

Tabelle 14: Die Folgen der Diagnose „Verwirrtheit" für die Beziehung zwischen den Pflegenden und dem Verwirrten

Pflegende	Verwirrter
Sie rechtfertigen mit der Diagnose, daß sie weniger mit dem Verwirrten sprechen, sich ihm weniger zuwenden,	Der Kranke fühlt sich einsam, verlassen und sozial tot,
alle einheitlich, routinemäßig und nur den Körper pflegen, nur auf Sauberkeit, Hygiene achten, ihn als abgebauten Sklerotiker behandeln, ihn überfürsorglich und mütterlich betreuen, ihm nichts zutrauen, Macht über ihn gewinnen.	verliert seine Individualität, sein Erleben von Gefühlen, seine Intimität, seine Identität, seine Selbständigkeit und seine Kontrollfähigkeit.
Sie trösten und bemitleiden ihn.	Er fühlt sich hilfebedürftig, schwach.
Sie lassen ihn in Ruhe.	Er flieht in Phantasien.
Sie werden gereizt, aggressiv.	Er verweigert Essen oder Pflege.
Sie nehmen ihn nicht ernst.	Er fühlt sich abgewertet, dumm.
Sie engen ihn ein, sperren ihn ein, weisen ihn ein, fesseln ihn.	Er fühlt sich eingesperrt wie im Gefängnis.
Sie resignieren, glauben nicht an eine Besserung.	Er fürchtet, sich immer weniger orientieren zu können.
Sie glauben, daß die Verwirrtheit in Demenz übergeht.	Er wird sich so verhalten, wie sie es von ihm erwarten.

Tabelle 15: Wie können Pflegende die Beziehung verbessern?

	Echtsein	Annehmen	Sich-Einfühlen	Sinnsuche
Pflegender	Ich gebe mich, wie ich bin.	Ich nehme ihn, wie er ist.	Ich fühle, wie er fühlt.	Ich suche mit ihm nach einem Sinn.
Kranker	Ich bin, wie ich bin.	Ich nehme mich, wie ich bin.	Ich vertraue meinen Gefühlen.	Ich handle sinnvoll.

Aus der Tabelle 16 (S. 48) ist ersichtlich, daß die meisten Verwirrten zu den schwer Pflegebedürftigen zählen. Früher galten die Stufen: rüstig, gebrechlich, siech.
Die Pflegebedürftigkeit ist abhängig von der Haushaltsstruktur, in der der Pflegebedürftige lebt.

Zusammenhänge zwischen Pflegebedürftigkeit und Haushaltsstruktur (siehe Tabelle 17, S. 49):
Die Pflegebedürftigen sind in den 2-Personen-Partner-Haushalten zu 80% Männer, in den Mehrgenerationenhaushalten zu 75% Frauen, d.h. Männer haben eine größere Chance, zu Hause gepflegt zu werden. Bei leichter Pflegebedürftigkeit bestehen mehr Versorgungsmängel als bei schwerer. Ambulante Pflegedienste können schwierige Pflegedienste erbringen, um die häusliche Krankenpflege noch länger aufrechtzuerhalten.

Tabelle 16: Gegenüberstellung der gesetzlichen Kriterien der Pflegebedürftigkeit, des Personalschlüssels in Heimen und der Pflegegradgruppen in der ambulanten Pflege

Pflegebedürftigkeit	Kriterien des Gesetzgebers nach der Allgemeinen Vereinbarung der Pflegesatzkommission des Landes NRW – Nach § 69 BSHG wird unterschieden zwischen hilflos, erheblicher und außergewöhnlicher Pflege	Personalschlüssel in den Heimen zur Zeit (1981)	Personalschlüssel nach der Krankenpflege-Enquête	Pflegegradgruppen nach der Socialdata-Erhebung 1978 in der ambulanten Pflege		
				Pflegegrad		Anteil in %
Nicht erhöht		1:19				
Erhöht pflegebedürftig ist,	wer über die übliche Versorgung hinaus wegen körperl. oder geistiger Behinderung nicht nur vorübergehend bei Verrichtungen des täglichen Lebens wie beim Ankleiden, Frisieren, Waschen, Baden, Essen, Toilette-Benutzen, Anlegen von Körperzusatzstücken fremder Hilfe bedarf.	1:4,8	1:3,1 bis 1:3,7	C	Einige sind in Teilbereichen auf leichte Pflege angewiesen, andere vollständig auf hauswirtschaftliche Versorgung und im Aktionsradius stark eingeschränkt.	31 %
				D	Intensive Betreuung ist nötig oder Hilfe bei der hauswirtschaftlichen Versorgung oder Hilfe wegen sehr reduziertem Aktionsradius.	42 %
Schwer pflegebedürftig ist,	wer infolge seiner körperl. oder geistigen Behinderung so hilflos ist, daß er dauernder Hilfe bedarf, weil er beim Gehen geführt oder im Krankenfahrstuhl gefahren werden muß, dauernd bettlägerig ist, nicht allein essen kann, dauernder Aufsicht oder einer Nachtwache bedarf, die Funktionen der Blase und des Darmes nicht unter Kontrolle hat, oder wer wegen anderer erschwerender Umstände eine über die unter erhöht pflegebedürftig genannten Fälle hinausgehende Hilfe benötigt, vorausgesetzt, daß die Hilfe nicht von anderen Pfleglingen geleistet wird.	1:3,3	1:1,6 bis 1:1,9	A	Ständig oder fast immer bettlägerig, ununterbrochener Pflegebedarf, hauswirtschaftliche Versorgung, Betreuung.	9 %
				B	In mehreren Bereichen nicht mehr in der Lage, sich selbst zu helfen, angewiesen auf hauswirtschaftliche Versorgung und Betreuung, in Teilbereichen noch selbst aktiv.	18 %

Tabelle 17: Zusammenhänge zwischen Pflegebedürftigkeit und Haushaltsstruktur

Haushalts-struktur	Pflegegrad	Anteil an der Gesamtheit aller Hilfebedürftigen	Anteil an den zu Hause lebenden Älteren	Pflegende Angehörige	Mängel	Maßnahmen
allein lebend	leicht bis schwer	25%	32%	Verwandte (Frauen), Freunde, Bekannte	emotional unterversorgt, vereinsamen	Sozialarbeiter vermitteln Kontakte, ehrenamtliche Helfer besuchen
2-Personen-Partner-Haushalt	leicht	3%	40%	überwiegend Ehefrauen	Scheu, Hilfe anzunehmen	Sozialarbeiter vermitteln Pflegegeld, Umzug, Nachbarschaftshilfe
	schwer	6%	8%	überwiegend Ehefrauen	Überforderung der Pflegenden in der Grundpflege	die pflegende Ehefrau braucht Entlastung in der Grundpflege
Mehrgenerationen-haushalt	leicht	2%	11%	Töchter, Schwiegertöchter	Pflegende überfordert	Sozialarbeiter regeln Kosten, Sozialstation, freiwillige Helfer, Selbsthilfegruppen
	schwer		2%	Töchter, Schwiegertöchter	drohen zusammenzubrechen	

Pflegebedürftigkeit in Heimen

Stähelin beschreibt die Beurteilungskriterien nach Punkten:

	dauernd	zeitweilig	
verwirrt	5	3	
Stuhl-inkontinent	5	3	
Urin-inkontinent	5	3	
	unselbständig	viel Hilfe	wenig Hilfe
An- und Ausziehen	4	3	1
persönliche Hygiene	5	3	1
Benutzung der Toilette	4	3	1
Essen	4	3	1
Mobilität	bettlägerig 5, Lehnstuhl 3 Rollstuhl 2	3	1

Nach dieser Skala war eine Entlassung aus dem Krankenhaus nach Hause oder in ein Altenheim nur möglich, wenn weniger als 9 Punkte erreicht wurden. Kranke in Leichtpflegestationen haben Werte um 9, bei schwerer Pflegebedürftigkeit um 18, in gerontopsychiatrischen Abteilungen um 22. Bei einem späteren Vergleich zeigte sich, daß die Zunahme der Punktzahl häufiger bei Kranken auftrat, die gleichzeitig vermehrt Verwirrtheitszustände aufwiesen.

Nach der NORTON-Skala bedeuten bis zu 14 Punkten intensive Pflege

	A Körperlicher Zustand	B Geistiger Zustand	C Aktivitäten	D Beweglichkeit	E Inkontinenz	
4	gut	klar	geht ohne Hilfe	voll	keine	4
3	leidlich	apathisch teilnahmslos	geht mit Hilfe	kaum eingeschränkt	manchmal	3
2	schlecht	verwirrt	rollstuhl-bedürftig	sehr eingeschränkt	meistens Urin	2
1	sehr schlecht	stumpfsinnig	bettlägerig	voll eingeschränkt	Urin und Stuhl	1

Wilkin beurteilte Verwirrte in Pflegeeinrichtungen nach der Crichton Royal Behavioural Rating Scale:

Mobilität	0	unabhängig.....	4	bettlägerig
Sich ankleiden	0	unabhängig.....	4	hilflos
Nahrungsaufnahme	0	unabhängig.....	4	füttern
Sich waschen	0	unabhängig.....	4	hilflos
Ausscheidung halten	0	vollständig.....	4	keine
Orientierung	0	vollständig.....	4	unmöglich
Kommunikation	0	problemlos.....	4	kein Kontakt
Gedächtnis	0	lückenlos.....	3	Kurz- u. Langzeitlücken
Kooperationsbereit	0	bereit.....	4	absolut nicht bereit
Schlaflosigkeit	0	keine.....	4	andauernd

Als geistig unbehindert gilt danach die Summe 6,7 bis 8,8 und als leicht bis schwer geistig verwirrt die Summe 12,8 bis 15,0. Nach dieser Einschätzung wurden in den Heimen die „Klaren“ nicht aktiver, wenn die Verwirrten abgesondert wurden. In Heimen mit vielen Verwirrten war das Kommunikationsniveau niedrig.

Abbildung 7: Einschätzung der Aktivitäten des täglichen Lebens nach Wittensöldner: 4 = selbständig, 0 = abhängig
(aus: C. Wittensöldner, Pflege und Begleitung des älter werdenden Menschen. Basel: Recom 1988)

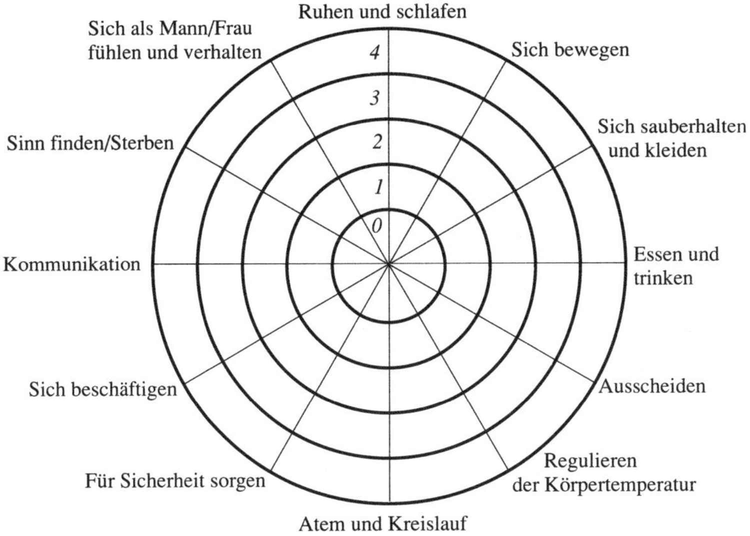

Tabelle 18: Beurteilung der Pflegebedürftigkeit Verwirrter nach den Symptomen

Grad der Verwirrtheit	Verhalten des Kranken	Symptome des organischen Psychosyndroms	Grad der Pflegebedürftigkeit
mild	vergeßlich, vernachlässigt seinen Haushalt, Unterhaltung noch möglich	verwirrt nur in neuer Situation	leicht
mit Körperbehinderung	braucht dauernd fremde Hilfe bei täglichen Verrichtungen, z.B. Waschen, Essen, An- und Ausziehen, Benutzen der Toilette		erhöht
mittel	läuft herum, findet den Weg nur manchmal nach Hause, kauft unregelmäßig ein, läßt gelegentlich den Herd brennen	verwirrt in mehreren Bereichen	erhöht
	schläft in Kleidern, läßt Urin unter sich, findet den Weg nicht mehr nach Hause	abgestumpft, konfabuliert	schwer
mit Körperbehinderung	ist auf Rollstuhl angewiesen, ist gehbehindert u. braucht Hilfe beim Anlegen von Körperersatzstücken		schwer
schwer	vernachlässigt die Körperhygiene, läßt Stuhl und Urin unter sich, kann nicht mehr für sich sorgen, ist bettlägerig, Unterhaltung erschwert	dement, apathisch, sprachgestört	schwerst, entspricht außergewöhnlicher Pflege

Pflegebedürftigkeit ist vieldimensional. Bergener u.a. haben eine Skala zur Messung der Pflegebedürftigkeit nach folgenden Kriterien erarbeitet:

Körperliche Hilfebedürftigkeit, hirnorganische Störungen, Inkontinenz, Einschränkungen der Sinnesleistungen, Affektlage, z.B. Empfindlichkeit, aggressiv gereiztes Verhalten, Sozialverhalten, Aktivität und Einschätzung der Aktivitätsfähigkeit durch das Pflegepersonal.

Danach besteht ein deutlicher Zusammenhang zwischen tatsächlichem Pflegeaufwand und körperlicher Gebrechlichkeit sowie Inkontinenz, etwas weniger Pflegeaufwand bedürfen Kranke mit hirnorganischen Störungen (z.B. Verwirrtheit). Den größten Pflegeaufwand benötigen Kranke mit körperlichen Gebrechen.

Tabelle 19: Entstehungsbedingungen der Pflegebedürftigkeit

geriatrische	gerontopsychiatrische
1. körperliche Behinderung bei: Gelenkversteifung Halbseitenlähmung nach Apoplex Oberschenkelhalsfraktur	1. chronische Verwirrtheit bei Demenz Alzheimer Multi-Infarkt-Demenz 2. Parkinson 3. schwere Depression
2. Herzschwäche	
3. chronische Lungenentzündung	
4. Niereninsuffizienz	
5. Inkontinenz	
6. schwerer Diabetes	
7. Dekubitus	
8. Schwerhörigkeit/Erblindung	
9. Multimorbidität	

Tabelle 20: Kriterien der Pflegebedürftigkeit

bisherige	zukünftige
1. defizit-, zustandsorientiert Bettlägerigkeit Inkontinenz Aufsichtsbedürftigkeit Hilfen beim Aufstehen, Gehen, Anziehen, Waschen, Essen	1. förderungs-, entwicklungsorientiert tägliche Verrichtungen, Anleitung zur Selbständigkeit 2. daseinsorientiert psychisch hilfsbedürftig, einsichtsfähig? aufsichtsbedürftig?
2. An Personal-, Pflegekosten orientiert	3. bedürfnisorientiert zielstrebig? 4. beziehungsorientiert, kommunikationsfähig? Widerstände beim Essen, Baden, Anziehen? Rücksicht auf Familie/Mitbewohner? Belastung der Pflegenden?

Das System der Hilfeleistungen in der Altenhilfe

Abbildung 8: Das System der Hilfeleistungen in der Altenhilfe (siehe S. 54)

Abb. 8

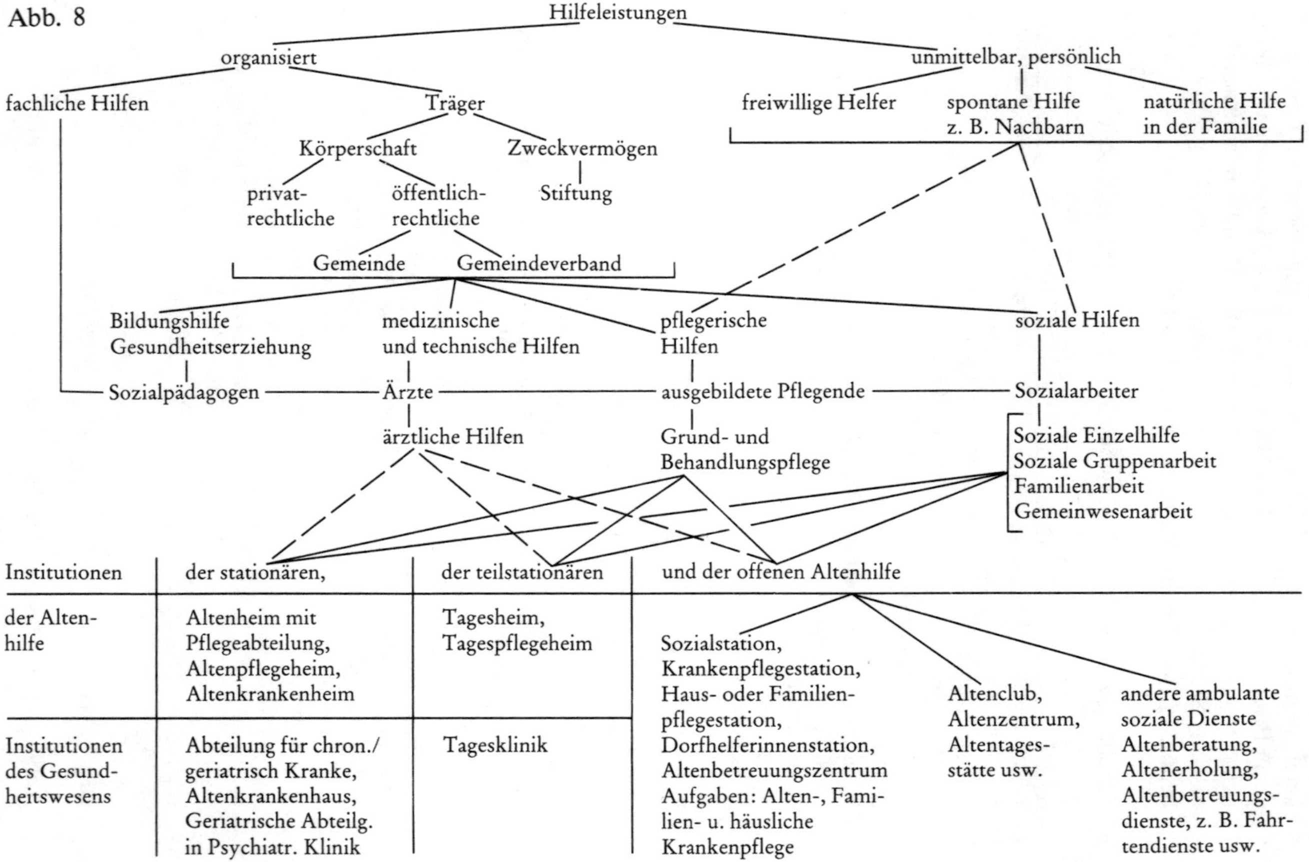
Hilfeleistungen
organisiert
unmittelbar, persönlich
fachliche Hilfen
Träger
freiwillige Helfer
spontane Hilfe
z. B. Nachbarn
natürliche Hilfe
in der Familie
Körperschaft
Zweckvermögen
privat-
rechtliche
öffentlich-
rechtliche
Stiftung
Gemeinde
Gemeindeverband
Bildungshilfe
Gesundheitserziehung
medizinische
und technische Hilfen
pflegerische
Hilfen
soziale Hilfen
Sozialpädagogen
Ärzte
ausgebildete Pflegende
Sozialarbeiter
ärztliche Hilfen
Grund- und
Behandlungspflege
Soziale Einzelhilfe
Soziale Gruppenarbeit
Familienarbeit
Gemeinwesenarbeit
Institutionen
der stationären,
der teilstationären
und der offenen Altenhilfe
der Alten-
hilfe
Altenheim mit
Pflegeabteilung,
Altenpflegeheim,
Altenkrankenheim
Tagesheim,
Tagespflegeheim
Sozialstation,
Krankenpflegestation,
Haus- oder Familien-
pflegestation,
Dorfhelferinnenstation,
Altenbetreuungszentrum
Aufgaben: Alten-, Fami-
lien- u. häusliche
Krankenpflege
Altenclub,
Altenzentrum,
Altentages-
stätte usw.
andere ambulante
soziale Dienste
Altenberatung,
Altenerholung,
Altenbetreuungs-
dienste, z. B. Fahr-
tendienste usw.
Institutionen
des Gesund-
heitswesens
Abteilung für chron./
geriatrisch Kranke,
Altenkrankenhaus,
Geriatrische Abteilg.
in Psychiatr. Klinik
Tagesklinik

Abbildung 9: Entscheidungshilfen für die Betreuung von Verwirrten

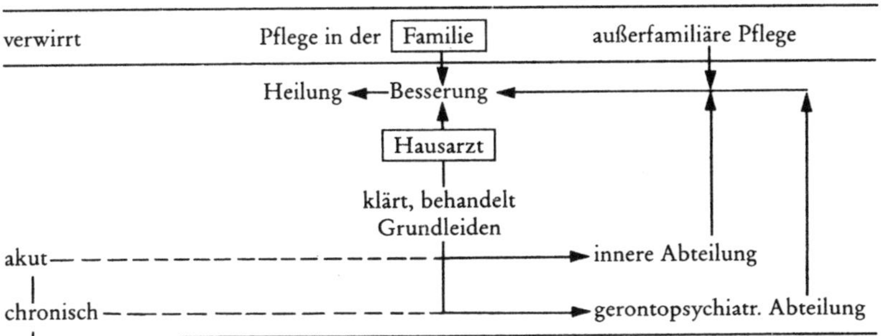

	Kranker lebt mit Partner oder in der Familie Angehörige leben 1/2 Stunde entfernt **Familie braucht Hilfe** von ambulanten Diensten und Sozialstation, Sozialarbeitern bei ausreichenden	bei geringen	bei fehlenden Ressourcen	lebt allein Kranker braucht Hilfe
mild	keine	zeitweilig	dauernd	Altenheim
mittelschwer ohne Behinderung	zeitweilig	dauernd	mit mehreren Pflegenden/ Tagespflegeh.	Pflegeheim
mit Behinderung	dauernd	mit mehreren Pflegenden Tagespflegeheim	Pflegeheim	Pflegeheim
schwer	mit mehreren Pflegenden	Pflegeheim	Pflegeheim	Pflegeheim

Entscheidungshilfen für häusliche oder stationäre Pflege:
Verwirrte werden vom Hausarzt behandelt, bei Erfolglosigkeit eingewiesen: akute in die innere, chronische in eine gerontopsychiatrische Klinik. Wo sie dann gepflegt werden, hängt davon ab, ob sie allein leben, die Familie Ressourcen hat und wie schwer die Verwirrtheit ist.

Zweiter Teil: Individuelle, spezifische oder ursachenbezogene Pflege Verwirrter

Wie entsteht Verwirrtheit? Übersicht

I. Körperliche Faktoren
1. Akute Verwirrtheitszustände (Delir) infolge von
1.1 Hirnfunktionsstörungen durch
 jede schwere Erkrankung
 z.B. Fieber bei Infekten
 z.B. Stoffwechselstörungen wie Austrocknung, Hormonstörung, Unterzuckerung, Krebs, Vitaminmangel, Leber- oder Nierenversagen
 z.B. Sauerstoffmangel des Gehirns wie bei Hirndurchblutungsstörungen, Herzinfarkt, -rhythmusstörung, -schwäche Blutdruckabfall, Atemstörungen, Blutarmut
 toxisch durch Vergiftung oder Entzug von Alkohol oder Medikamenten
1.2. Hirnschädigung durch
 raumfordernde Prozesse (Hirntumoren)
 entzündliche Prozesse (Encephalo-Meningitis)
 traumatische Prozesse nach Hirnverletzungen
2. Chronische Verwirrtheit bei Hirnschädigung
2.1. Primäre Demenz
 Degenerative Demenz vom Alzheimer Typ
 Multi-Infarkt-Demenz
2.2. Sekundäre oder Folge-Demenz
3. Die Verwirrtheit verstärkende, verschlimmernde Faktoren
3.1. Störungen von körperlichen Regelkreisen
3.2. Wahrnehmungsstörungen

II. Psychische Faktoren, die zur Verwirrtheit beitragen
1. Psychische Alterserkrankungen
2. Psychologische Erklärungsversuche: Verwirrtheit
 als Folge von Distreß
 als unbewältigtes psychisches Problem
 als erlerntes Fehlverhalten
 als Folge unterschiedlicher Wertvorstellungen

Abbildung 10: Entstehung der Verwirrtheit durch Wechselwirkung verschiedener Systeme

Systeme	Faktoren	Hilfsmöglichkeiten
gesellschaftliche	Abwertung als „verrückt" Sinn- und Rollenverlust	Abbau von Vorurteilen
institutionelle	Hospitalismus, Isolation Reizabschirmung, Ausstattungsmängel im Heim	Gruppenarbeit für Kranke, Angehörige und Pflegende Ausstattungs-Verbesserung
familiäre	Gleichgewichts-Störungen Kommunikations-Störungen Isolation der Familie Wohnungsbedingungen	Familienarbeit Kommunikationstraining ambulante Dienste
symbiotische	Partnerverlust	Trauer-, Gruppenarbeit
individuelle – innerpsychische	Ich-Schwäche Selbstwert-, Identitätsverlust erlerntes Fehlverhalten Sinnverlust Reizverarmung	ROT, Training von Alltagsfertigkeiten und Gedächtnis Verhaltenstherapie Sinnvermittlung Anregung
– körperliche	Grundkrankheit Erbfaktoren Hirn-Schädigung, -Schwund Mangel an Acetylcholin Seh-, Hörstörung	Behandlung der Grundkrankheit Kontinenz-, Bewegungstraining keine Anticholinergica Wiederbelebung der Sinne
Verwirrtheit		

als mehrdimensional bedingter geistiger Abbau
als Ausweg aus unvereinbar erscheinenden Widersprüchen
als Sinnkrise

III. Verwirrtheit als Kontaktmangelsyndrom infolge von Kommunikationsstörungen

IV. Umweltfaktoren, die zur Verwirrtheit beitragen:

1. zu Hause
   Wohnungsbedingungen
   Verlust der Bezugsperson
   familiäre Störungen
   mangelhafte Unterstützung durch ambulante Dienste

2. im Heim
   Ausstattungsmängel
   unfreiwillige Heimeinweisung
   Interaktionsstörungen
   Pflegemängel

Abbildung 11: Ganzheitliche Sicht des Menschen mit Verwirrtheit im Kreuz sich gegenseitig beeinflussender Faktoren

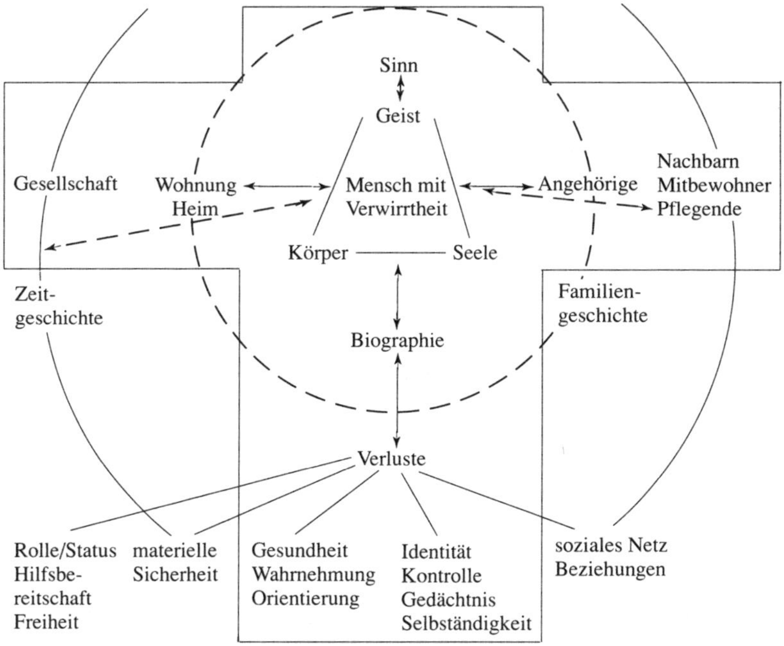

I. Körperliche Faktoren (Ursachenbezogene Pflege Verwirrter bei körperlichen Entstehungsfaktoren)

Akute Verwirrtheit = delirantes Syndrom oder Delir infolge von Hirnfunktionsstörungen bei anderen Erkrankungen

1. Erkrankungen, die den Hirnstoffwechsel beeinträchtigen, können Verwirrtheit bedingen

Das Gehirn verbraucht täglich 120 g Traubenzucker (der Gesamtorganismus nur 200 g), obwohl das Gehirn nur 2% des Körpergewichts ausmacht. Daraus folgt, daß Unterzuckerung leicht den Hirnstoffwechsel stören kann bis hin zur Verwirrtheit. Die Hirnstoffwechselstörungen sind viermal häufiger als die Hirndurchblutungsstörungen (nach Hoyer). Hirnstoffwechsel und Hirndurchblutung werden durch Altern nicht wesentlich beeinflußt, sind abhängig von Gefäßdurchlässigkeit (Bluthirnschranke) und von Dauer und Schwere einer Demenz: Je länger die Demenz besteht, um so stärker sinken beide ab, während sie sich in den Anfangsstadien unterschiedlich verhalten. Bei beginnender degenerativer Demenz ist nur die Traubenzuckeraufnahme herabgesetzt, die Sauerstoffaufnahme noch normal, bei Multi-Infarkt-Demenz ist im Anfang die Durchblutung unverändert und die Traubenzuckeraufnahme sogar erhöht. Das bedeutet, daß Demenz nicht immer auf einer Störung der Durchblutung oder des Hirnstoffwechsels beruht. Wenn eine akute Verwirrtheit nicht ausreichend behandelt wird, verschlechtern sich Hirndurchblutung und Hirnstoffwechsel, wie es bei 2/3 der unbehandelten akut Verwirrten der Fall ist, d.h. 1/3 der Unbehandelten bessert sich spontan.

Folgende Erkrankungen können durch Störung des Hirnstoffwechsels vorwiegend akute Verwirrtheit = delirantes Syndrom verursachen:

Störungen des Wasser- und Salzhaushaltes:

Austrocknung (Exsikkose) ist eine sehr häufige Ursache akuter Verwirrtheit, weil Altern Wasserverlust bedeutet: ein 80jähriger hat 17% weniger Gesamtkörperwasser und 40% weniger Flüssigkeit außerhalb der Zellen gegenüber einem 20jährigen. Jeder Pflegende muß die Frühsymptome drohender Austrocknung kennen: trockene, reibeisenartige, borkig-braun belegte Zunge. Dieses Zeichen ist früher und sicherer festzustellen als das Stehenbleiben abgehobener Hautfalten. Auf einen Wasser- und/oder Salzmangel folgt im Alter häufiger als bei Jüngeren ein oft tödliches Nierenversagen, weil die Nieren eines gesunden 75jährigen die Funktion um 40% gegenüber einem 30jährigen einschränken.

Wenn Hausarzt oder Pflegende Infusionen anlegen, sollten Pflegende den Arm bequem lagern, die Kanüle vor dem Verrutschen schützen, den Kranken informieren und ihm eine Bettschelle in die Hand geben, damit er sich jederzeit melden kann. Pflegende können rektal Flüssigkeit zuführen.

Tabelle 21: Störungen des Wasser- und Salzhaushaltes

	Wassermangel	Salzmangel
Ursachen	Der Kranke trinkt zu wenig, hat Schlucklähmung nach Apoplex oder Fieber oder Diabetes	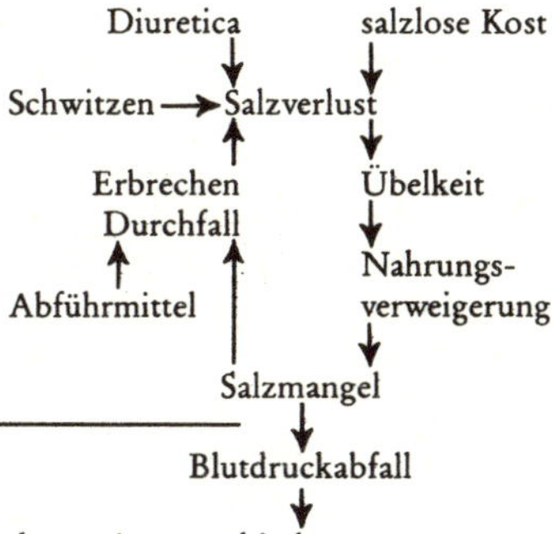
Symptome		
Verwirrtheit	leicht	stark verwirrt, apathisch
Erbrechen, Krämpfe	–	oft
Fieber	oft	–
Gewichtsabnahme	stark	gering
Puls	etwas beschleunigt	flach, beschleunigt
Nierenversagen	–	oft
Maßnahmen		
Salz einschränken	nutzlos	gefährlich
Salz zuführen	gefährlich	sehr günstig
zu trinken geben	nützlich	nutzlos
Ein- und Ausfuhr überwachen, täglich Gewicht kontrollieren, einweisen lassen!		

Elektrolytstörungen, die mit Verwirrtheit einhergehen können:

(a) Störungen des *Kaliumstoffwechsels:*
Kaliummangel entsteht durch Erbrechen, Durchfall, Mißbrauch von Abführmitteln oder Diuretica, von Digitalis und Cortison, durch Dauerinfusion. Kranke mit Kaliummangel sind verwirrt, müde bis somnolent, apathisch, haben Muskelschwäche oder -krämpfe, Schluckbeschwerden, Verstopfung, der Blutdruck fällt ab, und der Puls kann unregelmäßig werden.
Kaliumüberschuß kommt vor bei Nierenversagen, nach Operationen und verursacht Durst, Schwäche, Krämpfe, hohen Blutdruck, langsamen Puls und eventuell Verwirrtheit.

(b) Störungen des *Magnesiumstoffwechsels:*
Magnesiummangel ähnelt dem Kaliummangel.

(c) Störungen des *Calciumstoffwechsels:*
Zeitweilige Verwirrtheit und nachlassende Konzentration können die einzigen Symptome einer beginnenden Calciumstoffwechselstörung sein.

Calciummangel kann durch Unterfunktion der Nebenschilddrüse bedingt sein und geht mit Tetanie, Mundwinkelzittern und zeitweiliger Verwirrtheit einher. Außer ärztlicher Behandlung braucht der Kranke mehr Milch!

Calciumüberschuß entsteht durch Überfunktion der Nebenschilddrüse und durch übermäßige Vitamin-D- und Milchgaben bei Nierenversagen und verursacht zeitweilige apathische Verwirrtheit, Muskelschwäche, Ermüdbarkeit, Durst, Übelkeit, Erbrechen und Verstopfung. Der Kranke braucht Mittel gegen zuviel Magensäure (Antacida), muß viel trinken und Milch meiden.

Warum haben alte Menschen leicht Störungen des Elektrolyt- und Säure-Basen-Haushalts?

Weil sie aus Vergeßlichkeit oder geringem Durstgefühl zu wenig trinken, weil der Darm weniger Salz und Flüssigkeit aufnimmt, weil sie weniger schwitzen, weil eine Altersblählunge (Emphysem) geringere Mengen Kohlensäure abatmen kann, weil sie durch Erbrechen oder Durchfall stärker gefährdet sind und weil bei Herzschwäche weniger Salz ausgeschieden wird.

Störungen des Säure-Basen-Gleichgewichts können Verwirrtheit hervorrufen.

Verwirrtheit entsteht leichter durch Übersäuerung (Acidose) als durch Basenüberschuß (Alkalose) im Blut. Übersäuerung und Basenüberschuß können durch Stoffwechsel- oder Atemstörungen bedingt sein. (Siehe Tabelle 22, S. 63)

Nierenversagen (Harnvergiftung, Urämie) führt oft zu Verwirrtheit. Nierenversagen wird verursacht durch chronische Nieren- und Nierenbeckenentzündungen, besonders bei Zuckerkrankheit und Vorsteherdrüsenvergrößerung (Prostata-Adenom), durch Austrocknung, durch hohen Blutdruck, auch durch eine Überdosis von bestimmten Medikamenten (Diuretica, Anticholinergica, blutdrucksenkenden Mitteln).

Verwirrtheit mit Gedächtnislücken, Reizbarkeit, Konzentrationsschwäche, Kopfschmerzen und Muskelschwäche sind oft Anfangssymptome eines drohenden Nierenversagens. Dazu kommen braunborkige lederne Zunge, infizierter, d.h. entzündeter Mund mit Mundgeruch nach Urin, Hautjucken (Kratzspuren), Wasseransammlung (Ödeme) in Gesicht und Beinen, Erbrechen, Durchfälle und Krämpfe.

□ Pflegende sollten bis zur Einweisung auf die Intensivstation die Vitalfunktionen überwachen.

Pflegende sollten die Symptome kennen und sich bei Verwirrtheit und drohendem Koma dafür einsetzen, daß die Kranken stationär auf einer inneren Abteilung behandelt werden.

Tabelle 22: Störungen des Säure-Basen-Haushaltes

	durch Stoffwechselstörung	durch Atemstörung
Übersäuerung	Nierenversagen, Zuckerkoma	Asthma, Blählunge
Ursachen	Durchfälle Aspirin	Lungenentzündung Vergiftung mit Schlaftabletten oder Alkohol
Symptome	Kußmaulsche große Atmung verwirrt, unruhig	Atmung flach, unregelmäßig gering verwirrt
Basenüberschuß		
Ursachen	Erbrechen zuviel Diuretica	Überatmung (Tetanie) bei Angst, Fieber Lungenembolie, Herzschwäche
Symptome	selten verwirrt Schwäche, Übelkeit Lähmungsgefühl, Kribbeln	Wahrnehmung getrübt Drehschwindel Schwitzen, Muskelkrämpfe

Bei Heimdialyse wird ein Dialyse-Demenzsyndrom mit Verwirrtheit und Persönlichkeitsveränderung bis hin zu Demenz, Muskelschwäche und Krämpfen beschrieben.

Leberversagen (Leberkoma) geht mit Verwirrtheit einher. Zu unterscheiden sind verschiedene Formen des Leberkomas:
Das *Leberzerfallskoma* wird ausgelöst durch Gelbsucht, Leberverhärtung (Lebercirrhose) bei chronischem Alkoholismus, Pilzvergiftungen oder nach einer Operation.
Das *Leberausfallskoma* entsteht bei Funktionsüberlastung der Leber, z.B. nach starker Blutung, und verursacht periodische Verwirrtheit.
Das *falsche Leberkoma* ist eine Elektrolytstörung (siehe oben).

Das Leberkoma ist eine Ammoniakvergiftung und verläuft in drei Stadien:
Im Beginn ist der Kranke unruhig, mehr apathisch als reizbar, verwirrt infolge Bewußtseinstrübung, die Schrift ist zittrig, die Gedanken kleben.
Später wird der Kranke erregt und stärker verwirrt, erbricht und bekommt Hautblutungen.
Im Endstadium wird der Kranke komatös mit vertiefter Atmung.

□ Pflegende bemühen sich um sofortige Einweisung auf die Intensivstation.

Porphyrie (gestörter Aufbau des roten Blutfarbstoffes) kann, wenn auch sehr selten, Verwirrtheit bedingen. Sie tritt anfallsweise auf mit Erregung, Verwirrtheit durch Trugwahrnehmungen, lichtempfindlicher Haut, Bauchkoliken. Ausgelöst wird Porphyrie durch barbitursäurehaltige Mittel, Alkohol oder Zuckerkrankheit.
Fehlernährung mit Erhöhung der Blutfette kann zur Verwirrtheit beitragen.
Erhöhte Blutfette (LDL-Cholesterin und Triglyceride) sind auf eine an tierischen Fetten und Kohlehydraten reiche Ernährung und Alkoholismus zurückzuführen. Zwischen der Höhe der Blutfette und einer zunehmenden Intelligenzabnahme wurden Zusammenhänge festgestellt. Erhöhte Blutfette sind ein Risikofaktor für die Entwicklung der Arteriosklerose, besonders bei hohem Blutdruck und gleichzeitiger Zuckerkrankheit. Die Multi-Infarkt-Demenz ist eine Folge der Hirnarteriosklerose. Bei Herzinfarkten infolge Coronarsklerose können Blutdruckabfall und verminderte Hirndurchblutung Verwirrtheit mitbedingen.

□ Pflegende sollten für eine Ernährung sorgen, die arm an Kohlehydraten, an tierischen Fetten und reich an mehrfach ungesättigten Fettsäuren (Öle, Margarine usw.) ist, und Alkohol und Nikotin einschränken.

Vitamin-Mangel kann Verwirrtheit mitverursachen:

Vitamin-B_1-Mangel beruht meist auf einem chronischen Alkoholismus bei Eiweißmangelernährung, so daß kleine Hirnblutungen auftreten (Wernicke Encephalopathie). Der Kranke friert, ist müde, schwach, depressiv, sein Gedächtnis läßt nach, er nimmt an Gewicht ab und hat Kopf- und Nervenschmerzen. Er kann verwirrt reagieren wie bei Beri-Beri.

☐ Pflegende können eine Vitamin-B_1-reiche Kost geben mit Hefe, Vollkornbrot, Leber und Schweinefleisch oder Tabletten verordnen lassen: Aneurin, Benerva, Betaxin, Betabion.

Nikotinsäuremangel geht einher mit Entzündungen an der Haut (Blasen und Schuppen an belichteten Stellen) und im Mund, so daß der Appetit nachläßt, mit Durchfällen, Müdigkeit, Schwindel, Intelligenzabnahme und manchmal mit Verwirrtheit.

☐ Die Diät entspricht der bei Vitamin-B_1-Mangel. Nicobion-Tabletten können helfen.

Vitamin-B_{12}-Mangel kann früh Verwirrtheit mitverursachen. Vitamin-B_{12}-Mangel führt zu Blutarmut (perniziöse Anämie) und beruht auf einem Schwund der Magenschleimhaut oder ist Folge einer Magen-Operation, so daß Vitamin-B_{12} aus der Nahrung nicht aufgenommen werden kann.

Pflegende sehen Zeichen der Blutarmut: wachsgelbe Blässe, glattrandig rote Zunge bei Zungenbrennen, zeitweilige Verwirrtheit, antriebsloses Verhalten, Müdigkeit, Gedächtnisschwäche. Der Blutarmut kann eine neurologische Störung des Rückenmarks (funikuläre Myelose) mit breitbeinigem, unsicherem, schwankendem Gang, Muskelschwäche, Kribbeln oder Ameisenlaufen in den Beinen, euphorischer Stimmung und Konzentrations- und Intelligenzabnahme vorausgehen. Ich habe eine 76jährige Frau gesehen, die vor Auftreten der Rückenmarksstörung und vor der Blutarmut infolge des Vitamin-B_{12}-Mangels zeitweilig verwirrt war.

☐ Pflegende sorgen für eine regelmäßige, gewöhnlich vierwöchige Injektion von Vitamin-B_{12}.

Folsäure-Mangel ist Folge eines chronischen Alkoholismus oder einer Behandlung mit Medikamenten gegen Epilepsie oder Krebs (Zytostatica) und verursacht die gleichen Symptome wie ein Vitamin-B_{12}-Mangel.

☐ Pflegende können vorbeugend Früchte, frisches Gemüse, Hefe, Leber und Weizenkeime geben.

2. Sauerstoffmangel des Gehirns verursachende Erkrankungen

Sauerstoffmangel des Gehirns gehört nach Herz-, Kreislauf- und Krebserkrankungen zu den häufigsten Todesursachen. Das Gehirn benötigt etwa 20% des aufgenommenen Sauerstoffs, es leistet 1/3 des Gesamt-Energieverbrauchs und 1/4 des Gesamtruhe-Umsatzes. Wenn auch eine Durchblutungsminderung bis zu 50% u.a. noch durch den Umgehungskreislauf ausgeglichen werden kann, so reagiert das Gehirn doch sehr empfindlich auf ungenügende Sauerstoffversorgung. Kurzfristiger Sauerstoffmangel führt zu Schwindel und Ohnmacht, langfristiger zu Nervenzellverlusten.
Die Symptome des Sauerstoffmangels können Pflegende leicht beobachten:

Tabelle 23: Symptome bei verschiedenen Schweregraden des Sauerstoffmangels

Symptome	leichter Sauerstoffmangel	mittelschwerer Sauerstoffmangel	schwerer Sauerstoffmangel
Orientierung	leicht verwirrt	ängstlich verwirrt	unruhig verwirrt bis delirant
Bewußtsein	benommen	somnolent	stark somnolent bis bewußtlos
Atmung	beschleunigt	abgeflacht	Cheyne-Stokes
Puls	beschleunigt	verlangsamt, gespannt	klein, unregelmäßig, erlöschend
Blutdruck	leicht erhöht	erhöht	stark abfallend
Pupillen	unauffällig	wechselnd	sehr weit, lichtstarr
Lippen	blau, cyanotisch	blaurot	blaugrau
Haut	warm, feucht	naß-warm, blau	naß-kalt, blaugrau
Übelkeit	gering	Brechreiz	Erbrechen

Ursachen des Sauerstoffmangels im Gehirn können sein:
a) *Gefäßerkrankungen*
a1) Verschlußkrankheiten der Gefäße
akute und chronische Durchblutungsstörungen bei Hirnarteriosklerose (cerebrovasculäre Insuffizienz),
seltene Verschlußkrankheiten der Gefäße:

Thrombangitis obliterans (Winiwarter-Bürger),
Generalisierte Thrombose kleiner Gehirngefäße,
Fett- und Luftembolie.

a2) *Seltene Gefäßerkrankungen:*
Erregerbedingte Gefäßerkrankungen wie Sepsis, Lues, Malaria, Gefäßentzündungen wie Tuberkulose und bei Pilzinfektionen.
Immunkrankheiten des Stützgewebes mit Gefäßbeteiligung wie Lupus erythematodes, Panarteriitis nodosa, Arteriitis temporalis, Aortenbogen-Arteriitis, thrombotisch-thrombozytopenische Purpura und primär chronische Polyarthritis mit Gefäßbeteiligung.

b) *Erhöhter Hirndruck* infolge:
raumfordernder Prozesse im Kopf wie
Blutungen: bei Schlaganfall, nach Hirnverletzungen (z.B. Subarachnoidalblutung oder subdurales Hämatom, auch bei Kranken, die mit Marcumar behandelt werden) und bei Gefäßmißbildungen.
Hirntumoren einschließlich Hirnmetastasen (Krebsabsiedlungen), z.B. bei Bronchial-Ca.
Hirnschwellung bei Schlaganfall, bei Hirnhautentzündung, Sonnenstich, zuviel Flüssigkeit (Dauerinfusion) oder nach Hirnquetschung oder nach Hirnoperation.

c) *Herz-Kreislauferkrankungen:*
Herzschwäche,
Herzrythmusstörungen,
Blutdruckabfall und Blutdruckanstieg.

d) *Störungen der Atmung* mit verminderter Sauerstoffaufnahme.

e) *Blutarmut* mit vermindertem Sauerstofftransport.

Zu a1) *Hirndurchblutungsstörungen bei Gefäßverschlußerkrankungen:* zu unterscheiden sind akute und chronische Durchblutungsstörungen.

Akute Hirndurchblutungsstörungen können in vier Stadien auftreten (Abbildung 12):

I: TIA	=	transitorische (vorübergehende) ischämische (durchblutungsgestörte) Attacke, auch Schlägelchen genannt, oft durch Herzerkrankungen verursacht.
II. PRIND	=	prolongierter reversibler neurologischer Defekt, anhaltende, aber rückbildungsfähige Lähmung

III. PS = progressiver Schlaganfall mit über Stunden oder Tage fortschreitenden Lähmungen
IV. CS = kompletter Schlaganfall mit bleibender Behinderung (postapoplektischer Endzustand)

Abbildung 12: Die vier Stadien der akuten Hirndurchblutungsstörungen

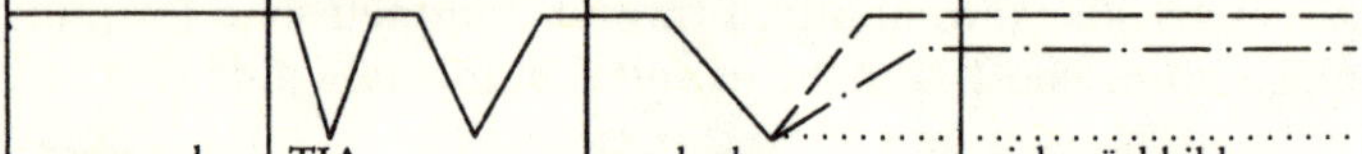

	Stadium I	Stadium II	Stadium III	Stadium IV
Symptome	symptomlos	TIA	total oder teilweise rückbildungsfähig	nicht rückbildungsfähige Defektheilung
Dauer	Sekunden	Min. bis 24 Std.	über 24 Stunden	über 4 Wochen
Gefäßoperation	angezeigt	angezeigt	nicht angezeigt	

Nach den rückbildungsfähigen neurologischen Symptomen werden folgende Formen der Hirndurchblutungsstörungen (cerebrovasculäre Insuffizienz) unterschieden: Vertebrobasiläre Insuffizienz und Carotisinsuffizienz (siehe Tabelle 24).

Tabelle 24: Neurologische Symptome bei Hirndurchblutungsstörungen

	vertebrobasiläre Insuffizienz	Carotisinsuffizienz
betroffene Arterie	A. vertebralis und basilaris Halswirbelsäulenschlagader	A. carotis Halsschlagader
Leitsymptome (können sich zurückbilden)	Doppeltsehen	Flimmern, „Vorhangsehen“
	Schwindel, Übelkeit	
	kurzfristige Lähmung der Beine, Schluckstörung, Schwerhörigkeit	Halbseitenlähmung oder Lähmung eines Armes, Beines
	Hinterkopfschmerzen	Absencen
	verwirrt	Sprachstörung, nicht verwirrt
	Demenzentwicklung möglich	selten

Bei starkem Kopfwenden kann eine Halswirbelsäulenarterie so eingeengt werden, daß das Hinterhaupthirn nicht genügend durchblutet wird und der Kranke fällt. Eine Fallneigung kann aber auch durch Stolpern, Blutdruckabfall oder Epilepsie bedingt sein.

Während etwa ein Drittel der Kranken mit einem Schlägelchen die beschriebenen neurologischen Symptome erkennen läßt, können bei den meisten Kranken psychische Symptome von sorgfältigen Beobachtern gefunden werden. Diese werden als *Durchgangssyndrome* bezeichnet, weil sie sich wieder zurückbilden. Es lassen sich drei Schweregrade unterscheiden:

Der Kranke mit einem leichten Durchgangssyndrom reagiert verzögert, ist verlangsamt, antriebslos, vorübergehend vergeßlich, unausgeglichen, traurig und reizbar. Er klagt über Kopfschmerzen und Schwindel. Im alltäglichen Leben fällt er nur auf, wenn er mehr als gewöhnlich gefordert wird, d.h. er ist nicht belastbar. Er ist fahrunfähig, aber nicht kritikfähig, um dies einzusehen.

Abbildung 13: Verlauf der Durchgangssyndrome

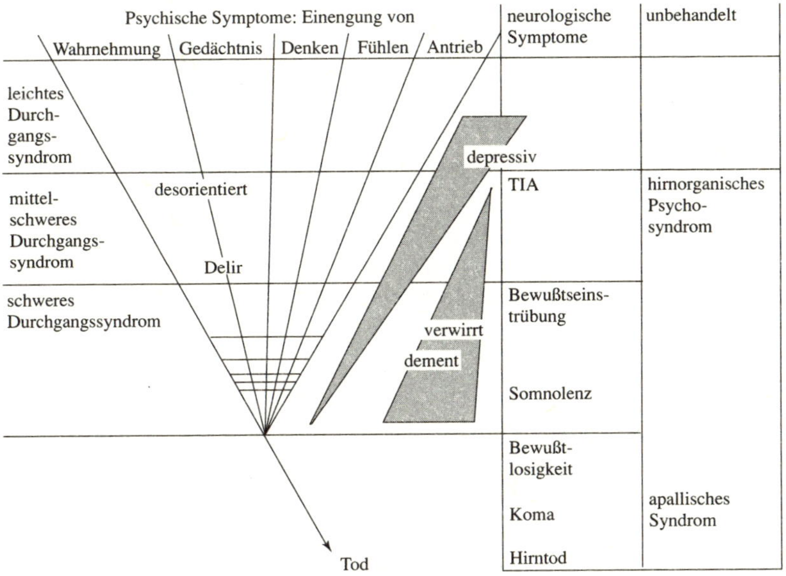

Der Kranke mit einem mittelschweren Durchgangssyndrom denkt und handelt sehr langsam, erfaßt Zusammenhänge nicht, kann sich nichts merken (Amnesie), sich schwer an etwas erinnern, ist ratlos, ängstlich und meist nur zeitlich verwirrt. Da er sein Versagen merkt, schämt er sich und wird traurig, ohne daß die anderen wissen, warum. Er fällt in Beruf und Familie aus der Rolle, vernachlässigt sein

Äußeres, kommt den täglichen Aufgaben nicht nach, zwischenmenschliche Beziehungen werden arg belastet.

Der Kranke mit einem schweren Durchgangssyndrom ist sehr stark verlangsamt, antriebslos, zu mitmenschlichem Kontakt nicht fähig, zeitlich, örtlich und oft situativ verwirrt, denkt unzusammenhängend, läuft unruhig hin und her oder liegt regungslos im Bett, verweigert die Nahrung oder näßt und kotet ein.

Diese Durchgangssyndrome erklären die flüchtigen, nicht länger als bis zu 24 Stunden dauernden Verwirrtheitszustände.
Je schwerer das Durchgangssyndrom, um so schlechter die Heilungsaussicht: Kranke mit einem mittelschweren Durchgangssyndrom werden zu 30%, die mit einem schweren bis zu 75% chronisch verwirrt. Bei etwa einem Drittel der Kranken wiederholen sich diese Durchblutungsstörungen. Etwa ein Viertel der Kranken mit einem Schlägelchen erleidet innerhalb von fünf Jahren einen Schlaganfall.

□ Was können Pflegende tun? Sie können ärztliche Behandlung veranlassen. Stationär wird die Hirnschwellung mit Lasix und Tutofusin-Infusionen behandelt, das Herz z.B. mit Novodigal gestützt, der Herzrhythmus normalisiert, die Hirndurchblutung mit Rheomacrodex-Infusionen und Normabrain = Nootrop verbessert, zu hoher Blutdruck gesenkt und zu niedriger gehoben. Die Verklumpung der Blutplättchen wird durch Colfarit (Azetylsalizylsäure als Thrombozyten-Aggregationshemmer) vermindert. Bei verengter oder verschlossener Halsschlagader kann eine Gefäß-Bypass-Operation angezeigt sein.

Pflegende überwachen die Medikamenten-Einnahme, den Blutdruck und den Puls, und sie motivieren den Kranken zur ärztlichen Behandlung, um einer bleibenden Hirnleistungsschwäche oder einem Schlaganfall vorzubeugen. Bei Hirnarteriosklerose kann Diät erforderlich werden, wenn Blutzucker, Blutfette oder Harnsäure erhöht sind. Ein Kranker, der leicht entmutigt oder wehleidig reagiert, braucht Ermutigung, damit er sich durch das Erleben seiner vorübergehenden Schwäche nicht hängen läßt, depressiv wird oder sich aufgibt. Er braucht Hilfe, um die Angst vor einem Schlaganfall aufzuarbeiten. Mitmenschliche Kontakte in einer Gruppe von alten Menschen, die solche Erscheinungen selbst bewältigt haben, sind am wirksamsten.

Der Kranke mit einem fortschreitenden oder kompletten *Schlaganfall (Apoplex* oder *zerebraler Insult*, d.h. Stadium III und IV der akuten Hirndurchblutungsstörung):

Woran erkennen Pflegende einen Schlaganfall?
Der Kranke liegt meist bewußtlos auf dem Rücken oder auf der gelähmten Seite, eine Körperhälfte ist schlaff gelähmt. Der Kranke atmet vertieft, oft schnarchend, manchmal gähnt er dauernd. Der Mundwinkel der gelähmten Seite hängt herab, die Wange wölbt sich beim Ausatmen vor („Tabakblasen"). Er schwitzt und blickt auf der Seite nach oben, die der gelähmten Seite entgegengesetzt ist, die Pupillen sind weit. Der gelähmte Arm liegt am Körper und fällt schlaff herab, das gelähmte Bein liegt nach außen gerollt. Die gelähmte Seite ist gefühllos, aber kälteempfindlich. Zu Sprachstörungen kommt es, wenn Rechtshänder rechtsseitig oder Linkshänder linksseitig gelähmt sind.

Welche Ursachen liegen einem Schlaganfall zugrunde?
1. Am häufigsten ist der Verschluß einer Hirnarterie durch eine Thrombose bei Hirnarteriosklerose.
2. Nur 10–15 % aller Schlaganfälle beruhen auf einer Hirnblutung (Massenblutung). Bei Hirnarteriosklerose und hohem Blutdruck ist eine Arterie in der inneren Kapsel geplatzt, und das ausgetretene Blut hat Nervenzellen zerstört.
3. Eine Embolie durch Verschleppung von Blutgerinseln aus dem Herzen ist selten.
Der Verschluß einer Hirnarterie durch eine Thrombose oder durch eine Embolie führt zur Sauerstoffnot (ischämischer Insult), so daß das Hirngewebe an dieser Stelle abstirbt und weich wird (Erweichungsherd oder Encephalomalacie).
Ein ischämischer Insult durch Thrombose beginnt oft mit einer umschriebenen Lähmung eines Armes oder Beines oder einer isolierten Sprachlähmung – die häufig als Verwirrtheit verkannt wird – und schreitet allmählich zu einer vollständigen Halbseitenlähmung fort. Massenblutung oder Embolie setzt schlagartig, meist mit Bewußtlosigkeit ein.
Wie entwickeln sich die Lähmungen? Die anfangs schlaffe Lähmung wird spastisch (krampfhaft), die anfangs totale Sprachstörung (Aphasie) geht in eine motorische über, d.h. der Kranke kann nicht sprechen, aber verstehen. Die Hälfte der Kranken mit einem Schlaganfall überlebt, davon wird ein Viertel beschwerdefrei und die Hälfte bleibt in der Beweglichkeit behindert, 1/7 bleibt auf Hilfe angewiesen und 1/10 wird bettlägerig.

□ Wie können Pflegende einem Schlaganfallkranken helfen?
1. Durch richtige *Lagerung:* Bewußtlose in stabiler Seitenlage, Nichtbewußtlose so, daß die spastische Lähmung gehemmt wird:

Auf dem Rücken: Der Rumpf liegt gerade, der Kopf in Mittellage, Becken und Schultern werden unterstützt, der Arm ruht in ganzer Länge in leichter Beugestellung auf einem Kissen, die Finger werden gespreizt. Das Bein wird im Knie leicht gebeugt auf ein Kissen gelegt, der Fuß fußrückenwärts gebeugt, durch ein Kissen oder eine Fußaktivstütze gestützt.
Auf der gelähmten Seite: Der gelähmte Arm liegt auf einem Tischchen neben dem Bett, das gelähmte Bein ist leicht gebeugt, das gesunde ruht auf einem Kissen. Der Rücken wird durch ein Kissen abgestützt.
Auf der gesunden Seite: Die gelähmte Seite wird weit nach vorn gezogen, der gelähmte Arm liegt auf einem Tischchen, das gelähmte Bein liegt leicht gebeugt mit dem Fuß auf einem Kissen.

2. *Durch Überwachung* der Vitalfunktionen: Atmung, Puls, Blutdruck, Temperatur, Bewußtsein und Ausscheidungen. Alle Beobachtungen werden schriftlich festgehalten.

3. *Durch Vorbeugung von Komplikationen* wie Dekubitus, Lungenentzündung, Thrombosen, Gelenkversteifungen, Harnwegsinfekte, Mundentzündungen.

4. *Durch Rehabilitation* vom 1. Tag an:
Bettphase: Richtige Lagerung und passive, unterstützte und bald aktive Bewegungsübungen, d.h. der Kranke kann mit seinem gesunden Arm den gelähmten und mit seinem gesunden Bein das gelähmte heben und mit dem Einhandessen vor dem Spiegel beginnen. Er erhält seine Zahnprothese wieder, damit er kaut und keine passierte Kost braucht. Bei jedem Betten wird er gebeten, sich in allen Gelenken durchzubewegen. So spürt er, daß er nicht aufgegeben wird.
Sitzphase: Schon am 2. Tag setzt sich der Kranke mit Hilfe eines Bettgalgens, eines seitlichen Gitters oder eines Bettseils ins Bett, um das Gleichgewicht zu halten. Wenn er nicht mehr auf die gelähmte Seite fällt, kann er auf der Bettkante sitzend allein essen, sich waschen oder Wasser lassen.
Stehphase: Beim Aufstehen steht der Pflegende auf der gelähmten Seite und hilft ihm zunächst auf einen Stuhl direkt neben dem Bett, bis er sich mit einem Stock selbst halten kann. Durch das Aufstehen wird mancher Inkontinente wieder trocken.
Gehphase: Bei den ersten Gehübungen wird der Kranke beidseitig unterstützt, später nur auf der gelähmten Seite. Ein Gehwagen verhindert die Fallneigung, eine Unterarmkrücke gehört in die gesunde Hand. Treppaufwärts wird das gesunde, treppabwärts das gelähmte Bein vorangestellt. Gehübungen stärken das Selbstvertrauen.

Während das Gehen wieder erlernbar ist, bleibt der gelähmte Arm zu 70 % gebrauchsbehindert, d. h. der Kranke bleibt ein funktionell Einarmiger. Kontrakturen und Inkontinenz erschweren die Rehabilitation erheblich, Training nach Bobath ermöglicht sie.
Sprachübungen erfordern viel Geduld. Sprachfähigkeiten kehren in folgender Reihenfolge wieder: Sprachverständnis, Lesen, Schreiben und Sprechen. Selbst wenn das Sprachverständnis noch gestört ist, kann der scheinbar total verwirrte Sprachgestörte nicht-sprachliche Äußerungen richtig deuten. Er kann z. B. aus dem Tonfall, dem Blick, den Gesten und der Mimik erkennen, ob er routinemäßig oder wohlwollend gepflegt oder abfällig von ihm gesprochen wird. Den Blicken des Kranken ist zu entnehmen, daß er genau spürt, wer ihn gern hat oder wer ihn ablehnt, d. h. er erfaßt die Qualität der Beziehung.
Nach erholtem Sprachverständnis übt der Kranke das Lesen.
Zum selbständigen Sprechen braucht der Kranke sachkundige Hilfe z. B. durch Logopäden oder Sprachheilbeauftragte des Gesundheitsamtes. Wenn der Schlaganfallkranke im Telegrammstil spricht oder scheinbar sinnlose Worte aneinanderreiht, wird er oft für total verwirrt erklärt. Pflegende können zum Sprechen anregen, mit dem Kranken singen, rhythmische Verse üben oder Lehrmittel besorgen: Stehbilder, Leselotto, buntes Bilder-ABC, Bilder-Sprachbuch, L-Ü-K-Arbeitsmittel, Tonband oder Sprachstudienrekorder.
Wenn sich ein Sprachgestörter nicht verstanden fühlt, reagiert er verwirrt, es entmutigt ihn, weiter zu sprechen. Die Kommunikationsschwierigkeiten betrüben den Schlaganfallkranken mehr als z. B. die Armlähmung. Pflegende sprechen am besten einfache, leicht verständliche Worte, kurze Sätze, nicht zu laut, wiederholen geduldig und ermutigen immer wieder zu spontanem Sprechen. In der Gemeinde könnte eine pensionierte Lehrerin mehrere Sprachgestörte betreuen, mit ihnen singen oder lesen üben (siehe auch S. 193).

5. *Durch Vorbeugung einer Depression*, die alle Rehabilitationsbemühungen verhindern kann. Pflegende helfen durch Verständnis, Anteilnahme, Zuwendung und Gespräche über andere Möglichkeiten und Sinnfragen. Andererseits dürfen sie den Kranken nicht verwöhnen, sonst lernt er Hilflosigkeit. Bei Selbstmordgefahr ist psychiatrische Behandlung erforderlich.

6. *Durch soziale Wiedereingliederung:* Weil sprachgestörte und inkontinente Schlaganfallkranke mitmenschlichen Kontakt scheuen, brauchen sie Hilfe vor allem durch die Familie, um Lebensmut durch soziale Kontakte aufrechtzuerhalten. Die Aussicht auf Rückkehr in die eigene Wohnung entscheidet oft mehr über den Erfolg der Rehabi-

litationsmaßnahmen als alles pflegerische Bemühen. Die Wohnung sollte mit entsprechenden Hilfsmitteln ausgestattet sein. Nur eine persönliche Beziehung, die der Kranke als sinnvoll erlebt, kann ihm helfen, nicht zu resignieren, wenn er ins Pflegeheim muß.

7. *Durch soziale Hilfen:* Der Schlaganfallkranke hat als Mehrfachbehinderter – körperbehindert durch Arm- und Beinlähmung, sprachbehindert und psychisch behindert durch Depression – Anspruch auf Sonderleistungen der LVA, BfA, der gesetzlichen Krankenkassen oder aufgrund des BSHG, sowie auf Pflegezulage, steuerliche Vergünstigungen, Schwerbehinderten-Ausweis und auf Hilfsmittel wie Zimmer- oder Toilettenfahrstuhl, Heyer-Lifter für das Bad, Einarmigenhilfsmittel wie Eßbesteck, Vierfußkrücke, auf Umgestaltung der Küche oder auf Befestigung von Haltegriffen usw., auch auf eine erdgeschossige Wohnung. Ein Rollstuhl lähmt oft den Trainingswilligen und ist nur sinnvoll, wenn die Beine nicht mehr streckbar sind und das Gleichgewicht nicht mehr zu halten ist.

8. *Durch Nachbetreuung:* Pflegende überwachen die Einnahme der notwendigen Medikamente, die Fortsetzung des Trainings, die Organisation von Besuchsdiensten oder anderer Dienste, z. B. Essen auf Rädern, Abhol- oder Bringedienste usw.

Tabelle 25: Mögliche Dauerfolgen nach einem Schlaganfall

Mögliche Dauerfolgen	Hilfen
1. körperliche	
Spastische Halbseitenlähmung	Geschicklichkeitsübungen, Bäder
Gelenkversteifung in Beugehaltung	Krankengymnastik, Beschäftigung
Gleichgewichtsstörungen	rutschfeste Läufer, Haltegriffe
halbseitige Empfindungsstörungen	Schutz vor Verbrennungen
halbseitige Schmerzen	Wärme
Gesichtsfeldausfälle, Doppeltsehen	Abdecken eines Auges
Krampfanfälle selten	Mittel gegen Epilepsie
Sprachstörungen	Singen, logopädische Behandlung
2. psychische	
organisches Psychosyndrom bis Multi-Infarkt-Demenz: **Verwirrtheit**	geistige Aktivierung, Gedächtnistraining, ROT
reaktive Depression	Aktivierung zu sinnvollen Aufgaben

Zu b) *Erhöhter Hirndruck* ist lebensbedrohlich. Pflegende müssen die Symptome kennen:
Druckpuls, d.h. der Puls wird immer langsamer,
Atemstörung, d.h. die Atmung wird abgeflacht, langsamer,
Brechreiz bis Erbrechen,
Sehstörungen bei Pupillenerweiterung,
Konzentration und Merkfähigkeit schwinden bis zur Verwirrtheit.

☐ Pflegende veranlassen sofortige stationäre Behandlung.

Zu c) *Herz- und Kreislauferkrankungen* sind häufig Ursache von Verwirrtheit:
c1) *Herzschwäche* (Herzinsuffizienz) kann akut oder chronisch als Rechts- oder Linksherzschwäche auftreten:
Akute Rechtsherzschwäche: Der Kranke hat Atemnot, Husten mit zähem Auswurf, Hals- und Handvenen sind gestaut, treten also hervor, das Gesicht ist blaß-bläulich gequollen. Der Kranke ist ängstlich, unruhig und manchmal verwirrt.
Akute Linksherzschwäche, Herzasthma oder Lungenödem: Der Kranke hat eine hochgradige Luftnot, rasselnde Atmung („Kochen auf der Brust"), Hustenreiz mit rötlich schaumigem Auswurf, kalten, klebrigen Schweiß, blaß-blaues Gesicht, schnellen, weichen Puls, Unruhe, Erstickungsgefühl, Todesangst und kann verwirrt sein.

☐ Pflegende lagern den Kranken halbsitzend und stützen den Oberkörper ab, öffnen die Fenster oder führen Sauerstoff zu, überwachen die Vitalfunktionen (Puls, Blutdruck und Atmung), beruhigen und rufen sofort den Arzt. Zur Vorbeugung sollte der Kranke Flüssigkeit und Salz einschränken, Streß meiden und Entspannungsübungen lernen.

Chronische Herzschwäche kann mit zeitweiliger Verwirrtheit einhergehen. Pflegende können folgende Symptome feststellen: Die Kranken haben abends dicke Beine, müssen nachts Wasser lassen, haben Atemnot bei Anstrengung, ein bläuliches Gesicht und gestaute Halsvenen, sie klagen über Appetitlosigkeit und Übelkeit. Nur Kranke mit einer Herzschwäche brauchen im Alter Digitalis mit der bewährten Wochenendpause. Digitalisüberdosierung oder -unverträglichkeit führt leicht zur Verwirrtheit.
c2) *Herzrhythmusstörungen* tragen oft zur Verwirrtheit bei. Wenn der Puls zu langsam, zu schnell, unregelmäßig, sehr ungleichmäßig ist, stolpert oder aussetzt bis zur Bewußtlosigkeit mit Krämpfen (Adams-

Stokes-Anfall), muß der Arzt entscheiden, ob ein Herzschrittmacher den Puls normalisieren und die Hirndurchblutung verbessern kann, so daß Verwirrtheit vermieden oder vermindert wird.

c3) *Blutdruckschwankungen* sind häufige Ursache der Verwirrtheit: *Blutdruckabfall* unter 90 mm Hg systolisch entsteht durch Herzschwäche bei Herzinfarkt, durch Schock bei Blutverlust (Unfall, Operation), durch ungeeignete blutdrucksenkende Mittel zusammen mit Diuretica, durch Neuroleptica-Überdosis, beim Aufstehen nach langer Bettruhe oder nachts nach dem Wasserlassen, nach langem Stehen, bei Austrocknung, Kaliummangel und bei Alkoholmißbrauch. Alte Menschen mit dauernd niedrigem Blutdruck (Hypotonie) infolge Anlage, Depression, Unterernährung oder infolge einer zehrenden Krankheit sind nachts leicht verwirrt, weil der Blutdruck normalerweise morgens um drei Uhr seinen Tiefpunkt erreicht und zur Hirndurchblutung nicht mehr ausreicht. Was stellen Pflegende bei Blutdruckabfall fest? Fahle Blässe, eingefallenes Gesicht, spitze Nase, tiefliegende Augen mit tiefen Rändern, kalten Schweiß, Frieren, schnellen, weichen Puls und niedrigen Blutdruck.

Abbildung 14: Leistungsschwankungen entsprechen Blutdruckschwankungen

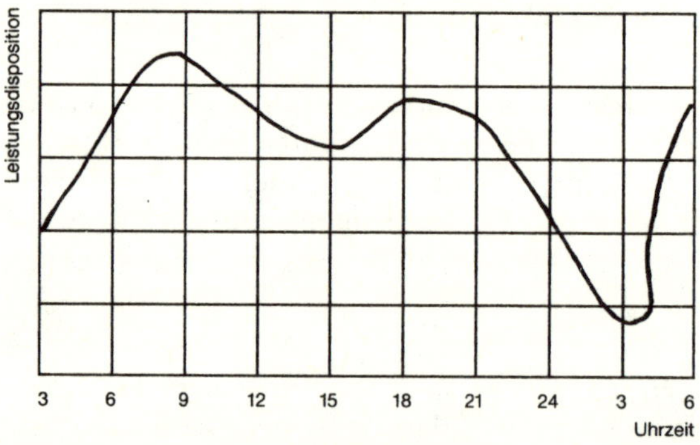

□ Pflegende lagern den Kranken flach, legen die Beine hoch, geben Bohnenkaffee oder ein Kreislaufmittel, z. B. Novadral-Tropfen. 1–2 Tassen Bohnenkaffee hellen Verwirrtheit auf oder verhindern sie, weil Koffein den Kreislauf anregt, weil Flüssigkeit der Austrocknung und ein Imbiß der Unterzuckerung vorbeugt. Zusätzlich kann der Kranke das Aufstehen trainieren, sich viel bewegen, schwimmen und die Speisen bei niedrigem Blutdruck schärfer salzen.

Blutdruckkrisen bei hohem Blutdruck können akute Verwirrtheit auslösen. Sie entstehen durch Erregung, Wut, Zorn oder durch körperliche Anstrengung wie schweres Heben, Treppensteigen oder Pressen beim Stuhlgang. Was stellen Pflegende bei Blutdruckkrisen fest? Das Gesicht ist hochrot, die Pupillen weit, der Puls hart und schwer unterdrückbar, der Blutdruck über 200 mm Hg systolisch.

□ Pflegende beruhigen, lagern den Kranken mit erhöhtem Oberkörper und können Baldriantee geben.
Vorbeugend können Kranke:
1. den Blutdruck regelmäßig kontrollieren lassen;
2. Salz, Kaffee und Tee einschränken;
3. bei Übergewicht abnehmen;
4. körperlichen und seelischen Streß vermeiden und Entspannungsübungen erlernen, auch um den natürlichen Schlaf zu fördern;
5. körperlich trainieren;
6. den Blutdruck vorsichtig mit Medikamenten senken lassen. Ich habe wiederholt erlebt, daß blutdrucksenkende Mittel in wenigen Tagen den Blutdruck auf 140 mm Hg systolisch drückten, aber zur Verwirrtheit führten, weil der Kranke jahrelang an einen hohen Blutdruck gewohnt war.
7. Wut, Zorn oder Aggressionen äußern und nicht stauen. Fast 50% der Frauen über 65 haben einen hohen Blutdruck, davon 90% ohne eine erkennbare körperliche Ursache. Haben diese Frauen einen hohen Blutdruck, weil sie zur Bravheit erzogen wurden, und sind Frauen deshalb häufiger verwirrt?

Zu d) *Störungen der Atmung*, die zur Verwirrtheit beitragen: Bei gestörter Atmung wird zuwenig Sauerstoff aufgenommen, z.B. bei Lungenentzündung, Asthma, schwerer Bronchitis bei Lungenblähung (Emphysem) infolge Rauchens, bei Rippenfellentzündung, bei im Alter häufigen Rippenbrüchen, die durch heftige atemabhängige Schmerzen eine ausreichende Lungenbelüftung verhindern.
Verwirrtheit kann das einzige Symptom einer Pneumonie (Lungenentzündung) sein!

□ Wie Pflegende helfen, ist auf S. 75 beschrieben.

Zu e) *Blutarmut* (Anämie) wird als Ursache einer Verwirrtheit oft verkannt. Zu unterscheiden sind akute und chronische Anämien:
e1) Die *akute Anämie* ist Folge eines Blutverlustes durch eine Magen-Darm-Blutung, Operation oder einen Unfall und an folgenden Sym-

ptomen zu erkennen: Der Kranke ist akut verwirrt, ängstlich, unruhig, fahl, blaß, durstig, schwitzend, schwach bis ohnmächtig, sieht schlecht, atmet beschleunigt bei Atemnot, der Puls ist schnell, der Blutdruck fällt ab.

□ Pflegende sorgen für sofortige Blutübertragung.

e2) *Chronische Anämie* geht oft mit zeitweiliger Verwirrtheit einher und kann bedingt sein durch:
Eisenmangel infolge chronischer Blutungen z. B. aus Hämorrhoiden oder aus einem Zwerchfellbruch (Hiatushernie) oder aus einem verborgenen Krebsleiden. Der Kranke ist blaß, zeitweilig verwirrt, antriebslos, schwach, klagt über Müdigkeit, Schwindel und Ohrensausen, Gedächtnisstörungen, Atemnot bei Anstrengungen. Die Haut ist welk, pergamentartig, die Fingernägel sind dünn und brüchig, die Haare struppig, die Zunge glatt und rot, die Mundwinkel entzündet, der Puls beschleunigt.

□ Pflegende lassen die Ursache des Eisenmangels suchen, geben viel Blutwurst und Eisenpräparate nach dem Essen.

Vitamin-B_{12}-und Folsäure-Mangel-Anämie: siehe S. 65.

3. Akute Verwirrtheit infolge hormonaler oder endokriner Störung

3.1. *Störungen des Zuckerstoffwechsels:* Kein Organ braucht täglich soviel Glukose wie das Gehirn, 25 % des Gesamtorganismus. Unterzuckerung führt nicht nur beim Altersdiabetiker (Typ II), sondern bei über 80jährigen zur Verwirrtheit, weil Hochbetagte überwiegend eine pathologische Glucosetoleranz mit dem Risiko eines manifesten Diabetes haben. Eine 76jährige, die morgens vor dem Frühstück verwirrt und sehr aggressiv war, sollte zur „Einstellung“ ins Landeskrankenhaus, weil mehr Haldol-Tropfen nicht halfen. Sie bekam um 17.30 Uhr das Abendbrot und um 9.00 Uhr das Frühstück, d. h. fast 14 Stunden keine Nahrung. Sie hatte keinen Diabetes. Als sie um 22.00 Uhr eine Spätimbiß und morgens einen Frühimbiß erhielt, blieb sie auch nach Absetzen von Haldol friedlich und klar! Ein Altenheim, das nach dieser Erkenntnis allen Bewohnern einen Spät- und Frühimbiß reichte, hatte nach einem halben Jahr am Morgen etwa 1/4 weniger Verwirrte!

Tabelle 26: Störungen des Zuckerstoffwechsels

	Unterzuckerung = hypoglykämischer Schock	Überzuckerung = Hyperglykämie bis zum diabetischen Koma
Symptome	Der Kranke hat Kopfschmerzen, schwitzt, zittert, gähnt, sieht schlecht, hat Heißhunger, ist schwach, müde, geistesabwesend bis verwirrt und bewußtlos.	Er fühlt sich schlapp, elend, durstig, übel, hat Leibschmerzen, wird zunehmend apathisch, benommen, verwirrt bis bewußtlos.
Puls	normal	schwach, weich, schnell
Blutdruck	normal	erniedrigt
Atmung	normal	große Kußmaulsche Atmung
Haut	schweißig, feucht, blaß	trocken, rot
Zunge	feucht	trocken
Mundgeruch	normal	nach Azeton, wie saure Äpfel
Pupillen	weit	normal
Augäpfel	normal	weich
Muskeln	zittern, steif, gesperrt	schlaff
Krämpfe	oft	nie
auslösende Faktoren	seelischer Streß mit Nahrungsverweigerung, Hunger, überanstrengende Arbeit zuviel Insulin zuviel Zuckertabletten Alkoholgenuß	seelischer Streß mit wahllosem Essen als Ersatzhandlung bei Diabetikern zuwenig Insulin Vergessen der Zuckertabletten Mißbrauch von Medikamenten, Infektion, Verletzung, Operation, Unterkühlung, Austrocknung durch Fieber, Diuretica usw.
□ Pflege	Bei Bewußtsein Tee mit Traubenzucker, Keks. Bei Bewußlosen Glucose i.v.	Überwachung der Vitalfunktionen, Intensivpflege in der Klinik veranlassen: Infusionen, Kreislaufmittel, Antibiotica sind lebensrettend.

Noch wird in Altenheimen zwischen Abendessen und Frühstück 14 bis 15 Stunden keine Nahrung gereicht und die durch Unterzuckerung bedingte Verwirrtheit mit Haldol verschlimmert!
Wiederholte Unterzuckerungszustände beschleunigen dementielle Entwicklungsprozesse.

3.2. *Störungen der Schilddrüsenfunktion* können akute und chronische Verwirrtheit verursachen.

Tabelle 27: Auswirkungen von Unter- oder Überfunktion der Schilddrüse

Unterfunktion = Hypothyreose bis zum Myxödem	Überfunktion = Hyperthyreose bis zum Basedow
Der Kranke wird allmählich vergeßlich, verlangsamt, schläfrig, apathisch, verwirrt bis dement.	Der Kranke wird unruhig, nervös, gehetzt, leicht ermüdbar, schwach und zeitweilig verwirrt, zittrig.
Die Sprache ist unbeholfen, langsam.	Der Kranke spricht hastig.
Haut rissig, trocken, aufgequollen, kalt und gelblich-blaß.	Haut feucht, schweißig, heiß und rötlich.
Haare spröde, trocken, fallen aus.	Haare fallen aus.
Gewichtszunahme, aber appetitlos.	Trotz Heißhunger Gewichtsabnahme.
Der Kranke friert leicht.	Er schwitzt leicht.
Er neigt zu Verstopfung.	Er neigt zu Durchfall.
Die Augen liegen tief.	Die Augen treten vor, Lidschlag selten.
Der Puls ist verlangsamt.	Der Puls ist beschleunigt bis zum Herzklopfen.
Der Blutdruck ist niedrig.	Der Blutdruck ist erhöht.
Blutfette hoch (Arteriosklerose).	Blutfette niedrig.
Durch Einnahme von Schilddrüsenhormon schwindet die Demenz!	Behandlung mit Medikamenten oder Operation. Beruhigung ist dringend!

3.3. *Störungen der Nebenschilddrüsen-Funktion* können zu Verwirrtheit beitragen (vgl. Calciumstoffwechselstörungen, S. 61f.).

3.4. *Störungen der Nebennierenrindenfunktion* führen selten zu Verwirrtheit.

Abbildung 15: Rückkoppelung von Hormondrüsen und Zwischenhirn

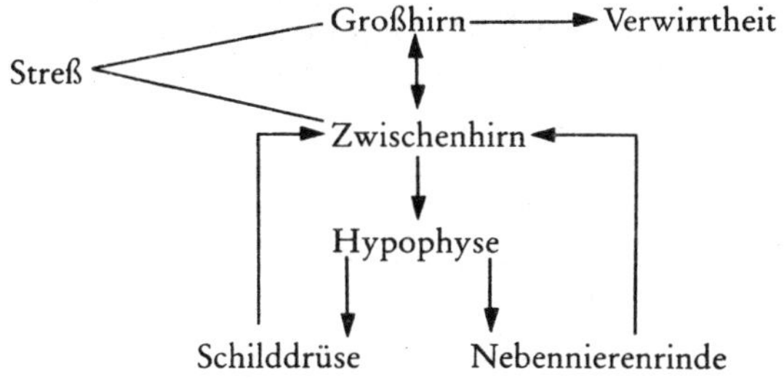

□ Pflegende achten auf regelmäßige Einnahme der notwendigen Medikamente und auf die Einsparung von Cortison bei Asthma oder Rheuma.

4. Verwirrtheit durch Unverträglichkeit oder Überdosis von Arzneimitteln

Etwa 18 % aller Älteren haben Arzneimittel-Nebenwirkungen, fünf- bis siebenmal häufiger als Jüngere. Über die Hälfte dieser Kranken erhielt mehr als fünf verschiedene Medikamente. Fast 80 % dieser Kranken kannten keines ihrer Medikamente. Nur 2 % der in eine Geriatrische Klinik Aufgenommenen nahm kein Arzneimittel, der Durchschnitt der Kranken vier Mittel.
Die im Alter am häufigsten verordneten Medikamente sind, nach ihrer Häufigkeit geordnet, Digitalis, Diuretica, Psychopharmaca, Insulin oder Zuckertabletten, Antibiotica, Antikoagulantien und Antiparkinsonmittel. Durch die meisten dieser gegebenen Mittel werden 80 % der Nebenwirkungen hervorgerufen, davon fast 50 % durch Diuretica und 33 % durch Digitalis!
Arzneimittel-Nebenwirkungen einschließlich Verwirrtheit sind um so häufiger, je mehr Medikamente eingenommen werden, je komplizierter die Dosierungspläne sind, je vergeßlicher die Kranken, je schlechter sie sehen, je weniger sie trinken, je mehr Ärzte die verschiedenen Leiden behandeln und je weniger Zeit Ärzte und Pflegende für den Kranken haben.

Wie verhindern Pflegende Arzneimittel-Nebenwirkungen?
(a) Sie können mit dem Hausarzt besprechen, ob Arzneimittel überhaupt nötig sind, oder weniger Medikamente mit bekannten Neben-

wirkungen ausreichen, ob z. B. durch Diät, Salzeinschränkung, Wärme usw. eine Besserung zu erreichen ist.
(b) Pflegende bemühen sich um Gespräche zwischen den verschiedenen Fachärzten oder teilen dem Hausarzt mit, was der Kranke von anderen Kollegen alles verordnet bekam.
(c) Pflegende sorgen dafür, daß der Kranke ausreichend – z. B. 3mal 2 Tassen Tee – trinkt und sich reichlich bewegt.
(d) Pflegende verhindern, daß alte Menschen Arzneimittel horten. Abgesetzte Mittel erhält der Apotheker!
(e) Pflegende informieren die Angehörigen, wie zu dosieren ist.
(f) Zuwendung durch Ehrenamtliche z. B. ersetzt Tranquilizer!

Eine 73jährige wurde im Heim unruhig, etwas aggressiv, sie erhielt Haldol. Weil sie danach noch mehr schimpfte, bekam sie wochenlang 3mal 20 Tropfen Haldol. Sie bekam bald eine Parkinsonsche Erkrankung, die mit Akineton und Madopar behandelt wurde, danach wurde sie verwirrt!

Psychische Nebenwirkungen, z. B. Verwirrtheit durch Arzneimittel (pharmakotoxische Psychosen), entwickeln sich in drei Phasen:
1. überempfindlich-depressive Verstimmung,
2. leichte Verwirrtheit mit Verkennung der Umgebung und Trugwahrnehmungen (Halluzinationen),
3. völlige Verwirrtheit, manchmal mit Wahn.

Nach Bergener sind 30 % der akuten Verwirrtheitszustände durch Arzneimittelüberdosis bedingt. Digitalis, Diuretica, Antidepressiva und Antiparkinsonmittel haben den höchsten Anteil an der medikamentös ausgelösten Verwirrtheit, die zusätzlich durch folgende Risikofaktoren gefördert wird:
(a) akute Hirndurchblutungsstörung und fortschreitende Demenz,
(b) Parkinsonerkrankung, die länger als fünf Jahre besteht,
(c) Alter über 70,
(d) Umwelteinflüsse, die ängstigen und verunsichern;
(e) Kombination verschiedener Anticholinergica (siehe S. 85).

□ Pflegende teilen dem Arzt mit, daß sie eine Verschlimmerung der Verwirrtheit beobachten, seitdem der Kranke ein bestimmtes Medikament einnimmt. Der Arzt wird gebeten, das Mittel sofort abzusetzen oder die Dosis herabzusetzen. Pflegende sorgen dafür, daß der Kranke ausreichend trinkt, um die Mittel auszuscheiden.

Folgende Arzneimittelgruppen können zur Verwirrtheit beitragen:

4.1. *Digitalishaltige Mittel*, sog. Herzglykoside verwirren oft bei Überdosierung oder Unverträglichkeit.
Bei normaler Dosis ist Unverträglichkeit möglich bei gleichzeitiger Behandlung mit Calcium oder Chinidin oder bei Kaliummangel, z. B. durch Diuretica oder Abführmittel.
Mittel, die Digitalis enthalten, sind:
Digacin, Digimerck, Digoxin, Acetyldigoxin, Digitoxin, Digotab, Cedilanid, Lanicor, Lanitop, Lanadigin, Lenoxin, Novodigal, Pandigal, Card-Präparate wie Card-Dusodril, Card-Fludilat, Card-Instenon, Card-Lamuran und Digi-Präparate wie Digicor, Digi-Nitronal, Digi-Pulsnorma, Digi-Tromcardin und Stutgeron-Digoxin.
Pflegende kennen die Zeichen der Digitalis-Unverträglichkeit: Der Puls wird langsamer, unregelmäßig bis zum Doppelschlag (Bigeminus) oder bis zum Herzblock. Der Kranke wird schwach, schwindelig, leicht ermüdbar, appetitlos, klagt über Übelkeit, Brechreiz bis zum Erbrechen, über Kopfschmerzen und Sehstörungen, d.h. er sieht bläulich-weiße Sternchen oder die Gegenstände erscheinen grün-gelb, er wird verwirrt mit und ohne Trugwahrnehmungen. Ich habe mehrere alte Kranke gesehen, bei denen die Verwirrtheit das einzige klinische Symptom einer Digitalis-Unverträglichkeit war.

□ Wie können Pflegende helfen? Sie benachrichtigen sofort den Arzt, damit Digitalis abgesetzt wird, geben kaliumreiche Kost und reichlich zu trinken.

Ärzte bemühen sich vorbeugend, Digitalis bei Älteren nur auf nachgewiesene Herzschwäche zu beschränken.

4.2. *Diuretica (Entwässerungsmittel):* Diuretica sind die am zweithäufigsten verordneten Medikamente im Alter. 50% der Arzneimittelnebenwirkungen werden durch Diuretica verursacht. Gefährlich sind die Diuretica, die den Kaliumhaushalt stören, vor allem die einen Kaliummangel hervorrufen, wie Furosemide (Durafurid, Fumarenid, Fusid, Hydro-rapid, Lasix, Oedemase, Sigasalur) und seltener die Diuretica, die Kaliumüberschuß fördern. Pflegende kennen die Zeichen der Diuretica-Unverträglichkeit: der Kranke wird verwirrt, besonders wenn er gleichzeitig Digitalis erhält, somnolent, ausgetrocknet und inkontinent.

□ Pflegende überwachen die Trinkmenge, geben salzarme Kost und Reis und bitten den Arzt, auf Diuretica zu verzichten.

4.3. *Psychopharmaca:* Über 75 % aller Heimbewohner erhalten Psychopharmaca. Nebenwirkungen werden bei Älteren sechsmal häufiger als bei Jüngeren beobachtet. Warum vertragen Ältere Psychopharmaca schlecht? (Vgl. S. 88f.)

Körperliche Faktoren:
(a) Das veränderte Hirngewebe spricht auf Psychopharmaca anders an als bei Jüngeren.
(b) Biochemisch sind Sauerstoffverbrauch, Traubenzucker-Aufnahme und -Stoffwechsel, sowie Fett-, Eiweiß- und Neurotransmitter-(Überträgerstoffe)Stoffwechsel verändert.
(c) Arzneimittel werden im alternden Körper anders umgesetzt: Die Resorption (Aufnahme) der Vitamine, Barbiturate und Diazepame (Valium) ist herabgesetzt bei zuwenig Magensäure.
Die Wirkung tritt verlangsamt ein infolge Verteilungsstörung, besonders bei Herzschwäche.
Verstoffwechselung, d.h. Abbau und Ausscheidung sind verzögert, so daß die normale Erwachsenendosis bei Älteren eine giftige Konzentration erreicht. Psychopharmaca, Barbiturate, Beta-Blocker und Euglucon für Diabetiker häufen sich im Körper an. Die Gewebsbindung der Arzneimittel ist verändert, weil Ältere weniger Wasser und Eiweiß zur Verfügung haben. Barbiturate z.B. werden länger im Fett gespeichert als bei Jüngeren.
(d) Das Gehirn reagiert im Alter empfindlich auf Blutdruckschwankungen. Folgende Mittel senken den Blutdruck: blutdrucksenkende Mittel, Tranquilizer, Neuroleptica, Barbiturate und Antiparkinsonmittel.
(e) Bei vorhandener Hirnleistungsschwäche verursachen Tranquilizer eine Verwirrtheit. Barbiturate haben im Alter oft eine paradoxe Wirkung, d.h. sie erregen und verwirren, statt den Schlaf zu fördern.
(f) Ältere trinken unregelmäßiger und weniger, weil das Durstgefühl nachläßt, so daß Arzneimittel unterschiedlich aufgelöst, resorbiert, abgebaut und ausgeschieden werden.
(g) Wegen der Multimorbidität erhalten Ältere oft von verschiedenen Fachärzten ohne Rücksprache die unterschiedlichsten Mittel, die sich in den Nebenwirkungen gegenseitig verstärken. Die Wechselwirkung (Interaktion) verschiedener Mittel ist nicht geklärt.

Psychische Faktoren: Vergeßlichkeit führt zu unregelmäßiger Einnahme, Sehstörung zur Verwechselung ähnlich aussehender Tabletten. Oft steigern Ärzte und Pflegende die Dosis von Psychopharmaca, wenn die Verwirrtheit nicht nachläßt. So entsteht ein unentwirrbares Gemisch von Nebenwirkungen und Krankheitserscheinungen. Dann sind alle Medikamente abzusetzen, nach 5–7 Tagen erübrigt sich oft jede weitere Gabe oder ein Mittel genügt.

Soziale Faktoren: Aus Zeitmangel des Arztes versteht der Kranke oft dessen Anweisungen nur ungenügend, oder er hört schlecht, oder er fühlt sich vom Arzt mit einem Mittel abgespeist statt eines erwünschten Gespräches (mangelnde Compliance).

4.4. *Anticholinergica* gehören zu der Gruppe von Arzneimitteln, die am häufigsten zur Verwirrtheit führt. Was sind Anticholinergica? Es sind Mittel, die Acetylcholin hemmen. Was ist Acetylcholin? Es ist ein wichtiger Überträgerstoff (Neurotransmitter) an zahlreichen Synapsen im Gehirn und im Vagusanteil des vegetativen Nervensystems. Im alternden Gehirn wie auch bei Demenz nehmen die für die Acetylcholin-Bildung verantwortlichen Fermente (Cholinacetyltransferase und Acetylcholinesterase) ab, so daß Acetylcholin fehlt.
Zwischen Dopamin (ein anderer Überträgerstoff) und Acetylcholin besteht ein Gleichgewicht. Wird dieses Gleichgewicht gestört, so wird der Kranke verwirrt oder er erkrankt an Parkinson.

Abbildung 16: Gestörtes Gleichgewicht zwischen Acetylcholin und Dopamin

Zuviel Acetylcholin ⟶ Parkinson ⟵ zuwenig Dopamin

Zuwenig Acetylcholin ⟶ Verwirrtheit ⟵ zuviel Dopamin

Die Verwirrtheit entsteht durch Mangel an Acetylcholin, z. B. durch Gabe von Anticholinergica, und durch einen Überschuß an Dopamin, die Parkinsonsche Krankheit durch zuviel Acetylcholin und Dopaminmangel.
Pflegende sollten die Nebenwirkungen der Anticholinergica kennen: Verwirrtheit, Sehstörung bis zum grünen Star, Harnsperre, Verstopfung (vgl. Tabelle 28, S. 88f.).

Welche Arzneimittel gehören zu den Anticholinergica?
Atropin und Atropin-Abkömmlinge in Bellafolin, Bellaravil, Bellergal, Belladonnasynat und Scopolamin. Atropinhaltige Augentropfen wie Atropin-in-der-Ophthiole, Boroscopal, Homatropin, Mydrial und Skopolamin-Augentropfen führen zur Pupillenerweiterung und bei Überdosis zu Verwirrtheit.

Curarehaltige Muskelentspannungsmittel zur Narkose wie Alloferin, Imbretil und Tracrium erklären die nach einer Narkose häufigen Verwirrtheitszustände.
Antiparkinsonmittel, die Dopamin zuführen, wie Levodopa in Brocadopa, Larodopa und L-Dopa, sowie Kombinationen wie Madopar, Nacom und Pravidel schon in mittlerer Dosis, Akineton, Artane, Cogentinol, Osnervan, Sormodren, Movergan, Tremarit und Amantadin in Contenton, PK-Merz und Symmetrel in hoher Dosis.
Trizyklische Antidepressiva wie Saroten = Laroxyl = Tryptizol, Nortrilen, Noveril, Insidon, Tofranil, Anafranil, Aponal = Sinquan, Stangyl und Gamonil können Verwirrtheit auslösen.
Da Antidepressiva im Alter häufig verordnet werden, sollten Ärzte und Pflegende auch die Arzneimittel kennen, die eine Depression auslösen oder verschlimmern: Tranquilizer, Neuroleptica, Hormone (Cortison, Schilddrüsenhormone, Insulin und der Süßstoff Zyklamat), reserpinhaltige blutdrucksenkende Mittel, Schmerzmittel, die Salicylsäure und Phenylbutazon enthalten, sowie Antihistaminica (z. B. gegen Heuschnupfen) und Zytostatica.
Nicht verwirrend wirken die nicht-trizyklischen Antidepressiva wie Fevarin, Ludiomil, Thombran, Tolvin und Vivalan.
Neuroleptica in höherer Dosis, besonders Melleril, Neurocil, Taractan, Taxilan und Truxal.
Chinidin in Mitteln gegen Herzrhythmusstörungen wie Chinidinum, Galactoquin, Natisedine und Optochinidin retard.

Abbildung 17: Verwirrtheit durch unentwirrbare Wechselwirkungen von Arzneimitteln und Krankheitserscheinungen

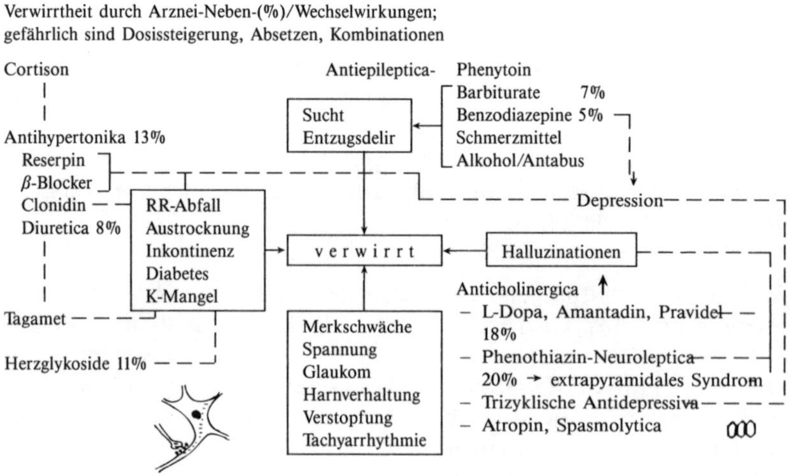

Bei welchen Erkrankungen sind Anticholinergica gefährlich? Bei Verwirrtheit, Prostata-Adenom, Glaukom (grüner Star), Verstopfung und Verengung im Magen-Darmkanal.
Da Anticholinergica verwirren, ist anzunehmen, daß für die Demenzentwicklung der gestörte Überträgerstoffwechsel bedeutsamer ist als Hirngewebsveränderungen. Nach Blaser werden 60 % der Heimbewohner und 25 % der ambulanten Kranken mit Anticholinergica behandelt.

4.5. *Schlafmittel:*
Barbiturate führen zu akuter Verwirrtheit bei plötzlichem Absetzen, bei Überdosis (Selbstmordabsicht?) oder bei Unverträglichkeit und bei paradoxer Wirkung, sowie zu chronischer Verwirrtheit bis zu schwerer Demenz bei jahrelangem Mißbrauch. Die barbituratbedingte Demenz ist nach Absetzen nur teilweise rückbildungsfähig.
Folgende Schlafmittel enthalten Barbiturate: Cyclobarbital, Itridal, Luminal, Medinox, Natisedine, Neodorm, Neurovegetalin, Noctal, Norkotral, Phenaemal, Repocal, Resedorm, Speda, Tempidorm, Vesparax mite und Vitanerton.
Bromverbindungen verleiten zu unkontrollierter Selbstbehandlung, z. B. Mirfudorm, Psicosoma, Psychoverlan und Vernelan.
Narkosemittel wie Fentanyl, Ketanest und curarehaltige Muskelentspannungsmittel, vgl. Anticholinergica, S. 85.

4.6. *Schmerzmittel:*
Schmerzmittel, die folgende Arzneianteile enthalten, können zur Verwirrtheit beitragen:
Betäubungsmittel wie Dilaudid, Dolantin, Fortral, Morphinum hydrochloricum, Polamidon und Temgesic.
Ergotaminhaltige Migränemittel: z. B. Ergotamin, Gynergen.
Salicylathaltige: Acetylsalicylsäure (= Aspirin, Colfarit), Aspisol, Aspro, Benortan, Godamed.
Indometacinhaltige Rheumamittel wie Amuno.
Colchizinhaltige Gichtmittel wie Colchicum und Colchysat.
Lokale Betäubungsmittel wie Novocain.

4.7. *Blutdrucksenkende Mittel* können bei Unverträglichkeit auch ohne stärkeren Blutdruckabfall zu Verwirrtheit führen.
Reserpinhaltige Mittel können depressiv oder verwirrt machen, z. B. Adelphan-Esidrix, Briserin, Bendigon, Caprinol, Darebon, Diuraupur, Durotan, Elfanex, Modenol, Nortensin, Raufuncton, Resaltex und Serpasil.

Tabelle 28: Nebenwirkungen von Psychopharmaca (durch Absetzen zu beseitigen!)

Psychopharmaca (Stand 1990)	vegetative Störungen
1. **Tranquilizer** = Beruhigungsmittel: – Benzodiazepine: Adumbran = Azutranquil = Constantonin = durazepam = Uskan = Noctazepam = Oxapuren = Oxazepam = Praxiten = Sigacalm; Albego; Contamex; Bromazepam = durazanil = Gityl = Lexotanil = Normoc = neo-OPT; Diazepam = Diazemuls = Lamra = MandroZep = Neurolytril = Tranquase = Tranquo-Tabl. = Valaxona = Valium = Valiquid; Demetrin; Frisium; Librium = Multum; Nobrium; Laubeel = duralozam = Prodrom = Punktyl = Somagerol = Tavor = Tolid; Tafil; Talis; Tranquit; Tranxilium; Trecalmo; Remestan = Planum – Meprobamat = Urbilat, Exphobin, Regium, Visano, Sedapon – andere: Distraneurin = Clomethiazol, Atarax, Bespar, Masmoran, Neuracen, Neuronika, Psicosoma, Pyrocal, Vernelan	Blutdruckabfall im Stehen – verwirrt Verstopfung
2. **Neuroleptica** wirken antipsychotisch – trizyklische = Phenothiazine Aolept, Atosil = Eusedon = Promethacin = Promkiddi, Ciatyl, Dapotum, Decentan, Dominal, Esucos, Fluanxol, Imap, Inofal, Lyogen, Melleril, Neurocil, Omca, Orbinamon, Protactyl, Psyquil, Sedanxol, Taractan, Taxilan, Theralene, Truxal – Butyrophenone: Dipiperon, Eunerpan, Glianimon, Haldol = Haloperidol = duraperidol = Elaubat = Sigaperidol, Impromen = Tesoprel, Sedalande, Triperidol – andere: Arminol, Forit, Jatroneural, = Jalonac, Orap; Dogmatil = Meresa = Neogama, (Leponex) – Kombinationen: Longopax, Phasein forte, Psyquil comp.	Blutdruckabfall im Stehen – verwirrt Verstopfung, Harnverhaltung, Thrombosen, Trockener Mund – Durst
3. **Antidepressiva** – trizyklische aktivierend: Anafranil, Gamonil, Nortrilen Pertofran, Tofranil dämpfend: Aponal = Sinquam, Equilibrin, idom, Insidon, Euplid = Laroxyl = Saroten = Sylvemid = Tryptizol, Noveril, Stangyl, Trausabun Kombinationen: Benpon, Limbatril, Longopax, Pantrop – nicht-trizyklische: MAO-Hemmer: Jatrosom, Parnate pflanzl.: Hyperforat, Johanniskr. Psychoton. Sedariston aktiv. = Vivalan; dämpfend = Delgian + Depressase = Deprilept = Ludiomil = Mapro = Psymion, Thombran, Fevarin, Tolvin,	Blutdruckabfall im Stehen – verwirrt trockener Mund – Durst, appetitlos, Verstopfung, erschwertes Wasserlassen bis Harnverhaltung bei Prostata-Adenom! Haut rot und trocken
– vorbeug.: Lithium = Li450 = Leukominerase = Hypnorex = Quilonum	Brechreiz, Durst, vermehrtes Wasserlassen
4. **Psychostimulantien** = Psychoanaleptica: Weckamine: AN 1 Captagon, Katovit, Metrotonin, Reactivan, Ritalin, Tradon	Schweißausbrüche Nachlassen des Appetits
5. **Neuro-/Nootropica:** hirnleistungsfördernd – Pyritinol = Encephabol – Meclofenoxat = Helfergin – Piracetam = Avigilen = Cerebroforte = Cerebrosteril = Cuxabrain = durapitrop = Encetrop = Memo-Puren = Nootrop = Normabrain = Novocetam	erregbar, Schlafstörung, Allergie, Triebenthemmung, depressiv, Krämpfe, Schwindel nimmt zu, Allergie
– Cinnarizin = Cerepar = Cinnacet = Giganten = Stutgeron – Dihydroergocristin = Decme = Enirant = Nehydrin, Hydergin – Nicergolin = Circo-Maren = ergobel = Memoq = Sermion – Vincamin = Angiopac = Cetal = Equipur = Esberidin = Ocuvinc	extrapyramidale, Hautst. übel, Nase zu, Schwindel, Hautrötung, Schlafstörung, Schwindel, Magen-Darm-beschwerden

Bewegungsstörungen (extrapyramidal-motorische)	Herzrhythmusstörungen	andere Störungen
		Müdigkeit, Muskelschwäche, Gang unsicher, ataktisch, Vergeßlichkeit, bei Absetzen verwirrt bis delirant! Suchtgefahr!
Frühdyskinesien (Bewegungsstörung) Zungen-, Schlund-, Blickkrämpfe, Schiefhals Parkinsonähnliche Bewegungsarmut bis Starre, kleine Schrift, gringes Zittern, Unruhe (kann nicht still sitzen) Spätdyskinesien (oft bei Frauen), Unruhe am Mund wie Kauen, Lippenschnalzen, Schluck- und Sprachschwierigkeiten, Nakkensteifigkeit, unruhige Hände und Füße wie bei Chorea nach jahrelanger Behandlung	Herzklopfen, Puls schnell	Sehen verschwommen, Austrocknung oder Wasseransammlung, Gewichtszunahme, Hautpigmentierung, Unter- oder subferile Temperatur. Blutzellschäden, allergische Reaktionen, Gallenstauung in der Leber, Unaufmerksamkeit, Vergeßlichkeit, Verwirrtheit bis Demenz nach jahrelanger Behandlung
Zittern	Herzklopfen	Erhöhung des Augeninnendrucks mit Verschwommensehen (Glaukomgefahr!), Gewichtsschwankungen, nächtliche Verwirrtheit!
Zittern der Hände	Puls unregelmäßig	Schwächegefühl, Durchfälle, unsicherer Gang
Zittern der Hände Unruhe	Herzklopfen	Verwirrt durch Trugwahrnehmungen, Angst-, Wutanfälle, Schlafstörung, Suchtgefahr!

Nicht reserpinhaltige Mittel wie Ismelin, Presinol, Sembrina. Ältere mit einem Blutdruck von 180/90 mm Hg brauchen noch keine blutdrucksenkenden Mittel, besonders wenn sie jahrelang an diesen Blutdruck gewöhnt waren. Diesen Älteren hilft Beruhigung und salzarme Kost.

Blutdrucksenkend wirken Neuroleptica, Tranquilizer und Antiparkinsonmittel.

4.8. *Blutdrucksteigernde Mittel* können bei Überdosis verwirren:
Adrenalinhaltige: Arterenol, Circupon RR, Dopamin, Effortil, Etilefrin, Eti-Puren, Gutron, Norfenefrin, Norphen, Novadral, Pressionorm, Regulton, Suprarenin, Sympatol, Tonus forte.
Amphetamine oder Weckamine wie AN_1, Captagon, Katovit, Reactivan, Ritalin. Dazu gehören die Appetitzügler wie Antiadipositum X 112, Eventin, Mirapront, Recatol, Rondimen, Tenuate und Vencipon. Ich habe eine 61jährige Übergewichtige erlebt, die nach Antiadipositum X 112 verwirrt wurde.

4.9. *Asthmamittel* können bei Überdosis Verwirrtheit fördern:
Sympathicus-anregende Mittel wie Alupent, Berotec, Bricanyl, Spiropent, Sultanol und Terbutalin.
Aminophyllinabkömmlinge wie Aminophyllin, Afonilum, Broncho retard, Euphyllin, Phyllotemp retard, Theolair retard und Theophyllin.

4.10. *Mittel gegen Allergien:* Cortisone und Antihistaminica wie Antistin, Avil, Fenistil, Kolton, Omeril, Periactinol, Repeltin, Systral, Tavegil, Theralene.

4.11. *Mittel gegen Epilepsie* können nach jahrelanger Einnahme zum Intelligenzschwund beitragen, der sich nach Absetzen zurückbildet, wie Hydantoine Citrullamon, Epanutin, Phenhydan und Zentropil.

4.12. *Hormone*, die Verwirrtheit fördern können, sind:
Nebennierenrinden-Hormone (Steroide), d.h. Cortison führt eher zur Depression als zur Verwirrtheit.
Schilddrüsenhormone wie Novothyral, Euthyrox, Thybon oder L-Thyroxin können bei Überdosis erregte Verwirrtheit bedingen.

4.13. *Magenmittel*, die in üblicher Dosis verwirren können, sind Corrigast, Tagamet; in Überdosis z.B. Gastripan, Nervogastrol.

4.14. *Abführmittel* (Laxantien) verwirren, wenn sie zum Durchfall oder zum Kaliummangel führen (siehe Austrocknung, S. 60).

4.15. Seltener gebrauchte Arzneimittel, die verwirren können, sind: Mittel gegen Malaria, wie Resochin, und gegen Krebs wie Zytostatica, z. B. Cyclophosphamid, Cyclostin, Endoxan.

☐ Pflegende tragen Mitverantwortung bei der Gabe von Medikamenten!
Sie verteilen das richtige Mittel in der richtigen Dosis in der richtigen Form zur richtigen Zeit dem richtigen Bewohner.
Sie beachten das Verfallsdatum.
Sie beobachten die Nebenwirkungen täglich mehrere Stunden und lesen sie auf den Beipackzetteln nach. Sie dokumentieren die Nebenwirkungen in der Pflegedokumentation und setzen das Mittel nach Rücksprache mit dem Arzt ab.
Sie sammeln Erfahrungen, welche Mittel sich gegenseitig in der Wirkung verstärken.
Sie kennen die Suchtgefahr von Tranquilizern, Schmerz-, Schlaf- und Beruhigungsmitteln, auch von rezeptfreien!
Sie beeinflussen die Vielverordnung, wenn sie dem Arzt sagen: „Herr Doktor, die Frau M. ist so unruhig!"
Sie entscheiden bei Bedarfsverordnungen, wann und wieviel sie von einem Medikament geben:
Ältere vertragen nur die Hälfte der angegebenen Erwachsenendosis; von Psychopharmaca, Schlaf- und Beruhigungsmitteln nur 1/3! Sie benutzen Dosierungsschachteln und Dosierungsplan!
Manche setzen Haldol als „chemische Keule" ein.
Pflegende sollten sich für den wehrlosen Kranken wie ein Anwalt einsetzen!
Ärzte und Pflegende könnten auch pflanzliche Beruhigungsmittel einsetzen. Vorteilhaft sind vor allem Tees, weil sie gleichzeitig gegen die Austrocknung vorbeugen. Diät senkt Blutfette, Harnsäure und Blutzucker auch ohne Medikamente. Salzarme Kost senkt den Blutdruck, Reis schwemmt aus, Wärme lindert Schmerzen usw.

5. Vergiftungen (Intoxikationen)

Vergiftungen, die Trugwahrnehmungen fördern, können verwirren:

5.1. *Vergiftungen im Haushalt*, die Halluzinationen verursachen:
mit Reinigungsmitteln: Benzin, Terpentinöl, Tri, Xylol u. a.;

mit Desinfektionsmitteln: Sublimat, Carbolwasser;
mit Insektiziden: z. B. Thanite, Lethane;
mit giftigen Pflanzen: Tollkirsche, Stechapfel, Bilsenkraut, Allraune, Kartoffelbeeren, Herbstzeitlose, Goldregen, Mutterkorn, Kornrade, Muskatnuß, Petersilienöl, Wasserschierling, Rauch-, Mohr- oder Trunkelbeere, grüne Teile der Kartoffel;
mit giftigen Pilzen: Fliegen-, Panther-, Rißpilz und Lorchel;
mit zuviel Hausmitteln: Salbei, Rainfarn, Fingerhut (Digitalis!), Maiglöckchen, Meerzwiebel, Bilsenkraut.

5.2. *Vergiftungen mit industriellen Produkten:* z. B. beim Basteln mit Lösungs- und Reinigungsmitteln, Streichen mit Mennige, Lackieren mit Spritzpistole, Bleilöten, Umgang mit Insektiziden, Getreidebeizmitteln, Ratten- oder Mäusegift, Feuerlöschern, Arbeiten in geschlossener Garage bei laufendem Motor (Kohlenmonoxyd) u. a.

6. Alkoholunverträglichkeit und Alkoholismus

14% aller psychischen Störungen sind durch Alkohol bedingt. Ältere reagieren auf Alkohol eher verwirrt als Jüngere!

Wenn das Gehirn vorgeschädigt ist, z. B. bei Hirnstoffwechsel- oder Hirndurchblutungsstörungen oder nach Kopfverletzung.

Wenn Alkohol verunreinigt ist, z. B. durch Fuselanteile, oder billig ist, z. B. Wermutweine!

Wenn Alkohol nach jahrelanger Gewöhnung (z. B. abends 2 Schnäpse) plötzlich entzogen wird.

Wenn eine auch nur geringe Menge Alkohol zu einem der folgenden Medikamente getrunken wird: Mittel gegen Epilepsie, gegen Depression, gegen Allergie, barbitursäurehaltige Mittel, Tranquilizer, Neuroleptica, Muskelentspannungs- und Schmerzmittel, codeinhaltige Husten-Säfte oder -Tropfen, Penicillin, blutdruck- und blutzuckersenkende Tabletten. Bei Alkoholismus wirken diese Mittel schwächer, so daß eine höhere, leicht zu Verwirrtheit führende Dosis genommen wird.

Warum reagieren Ältere empfindlich auf Alkohol? Weil das Stoffwechselgleichgewicht labiler ist, weil Alkohol Unterzuckerung fördert, Blutfette erhöht, Wasserausscheidung hemmt, Vitamin-B-Aufnahme und -Speicherung vermindert und den Neurotransmitter (Überträgerstoffe) -Stoffwechsel stört.

Chronischer Alkoholismus ist durch gesellschaftliche (z.B. Trinkzwang, Trinksitten, Werbung usw.) und persönliche Faktoren bedingt, z.B. Einsamkeit, Langeweile, Probleme und Konflikte im Alter und Verzweiflung. Unterschieden werden nach Jellinek:

alpha-Alkoholiker oder Problem- oder Erleichterungstrinker,
beta-Alkoholiker oder Gelegenheitstrinker,
gamma-Alkoholiker oder Süchtige mit Kontrollverlust,
delta-Alkoholiker oder Gewohnheitstrinker und
epsilon-Alkoholiker oder Quartalssäufer.

Jellinek beschreibt die Entwicklung des Alkoholismus in folgenden Stadien: das Vorstadium zur Betäubung bei Verstimmung, das kritische mit Kontrollverlust und das chronische Stadium mit zwanghaftem Trinken. Chronische Alkoholiker im Alter sind entweder alternde Alkoholiker oder Alkoholiker, die erst im Alter unter Belastungen anfangen zu trinken.
Fast alle körperlichen Erkrankungen, die zu Verwirrtheit beitragen, können durch Alkoholismus ausgelöst oder begünstigt werden:
Erbrechen bei chronischer Magenschleimhautentzündung,
beginnendes Leberkoma bei alkoholischer Leberzirrhose,
Herzschwäche bei alkoholischer Herzschädigung und Hochdruck,
Schmerzmittelmißbrauch wegen starker Muskel- oder Nervenschmerzen bei Alkoholismus, epileptische Krämpfe bei Entzug,
Neigung zu Thrombosen mit Schlaganfall,
Neigung zu Infekten und Entzündungen, z.B. Lungenentzündung infolge der Widerstandslosigkeit der Alkoholiker,
Blutarmut und Stoffwechselentgleisungen bei Alkoholismus.
Verschiedene psychische Erkrankungen, die mit Verwirrtheit einhergehen können, sind Folgen des Alkoholismus:
(a) Alkoholdelir: Der Kranke ist verwirrt, unruhig, zittert, sieht weiße Mäuse (Halluzinationen). Das Delir tritt bei Entzug auf, wenn der alte Alkoholiker krank wird, einen Unfall erleidet oder eingewiesen wird.

☐ Pflegende veranlassen sofortige stationäre Behandlung mit Distraneurin, um Herz-Kreislaufversagen zu verhindern.

(b) Eifersuchtswahn mit Verkennung der Situation.
(c) Alkoholhalluzinose mit Hören von Stimmen und Verwirrtheit.
(d) Hirnorganisches Psychosyndrom mit Korsakow-Syndrom (Verwirrtheit, starke Merkschwäche und Konfabulationen = Ausfüllen von Gedächtnislücken) schreitet fort bis zur Demenz, an der 10% der chronischen Alkoholiker leiden.

Pflege akut Verwirrter: Wie können Pflegende helfen?
(1.) Die Grundpflege wird zur *Beziehungspflege*, so daß sich auch ein Verwirrter angenommen und als Person geschätzt fühlt.

(2.) *Behandlungspflege:*
(2.1.) *Die Ursache muß geklärt werden,* weil akute Verwirrtheit durch ursachenbezogene Behandlung rückbildungsfähig wird.
Wer klärt die Ursachen:
Pflegende beobachten den Kranken und ergreifen erste ursachenbezogene Maßnahmen, wie schon beschrieben (S. 59ff.).
Hausarzt bemüht sich um Klärung, um Einweisung zu verhindern.
Innere Abteilung, wenn der Hausarzt die Ursache nicht finden kann.
Die Behandlung akuter Verwirrtheit ist ursächlich, bei akuter Verschlechterung einer chronischen Verwirrtheit dann symptomatisch, wenn andere Leiden ausgeschlossen sind.

Therapie der Verwirrtheit: Übersicht

A. *Medizinische*
Herz/Kreislauf regulieren
Flüssigkeit regulieren, z.B. rektal
Stoffwechsel regulieren, z.B. essen

akut – Delir	chronisch – Demenz
Grundleiden behandeln	–
Beruhigung	Anregung
in gewohnter Umgebung	MID: Dextran, ASS, Piracetam, Helfergin
Distraneurin (Sucht)	SDAT: Hydergin, Tebonin, Encephabol, Actovegin

Psychopharmaca überprüfen, absetzen
Halluzination/Wahn: Eunerpan, Dipiperon, Haldol
Unruhe/Aggressivität: Hyperforat, Nervigutt, Sedariston
Schlafumkehr: Distraneurin, Mogadan

alle Medikamente 1/2 der Erwachsenendosis

B. *Psychosoziale*
Reaktivierung: ATL + Bewegung
Reaktivierung biographisch: Erlebnis-Reaktivierung: Berührung, Erholung
Reaktivierung therapeutisch: Gedächtnis-, Kontinenztraining, ROT
Beziehungspflege
Entlastung der Angehörigen/Pflegenden
Einstellungsänderung: Ermutigung zur Selbständigkeit.

C. *Ökologische* Milieugestaltung: räumlich/zeitlich.

(2.2.) *Erste Notfallmaßnahmen,* die Pflegende ergreifen:
(2.2.1.) Prüfung der Vitalfunktionen: Atmung, Blutdruck, Puls, Temperatur, Bewußtsein. Bei Blutdruckabfall ist Kaffee, bei Atemnot Frischluft, bei Fieber sind Wadenwickel usw. gut!
(2.2.2.) Pflegende fahnden nach Austrocknung: sie lassen sich die Zunge zeigen und geben ausreichend zu trinken.
(2.2.3.) Sie kontrollieren Einfuhr und Ausscheidungen.
(2.2.4.) Sie suchen nach Schmerzäußerungen und lindern mit Wärme und Zuwendung.
(2.2.5.) Sie beobachten Haut, Augen, Gesichtsausdruck, Körperhaltung, Schweiß, Erbrechen, Krämpfe und Verhalten des Verwirrten.
(2.2.6.) Sie führen vorbeugende Maßnahmen gegen Dekubitus, Pneumonie (Lungenentzündung), Thrombose, Gelenkversteifung, Inkontinenz und Mundinfektionen durch.
(2.2.7.) Sie bleiben beim Kranken und lassen ihn in seiner Umgebung. Maßstab des Handelns ist der Kranke und nicht das Bedürfnis des Pflegenden nach Ruhe.

Wolanin und Phillips empfehlen außerdem:
(2.3.) Sorge für eine sinnvolle Umgebung. Die Umgebung muß einfach, erklärbar, überschaubar sein. Ein Pflegerwechsel kann den Kranken stärker verwirren. Ausreichende Beleuchtung erleichtert die Orientierung an Uhr, Kalender oder Bildern aus der Lebensgeschichte. Pflegende überprüfen, ob das Hörgerät funktioniert, die Brille geputzt ist. Pflegende versuchen, mit dem Verwirrten den Blickkontakt zu erhalten. Wenn z.B. bei Bettruhe das Gesichtsfeld eingeschränkt ist, wird der Verwirrte klarer, wenn er sich aufsetzen darf. Der Verwirrte darf fragen, wenn ihm etwas ungewöhnlich erscheint, der Pflegende erklärt es ihm oder läßt ihn Gegenstände in die Hand nehmen. Er zeigt dem Kranken, wie er um Hilfe rufen kann, wie er an Essen und Trinken und zur Toilette kommt, wie er seinen Katheter öffnet, wenn er Harndrang hat usw. Wenn der Verwirrte seine Umgebung illusionär verkennt, wird er nicht ausgelacht, wenn er z.B. ein rotes Licht für ein Feuer hält, sondern wird ruhig und immer wieder informiert.

(2.4.) Pflegende helfen dem Kranken, sein Körper-Selbstbild zu erhalten. Sie zeigen ihm, wieviel und nicht wie wenig er noch kann, oder sie ergänzen, was er noch kann, und ersetzen nicht. Z.B. bei Lähmungen zeigen sie ihm, wie er noch mit einer Hand allein essen oder sich selbst an- und ausziehen kann. So läßt die Angst des Verwirrten nach. Waschen, Abtrocknen und Massieren hilft dem Kranken, seinen Körper abzugrenzen.

(2.5.) Pflegende versuchen, die Kontinuität der Lebensgeschichte zu erhalten. Sie sprechen den Kranken immer mit seinem Namen an. Sie bitten Verwandte um Besuch, um durch Betrachten von Fotos zu einem Lebensrückblick zu ermutigen, die Vergangenheit mit der Gegenwart zu verbinden und einen Sinn in der Zukunft zu suchen! Weniger Personal, weniger pflegerische Aktivitäten und Weglassen von Beruhigungsmitteln verbessern die Verwirrtheit, weil so die Identität erhalten bleibt.

(2.6.) Pflegende helfen dem Verwirrten, wieder Kontrolle über sich selbst zu gewinnen. Sie regen sich nicht auf, wenn er Infusion oder Katheter herausreißen will, sondern beruhigen ihn und versuchen ihm wiederholt und geduldig zu erklären, warum er so behandelt werden muß. Wenn der Kranke plötzlich ohne Katheter auf dem Flur steht, schreien sie ihn nicht an, sondern fragen ihn: „Kann ich Ihnen helfen? Suchen Sie die Toilette?" So bekommt er das Gefühl, wieder Herr über sich selbst zu werden, d.h. sich wieder kontrollieren zu können. Wenn sich Pflegende hinsetzen, setzt sich auch der Verwirrte. In einem Schaukelstuhl kann er seine Unruhe abführen, ohne wegzulaufen. Wenn der Kranke sitzt, sollte sich auch der Pflegende setzen, um Blickkontakt auf der gleichen Ebene zu ermöglichen; wenn aber der Pflegende stehen bleibt, wird er vom Kranken leicht übermächtig oder als Bedrohung empfunden.
Pflegende beruhigen am besten, wenn sie selbst ruhig bleiben, den Kranken berühren, streicheln oder umarmen oder ihm ein Glas Wasser oder etwas zu essen anbieten.

(2.7.) Pflegende sorgen für Sicherheit: Katheter und Infusionen werden vom Kranken als Fremdkörper erlebt. Sie bleiben beim Kranken, lassen ihn den Katheter im Spiegel sehen, ihn berühren und erklären immer wieder, wozu er einen Katheter für kurze Zeit braucht. Fesseln ist Freiheitsberaubung und überflüssig, wenn jemand beim Kranken bleibt, wenn er Bilder betrachten, telefonieren oder etwas anderes Sinnvolles tun kann. Wenn im Krankenhaus ausnahmsweise eine Fixierung erforderlich werden sollte, muß sie mit dem Kranken geduldig besprochen werden!

(2.8.) Pflegende beugen der nächtlichen Unruhe vor: Sie sorgen für eine Dämmerleuchte, für weniger Lärm, für einen Spätimbiß, für einen Spätbesuch der Verwandten bis zum Einschlafen, um dem Verwirrten Angst und Einsamkeitsgefühle zu nehmen. Tagsüber erhält er kein Beruhigungsmittel. Wenn der Kranke nachts unruhig wird, verwirrt herumschreit, weil er Angst oder Schmerzen hat, wird gewöhnlich ein Schlafmittel gegeben, weil Mitbewohner und Nachtwache

unbedingt Ruhe brauchen. Wenn sich die Nachtwache an sein Bett setzen, über seine Gefühle mit ihm sprechen und seine Hände halten könnte, brauchte wahrscheinlich kein Schlafmittel gegeben zu werden. Wenn nichts anderes hilft, kann 1/2 Tablette Mogadan gegeben werden, bei starken Schmerzen Wärme und ein Schmerzmittel.
Einer meiner Patienten, ein 82jähriger Lehrer wurde am Wochenende nachts zu Hause verwirrt und unruhig. Seine Tochter gab ihm eine Schlaftablette, die sie selbst gelegentlich nahm. Als der alte Herr verwirrter wurde, zog sie den Notarzt zu, der eine Injektion Haldol gab. Als der Mann nach 2 Stunden noch unruhiger wurde, wurde er eingewiesen und erhielt noch eine Beruhigungsspritze. Er verstarb nach einigen Tagen an einem Nierenversagen: mitbedingt durch die blutdrucksenkenden Mittel? Die Tochter macht sich noch heute Vorwürfe, weil sie ungehalten reagiert und sich keine Zeit für ihren Vater genommen hatte.

(2.9.) Pflegende beachten folgende Kriseninterventionsregeln: Sie bauen eine tragfähige Beziehung auf, indem sie den Kranken einfühlend akzeptieren, entängstigen, erreichbar sind. Sie helfen sofort und ermutigen durch kleine Erfolge. Der aktuelle Konflikt ist aus dem Gewirr jahrelang aufgestauter Probleme herauszulösen.
Der Konflikt ist so realistisch wie möglich zu lösen. Die erreichbaren Bezugspersonen klären ihre Beziehung. Pflegende berücksichtigen soviel Bedürfnisse wie möglich. Der Kranke braucht Selbstbestimmung und neue Ziele! Pflegende versuchen, auch die Stärken des Verwirrten wahrzunehmen. Sie ziehen Ärzte, Psychologen, Sozialarbeiter und Seelsorger zu und sorgen für eine Nachbetreuung, wenn die akute Verwirrtheit überwunden ist.

Chronische Verwirrtheit bei dementiellen Prozessen oder Demenz

Abbildung 18: Die Entstehung der chronischen Verwirrtheit

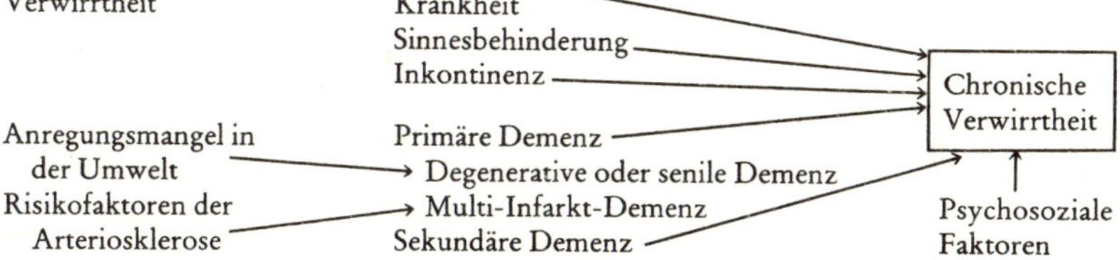

Was ist Demenz? Diagnostische Kriterien nach DSM-III-R (Diagnostisches und statistisches Manual psychischer Störungen. Weinheim 1989):

(A) Nachweisbare Beeinträchtigung 1. des Kurz- und 2. des Langzeitgedächtnisses:
Zu 1.): Unfähigkeit, neue Informationen zu lernen, z.B. sich nach 5 Minuten an 3 Gegenstände zu erinnern.
Zu 2.): Unfähigkeit, sich an früher gewußte Informationen zu erinnern, z.B. an persönliche Lebensdaten (Beruf) oder an Fakten des Allgemeinwissens (frühere Bundeskanzler).

(B) Mindestens eines der folgenden Merkmale
(1) Beeinträchtigung des abstrakten Denkens ist z.B. erkennbar an der Unfähigkeit, Ähnlichkeiten und Unterschiede zwischen verwandten Begriffen herauszufinden oder den Sinngehalt von Worten und Begriffen zu definieren.
(2) Beeinträchtigtes Urteilsvermögen ist erkennbar an der Unfähigkeit, die Bewältigung persönlicher, familiärer und arbeitsbezogener Probleme und Aufgaben vernünftig zu planen.
(3) Andere Beeinträchtigungen der höheren kortikalen Funktionen wie Aphasie (Sprachstörung), Apraxie (Unfähigkeit zu motorischen Aktivitäten trotz Verständnis und intakter Motorik), Agnosie (Unfähigkeit, Gegenstände wiederzuerkennen trotz intakter sensorischer Funktionen) und Probleme bei konstruktiven Aufgaben (z.B. Unfähigkeit, dreidimensionale Figuren nachzuzeichnen, Blöcke zusammenzusetzen oder Streichhölzer zu Figuren zu legen).
(4) Persönlichkeitsveränderungen, z.B. Änderung oder Zuspitzung von früheren Persönlichkeitszügen.

(C) Die Störungen (A) und (B) sind so schwer, daß hierdurch die Arbeit, soziale Alltagsaktivitäten oder persönliche Beziehungen zu anderen Menschen deutlich beeinträchtigt werden.

(D) Die Störung darf nicht nur während eines Delirs vorhanden sein.

(E) Entweder (1) oder (2)
(1) Es gibt aufgrund der Anamnese, der körperlichen Befunde oder technischer Zusatzuntersuchungen Hinweise auf spezifische organische Faktoren, die einen ursächlichen Zusammenhang mit der Störung nahelegen.
(2) Wenn derartige Hinweise fehlen, kann ein ursächlicher organischer Faktor angenommen werden, wenn eine nicht-organisch bedingte psychische Störung, z.B. eine schwere Depression mit kognitiver Beeinträchtigung ausgeschlossen werden kann.

Wie häufig ist Demenz? Nach Oesterreich sind 5–6% aller über 65jährigen dement. Wie folgende Abbildung zeigt, wird die Demenz mit zunehmendem Alter immer häufiger: bis zu 30% der über 90jährigen werden dement.

Abbildung 19: Altersspezifische Demenz-Zunahme nach Cooper/Sosna (1983) (verändert aus D. Platt: Handbuch der Gerontologie. Stuttgart 1989, S. 82)

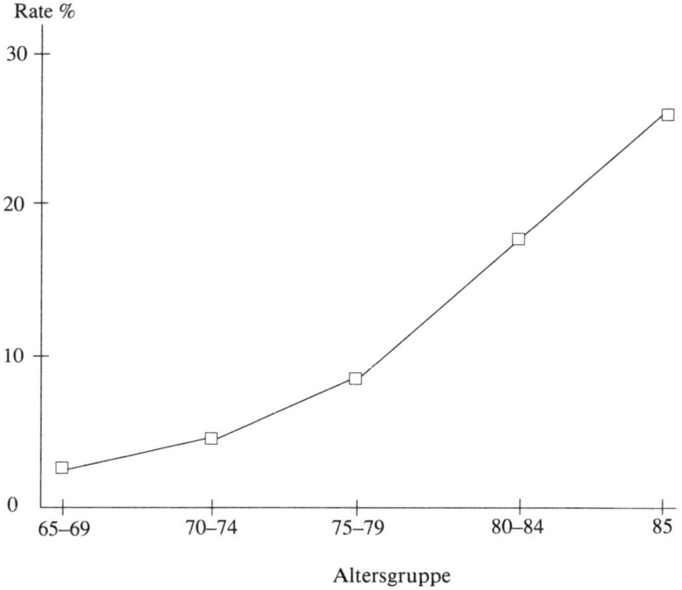

Es werden verschiedene Demenzformen unterschieden: die primären und die sekundären oder Folge-Demenzen; die primären werden durch Abbau (degenerative) oder durch Gefäßverschlüsse (cerebrovaskuläre) bedingt, die sekundären sind als Folge anderer Leiden z.T. noch heil- oder behebbar (vgl. Abbildung 20, S. 100).

1. Primäre Demenz

Hirnleistungsschwäche kann infolge mangelnder Anregung in eine Demenz übergehen. Einen Älteren mit einer leichten Hirnleistungsschwäche eher zu lange für normal zu halten, ist ein kleineres Übel, als ihn vorschnell als krank zu klassifizieren (Oesterreich).

Abbildung 20: Die verschiedenen Demenzformen

Demenz

primäre			sekundäre
			behebbar in 10–17% nach Lauter 1989
degenerative – ohne motorische Symptome: senile Demenz Alzheimer = SDAT	Misch-form SDAT+ MID	cerebro-vaskuläre Multi-Infarkt-Demenz = MID, DVT	Hirngefäßkrankheit: Lupus, Lues Durchblutungsstörung: Blutfette, zuviel Blutzellen Hirn-Infekt: Tbc, Toxoplasmose, AIDS
– mit extrapyramidal-motorischer Störung Parkinson Chorea Huntington Pick Stirn-Atrophie		Binswanger?	Gutartige Hirntumoren: chronisch-subdurales Hämatom, kommunizierender Hydrocephalus toxisch: CO, Blei, Alkohol, Medikamente
– mit anderen neurologischen Symptomen: Creutzfeldt-Jakob			Stoffwechselleiden: Leber, Dialyse, erhöhte Blutfette, Unterzuckerung 02-Mangel: Lungen-/Herz-/Blutkrankheiten, Na-Mangel/-Überschuß endokrine Störung: Neben-/Schilddrüsen-Über-/Unterfunktion, Vitamin-B_1-/B_6-/B_{12}-, Folsäure-Mangel Pseudo-Demenz = Depression
45–60%	11%	13–20%	10% aller Dementen

Hirnaltern und Hirnschwund (Hirnatrophie) mit Demenz sind einander ähnlich. Normale Hirnalterung und senile Demenz sind im Entwicklungsprozeß identisch, nur im Ausmaß verschieden. Bei der senilen Demenz sind die Hirnalterungsvorgänge wie Zell- und Gewichtsverlust, Hirnkammer-Erweiterung und Gewebsschäden erheblich gesteigert. Die Gewebsveränderungen bei präseniler Demenz sind schwerer als bei seniler, weil präsenil Demente länger leben als senil Demente, die eher an Komplikationen sterben. Die Übergänge von normalem Altern des Gehirns bis zur Demenz sind fließend. Demenz setzt ein, wenn das Ausmaß des Gewebsschadens eine kritische Schwelle überschreitet (Schwellenkrankheit nach Schlote). Nicht jeder, der alt genug wird, wird dement, d.h. Demenz mit Pflegebedürftigkeit ist nicht unausweichliches Schicksal aller alten Menschen. Eine große Zahl Älterer hat unterschwellig eine Hirnleistungsschwäche, aus der sich durch Bündelung mit anderen organischen und psychosozialen Faktoren eine Demenz entwickeln kann, aber nicht muß. Häufigkeit und Schweregrad der Demenz nehmen zwar mit steigendem Alter zu, aber Demenz und Hirnveränderungen sind auch unabhängig voneinander, d.h. es gibt immer wieder alte Menschen, die eine schwere nachweisbare Hirnschädigung haben, ohne je aufzufallen, und umgekehrt gibt es schwer Demente, bei denen eine Hirnschädigung nicht zu finden ist. Ist also Demenz als ausgedehnter Alterungsprozeß nicht nur körperlich, sondern auch sozial bedingt? Für die Wahrscheinlichkeit, daß Demenz auch sozial verursacht sein kann, können Tierversuche herangezogen werden. 600 Tage alte Ratten (entspricht 60 Jahren) wurden in zwei Gruppen geteilt: die eine wurde anregungsarm unter Gleichaltrigen gehalten, die andere mit Trainings- oder Spielgeräten unter Verschiedenaltrigen angeregt. Während bei der ersten Gruppe die synaptischen Verschaltungen im Gehirn in einem Drittel total, in einem Drittel teilweise abgebaut waren, waren in der trainierten Gruppe Hirnveränderungen nicht nachweisbar. Dem entspricht die Erfahrung, wie langjährig Inhaftierte und nur bewahrte Heimbewohner abstumpfen. Training erhält also nicht nur die Funktion, sondern auch die Substanz des Gehirns. Die Altersveränderungen des Gehirns von Menschen, die zeitlebens gefordert wurden, sind geringer. Ist Demenz also nicht nur hirnorganischer Abbau, Atrophie, sondern auch Trainingsmangel? Dafür spricht auch, daß durch entsprechende Behandlung Demenz rückbildungsfähig ist, gebessert oder kompensiert werden kann. Das ist eine Herausforderung für Pflegende, Ärzte und Sozialarbeiter, alte Demente nicht aufzugeben, sondern engagiert zu behandeln und zu fördern!

1.1. *Degenerative oder senile Demenz vom Alzheimer Typ*

Welche Hirnveränderungen finden sich bei der degenerativen Demenz?

a) Nervenzellen schwinden, d.h. Nervenzellverbindungen (Synapsen) lichten sich, die Vernetzungsdichte nimmt ab. Nervenzellverluste betragen bei normalem Altern 4,9%. Das kann das Gehirn durch Vernetzung, d.h. Training nicht ausgelasteter Nervenzellen voll kompensieren. Bei dementen 85jährigen finden sich in Stirn- und Schläfenlappen Nervenzellverluste von 57%, bei nicht-dementen 85jährigen 40%.

b) Bei Alzheimer-Demenz kristallisiert das abnorme Eiweiß Amyloidprotein A 4 in den Nervenzellen aus, so daß mehr Knäuel von Alzheimer Fibrillen (Nervenfäserchen) und mehr senile Plaques oder Drusen (strahlenförmig) in der Großhirnrinde entstehen als bei normalem Altern. Das erklärt die zunehmende Vergeßlichkeit.
Nervenzellverluste im limbischen System betragen 60% gegenüber 12% beim normalen Altern.

c) An der Markrindengrenze des Großhirns werden Nervenzellen schlechter ernährt, weil das Nervenstützgewebe wuchert, was Hirnleistungsschwäche bedingt.

d) Feingewebliche Veränderungen an den Synapsen verändern die Selbstkritik und die Bewertung von Erlebnissen.

e) Pigmente häufen sich in den Nervenzellen an.
Die Atrophie des Stirnlappens bei der Alzheimer-Demenz erklärt die spontanen Wutausbrüche (Verlust der Gewissens-Steuerung), die Atrophie des Scheitellappens die zunehmende Handlungsunfähigkeit und die Atrophie des Schläfenlappens den Sprachverlust.
Die Hirnveränderungen sind auch bei starker Ausprägung mit dem Leben vereinbar, d.h. Demente sterben nicht an einem Hirntod.

Die Entstehung der Alzheimer-Demenz ist noch nicht geklärt.
Die Wechselwirkung verschiedener Faktoren wird diskutiert:

a) Möglicherweise gibt es zwei Formen:

1. Eine häufige, nicht familiäre, d.h. nicht erbliche Form.

2. Eine seltene, familiäre Form ist die dominant erbliche präsenile Demenz: sie tritt bei der Hälfte der Nachkommen im Alter von 50 bis 60 Jahren auf. Sie beruht auf einem fehlerhaften Gen, auf dem Chromosom 21, das für die Bildung des abnormen Amyloid-Eiweißes A 4 verantwortlich sein soll. Beim Mongolismus ist das Chromosom 21 nicht zwei-, sondern dreifach vorhanden.

b) Schleichende Virusinfekte mit verzögerter Immun-Antwort sind für die Jakob-Creutzfeldtsche Krankheit nachgewiesen.

c) Immunologische Faktoren: Während bei gesunden Älteren der Immunglobulinspiegel unter Streß steigt, fällt er bei Dementen ab. Im Gehirn Dementer wurden Antigen-Antikörper-Verbindungen gefunden, als ob Antikörper Hirnanteile zerstören.

d) Dialyse-Patienten, die jahrelang Aluminiumhydroxid-haltige Magenmittel einnehmen, speichern Aluminium im Gehirn bis zum Dialyse-Demenzsyndrom.
e) Auch frühere Hirnverletzungen gelten als Krankheitsauslöser oder -Anschalter.
f) Die Überträgerstoffe Acetylcholin und Noradrenalin sind vermindert. Die von Acetylcholin abhängigen Neuronen schwinden. Die wie bei Gicht erhöhten Purine hemmen Acetylcholin wie anticholinergisch wirksame Medikamente (z. B. Antiparkinsonmittel, trizyklische Antidepressiva). Der Noradrenalin-Mangel kann Folge von fehlender Anregung und mangelndem Training sein. Eine Balancestörung zwischen Acetylcholin- und Dopamin-Überträgersystem wird diskutiert. Noradrenalin ist Vorstufe von Dopamin. Nachgewiesen wurde ein Schwund der Glutamin-Empfangsstellen.
Die folgende Abbildung zeigt die Wechselwirkung der Faktoren.

Abbildung 21: Multifaktorielle Entstehung der Alzheimer-Demenz: Wechselwirkung zwischen körperlichen, psychosozialen und ökologischen Faktoren

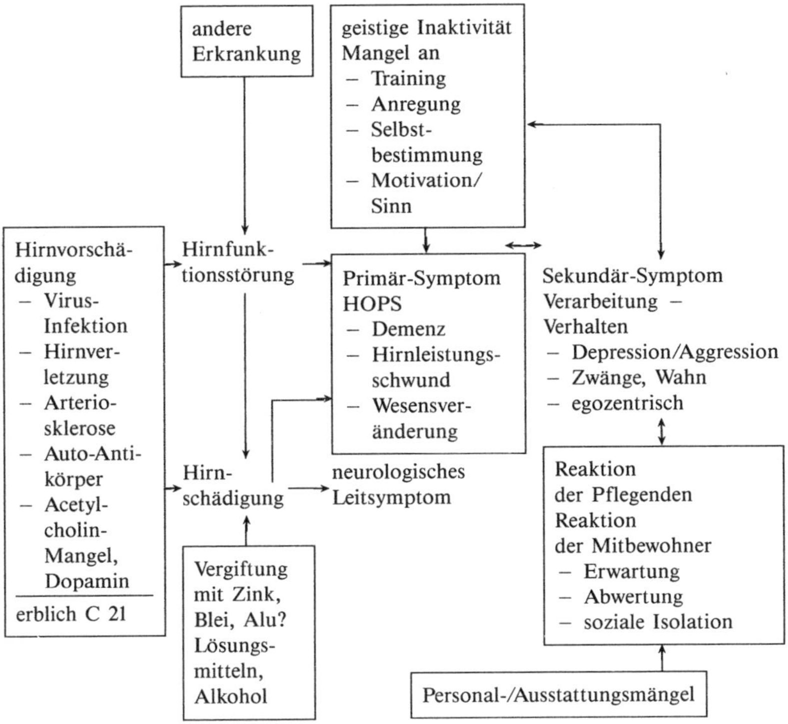

Wie verläuft die Alzheimer-Demenz?
Die Alzheimer-Stadien können eingeschätzt werden nach der Verschlechterungs-Skala und nach den Reisberg-Klassen

Tabelle 29: Alzheimer-Stadien nach Reisberg: Verschlechterungs-/funktionelle Einschätzung

kognitiver Verfall GDS	Klinische Phase	GDS (Global Deterioration Scale) FAST (Functional Assessment Staging)
1. keiner	normal	keine Einschränkung
2. sehr milder	Vergeßlichkeit	findet Gebrauchsgegenstände nicht wieder, vergißt Namen
3. milder	frühe Konfusion	1. erkennbare Defizite, verirrt sich leicht, berufliche Leistungsabnahme, Wort-/Namensfindungsstörung, verliert, verlegt Gegenstände, Merkfähigkeit/Konzentration lassen nach
4. mäßiger	späte Konfusion	schlecht informiert über Aktuelles, Erinnerungslücken, Konzentrationsschwäche, kann nicht verreisen/Geld verwalten, kann komplexe Aufgaben nicht ausführen, verdrängt, vermeidet Konkurrenz
5. mäßig schwerer	beginnende/ frühe Demenz	auf Hilfe angewiesen, vergißt Wichtiges im Alltag, räumlich u. zeitlich desorientiert
6. schwerer	mittelschwere Demenz	Hilfe beim Ankleiden/Baden nötig, Kurzzeitgedächtnis verloren, Langzeitgedächtnis ungenau, vom Partner völlig abhängig, nimmt Umwelt nicht wahr, kann von 10 an nicht rückwärts zählen, Tag-Nacht-Rhythmus gestört, Halluzinationen/Zwänge/Angst, geschäftig; unfähig, selbständig zur Toilette zu gehen, Urin-Inkontinenz
7. schwerster	sehr schwere fortgeschrittene Demenz	kann nur 5–6 Worte sprechen, sprachliche Verständigung nicht möglich, motorisch/geh-, sitzunfähig, Stuhl-Inkontinenz, alle kortikalen Funktionen gestört, Stupor

Tabelle 30: Alzheimer-Einschätzung nach den Reisberg-Klassen

Reisberg-Klasse	Schweregrad	Leitsymptome	Leistungsfähigkeit	Konsequenzen	Komplikation	wahrscheinliche Verlaufszeit
I	normal	–	Erwachsener	Aktivierung		gute Prognose
II	normal	vergeßlich	Erwachsener	Aktivierung u. Beruhigung	Angst	gute Prognose
III	leicht	Versagen bei komplexen Berufsaufgaben	Adoleszenter	Rückzug aus Überforderung	psychoreaktive Depression	7–8 Jahre
IV	leicht	benötigt Hilfe bei schwierigen Aufgaben z.B. Buchhaltung	8 bis 12jähr.	Selbständigkeit, Finanzen überwachen	Depression, Verwirrtheit, Angst	2–4 Jahre
V	mittelschwer	benötigt Hilfe bei Wahl der Kleidung, Entscheidung zum Baden	5 bis 10jähr.	Tagesablauf organisieren, Teilzeithilfe	psychoreaktive Krise	1–3 Jahre
VI a	schwer	Hilfe beim Ankleiden	5jähr.	Ganztägige Hilfe u. Betreuung	psychotische Krise	5–10 Monate
b		Hilfe beim Baden	4jähr.			
c		Hilfe bei Toilette				
d		Urininkontinenz	3jähr.			
e		Stuhlinkontinenz	2jähr.			
VIIa	sehr schwer	spricht noch 6 Worte	1jähr.	Langzeitpflege	körperliche Krise	12–18 Monate
b		spricht nicht mehr				
c		geht nicht mehr				
d		sitzt nicht mehr				
e		lacht nicht mehr				
f		hält Kopf nicht mehr	Säugling			

Tabelle 31: Verlauf der Alzheimer-Demenz

Alzheimer-Stadien Dauer: 6–8 Jahre	I. frühes Stadium 2–3 Jahre	II. fortgeschrittenes Stadium 2–3 Jahre	III. Spätstadium 1–2 Jahre
Gefährdung Schwere der Pflege	gering erträglich	deutlich schwierig	stark kaum zu ertragen
1. **Primär-Symptome** HOPS	**Früh-Symptome**		
– Intelligenzschwund	abstraktionsunfähig, urteilsunfähig	mittelschwere Demenz	schwere Demenz
– Hirnleistungsschwäche	Frisch- Wortfindungs-Störung räumlich desorientiert	Langzeit- Wortfindungsstörung zeitlich/situativ	Gedächtnis-Ausfall KORSAKOW persönlich desorientiert
– Persönlichkeits-/Wesensveränderung	ängstlich, ratlos affektlabil antriebsarm	reagiert in Panik affektinkontinent unruhig beschäftigt	abgestumpft apathisch
2. **Sekundär-Symptome** reaktive Verhaltensstörung bei Über-/Unterforderung	depressiv – Suizid Verfolgungswahn unkonzentriert	gleichgültig, explosibel, egozentrisch, Wiederholungszwang	aggresiv
3. Neurologische Ausfälle = **Leitsymptome**	Gedächtnisstörung Wortverständnisstörung	Aphasie = spricht weniger Apraxie = Handfertigkeitsstörung Agnosie = Erkennensstörung Drang-Inkontinenz Krampfanfälle (15%)	versteht Körpersprache unartikuliert unkontrollierte, stereotype Bewegungen, geht, sitzt nicht, hält Kopf nicht, total inkontinent, immobil, Kachexie

Wolanin beschreibt vier Stadien der Demenz:

1. *Frühes Stadium:* Der Kranke ist unaufmerksam, wenig interessiert an Gegenwärtigem, vergeßlich für Hauptwörter, indifferent gegenüber sozialen Kontakten, unentschlossen, zögernd.

2. *Fortgeschrittenes Stadium:* Die Merkfähigkeit schwindet. Der Kranke vergißt Vereinbarungen, Geburtstage, Rechnungen zu bezahlen, den Weg nach Hause, verliert Papiere, läßt Hausarbeiten liegen, Zeitungen häufen sich. Er entleert die Mülleimer nicht, nimmt Medi-

kamente unregelmäßig ein, verlegt Sachen und behauptet, andere hätten sie ihm gestohlen, verwechselt Tag und Nacht, antwortet sehr langsam, vernachlässigt Hygiene, Essen und Trinken. Neurologische Symptome treten auf: Aphasie (Sprachstörung) beginnt mit Wortfindungsstörung, Apraxie (Handfertigkeitsstörung) und Agnosie (Erkennensstörung) erschweren die Aktivitäten des täglichen Lebens. Die intellektuellen Fähigkeiten schwinden: Rechen-, Urteils- und Kritikfähigkeit, Denken und Problemlösen.

3. *Spätes Stadium:* Der Kranke ist räumlich und situativ desorientiert: wandert ziellos, fehlidentifiziert die Pflegenden als Angehörige, verkennt die Situation. Die persönliche Orientierung schwindet: er weiß nicht, wie er heißt, hat Illusionen. Die neurologischen Symptome schreiten weiter fort: er teilt sich unzusammenhängend oder nur mit Gesten mit. Abnorme Reflexe können auftreten. Er entblößt sich, onaniert öffentlich oder belästigt Pflegende. Er wird inkontinent. Die Feinmotorik schwindet: er kann sich kaum noch an- und ausziehen, waschen, essen und zur Toilette gehen, kritzelt seinen Namen; Krämpfe und Anfälle von Lecken, Kauen und Lippenschnalzen sind möglich.

Abbildung 22: Altersabhängigkeit von Intelligenz und Alzheimer-Beginn

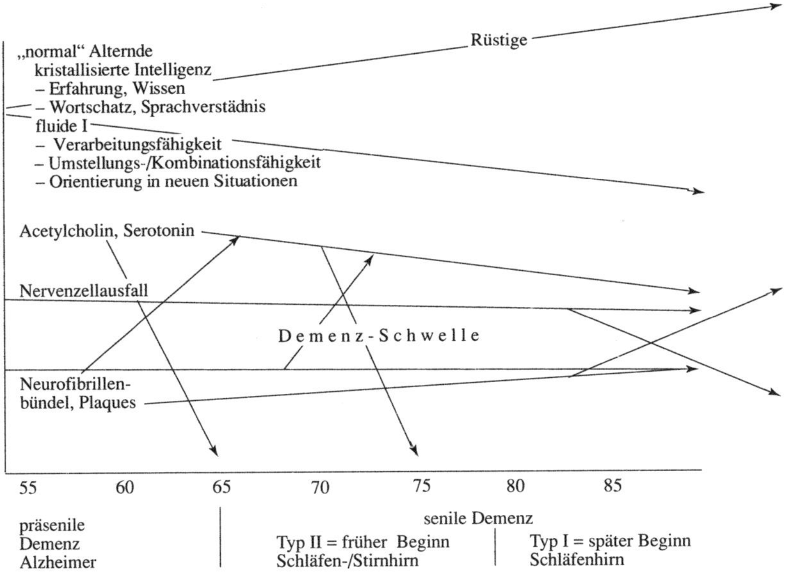

4. *Endstadium:* Der Kranke läßt Urin und Stuhl unter sich, liegt bewegungslos im Bett, geht nicht mehr, handelt sinnlos oder wiederholt, reagiert kaum auf Reize, kommuniziert auch nonverbal eingeschränkt, erkennt niemanden mehr, hat Halluzinationen, vegetiert nur noch, wird widerstandslos und stirbt an Lungen- oder Nierenbeckenentzündung, Austrocknung oder Fehlernährung oder weil er vorzeitig als Pflegefall aufgegeben wurde.
Die Alzheimer-Demenz verläuft um so schneller und schwerer, je früher sie beginnt und je mehr Nervenzellen und Überträgerstoffe schwinden, z.B. bei der präsenilen Demenz. Die senile Demenz vom Typ I beginnt spät, nur das Schläfenhirn atrophiert.
Kriterien für den Schweregrad einer Demenz nach DSM-III-R:
Leichte Demenz: Obwohl Arbeit und soziale Aktivitäten deutlich beeinträchtigt sind, bleibt die Fähigkeit, unabhängig zu leben mit entsprechender Hygiene und intaktem Urteilsvermögen, erhalten.
Mittelschwere Demenz: Eine selbständige Lebensführung ist mit Schwierigkeiten möglich und ein gewisses Ausmaß an Aufsicht ist erforderlich.

Tabelle 32: Schweregrade der Demenz

Symptome	leichte Demenz	mittelschwere Demenz	schwere Demenz
Hirnleistungsschwäche	kann nicht abstrahieren	vergeßlich oft verwirrt	Gedächtnisverlust meist verwirrt
Urteilsfähigkeit	intakt	gestört	–
Intelligenzabnahme	leicht	zunehmend konfabuliert	Demenz
Affekte	affektlabil	affektinkontinent	
Antrieb	verlangsamt		abgestumpft apathisch
neurologische Ausfälle		Erkennen gestört Sprache gestört Handfertigkeit gestört Dranginkontinent	stereotype Bewegung
Lebensführung	selbständig	schwierig, abhängig	total abhängig
Aufsicht	nicht erforderlich	zeitweise	kontinuierlich

Schwere Demenz: Die Aktivitäten des täglichen Lebens sind derartig beeinträchtigt, daß eine kontinuierliche Aufsicht benötigt wird, z.B. kann der Kranke minimale persönliche Hygiene nicht aufrechterhalten, denkt zerfahren, zusammenhanglos und spricht nicht mehr.

Pflegende und Ärzte können den Hirnabbau schnell beurteilen: Der Mini-Mental-Test (Folstein) ermöglicht es, in wenigen Minuten die Hirnleistungsänderungen zahlenmäßig zu erfassen.
(Punkte von 30 bis 0):

Orientierung	
1.	Welcher Wochentag ist heute?
2.	Welches Datum haben wir heute?
3.	Welchen Monat haben wir?
4.	Welche Jahreszeit haben wir?
5.	Welches Jahr haben wir?
6.	Wo befinden wir uns hier? (Welches Krankenhaus, welches Altenheim?)
7.	Auf welchem Stockwerk befinden wir uns?
8.	Wie heißt die Stadt, in der wir uns befinden?
9.	Wie heißt der Stadt- oder Landkreis?
10.	Wie heißt das Land?
Merkfähigkeit	
11.	Wiederholen Sie folgende Worte: „Zitrone, Schlüssel, Ball“
12.	(der Untersucher soll pro Sekunde jeweils 1 Wort nennen).
13.	Jede richtige Antwort = 1 Punkt. Bei Problemen sind 5 Versuche gestattet.
Aufmerksamkeit und Kopfrechnen	
14.–18.	7 von 100 subtrahieren usw. Jede richtige Subtraktion = 1 Punkt, Maximal 5 richtige Antworten.
Gedächtnis	
19.–21.	Können Sie sich an die drei Worte erinnern, die Sie soeben wiederholt haben?
Sprache	
22.	Was ist das? (Den Bleistift zeigen.)
23.	Was ist das? (Die Uhr zeigen.)
24.	Wiederholen Sie: „Kein ja und kein aber“ (jede richtige Antwort: 1 Punkt).

25.	Der Patient wird aufgefordert, folgende drei Befehle auszuführen:
26.	„Nehmen Sie dieses Blatt Papier, falten Sie es in der Mitte und legen Sie es auf den Boden.“
27.	(maximal 3 Punkte)
28.	Lesen Sie, was auf dem Blatt Papier steht und befolgen Sie es (schließen Sie Ihre Augen).
29.	Schreiben Sie einen Satz Ihrer Wahl auf dieses Blatt.
Motorische Aktivität	
30.	Malen Sie diese Zeichnung ab.

Sind Pflegende medizinisch so verbildet, daß sie nur die Symptome, die Defizite sehen oder können sie ganzheitlich wahrnehmen, was Demente noch können? Z.B. Liebe und Zuneigung annehmen oder ablehnen, nein sagen, sich freuen an Lob, an Essen und Kleidung, noch tanzen, singen, spielen, zuhören, mit Blicken danken, Probleme vergessen, spontan, aufrichtig und echt ohne Maske reagieren, traurig sein, weinen, hoffen, staunen, helfen, mit Versagen und Schwächen leben, uns Lebensmut und Sinn schenken und vieles mehr.

Erbliche degenerative Hirnerkrankungen sind selten:
Picksche Stirnhirnatrophie beginnt zwischen dem 50. und 60. Lebensjahr und ist einhundertmal seltener als Alzheimer. Stirn- und Schläfenlappen schrumpfen. Die Kranken stumpfen ab, reagieren triebhaft, enthemmt, asozial und ohne Einsicht, später antriebslos. Der Sprachschatz schränkt sich auf Redensarten ein. Räumliche Orientierung ist noch möglich. Das Leiden führt nach körperlichem Verfall unaufhaltsam nach 6 bis 8 Jahren zum Tode.
Chorea Huntington: Kerne der inneren Kapsel und der Stirnlappen schrumpfen. Die Erkrankung beginnt zwischen dem 35. und 50. Lebensjahr, kann zunächst nur mit psychischen Symptomen anfangen: der Kranke wird reizbar, triebenthemmt, verstimmbar, haltlos, indolent, dann kommt Bewegungsunruhe (Chorea = Veitstanz) hinzu: blitzartig einsetzende, grotesk ausfahrende, arrhythmische Bewegungen von Armen und Beinen, seltener des Gesichts. Die Sprache ist unartikuliert, verwaschen und schließlich unverständlich. Später wird der Kranke apathisch, dement, hilflos pflegebedürftig. Die Erkrankung ist nicht aufzuhalten und führt in 8 bis 15 Jahren zum Tode. Die Hälfte der Familienmitglieder erkrankt, weil das Leiden dominant vererbt wird.
Picksche und Huntingtonsche Erkrankungen sind die schwersten Hirnabbauerkrankungen, die manchmal Unterbringung in einer geschlossenen psychiatrischen Abteilung erforderlich machen.

1.2. *Multi-Infarkt-Demenz*

Multi-Infarkt-Demenz entwickelt sich durch chronische Hirndurchblutungsstörungen in 3 Stadien:

Stadium I: Langsamer Verschluß eines Hirngefäßes ist neurologisch symptomlos. Psychisch fallen auf: reizbare Schwäche, Kopfschmerzen, Ohrensausen, Schwindel, Merkschwäche, langsame Reaktionen, quälende Müdigkeit tagsüber bei Schlafstörung und Verstimmung.

Stadium II: Hirnleistungsschwäche und Persönlichkeitsveränderungen: vgl. S. 15f., hirnorganisches Psychosyndrom.

Stadium III: Die Multi-Infarkt-Demenz entsteht durch zunehmende Gefäßverschlüsse, die zu kleinen Hirninfarkten mit umschriebenem Hirngewebszerfall bis zu kleinen Höhlen (Lakunen) führen, die wie Narben schrumpfen. Nur ein Drittel dieser Kranken war dement.

Abbildung 23: Bedeutung der Risikofaktoren für die Entwicklung der Hirnarteriosklerose bis zur Multi-Infarkt-Demenz

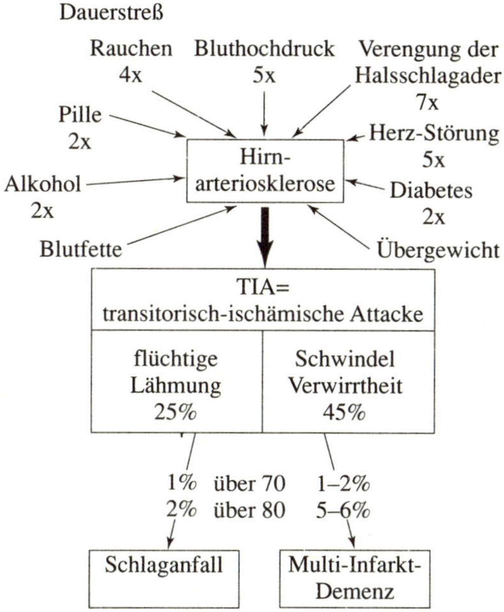

Tabelle 33: Unterschiede zwischen seniler und vaskulärer Demenz

	senile Alzheimer	Multi-Infarkt-Demenz
Häufigkeit	60–70%	20–22,5%
Geschlechtsverteilung	gleich häufig	mehr Männer
Beginn	allmählich	plötzlich
Verlauf	fortschreitend	sprung-/wechselhaft
Persönlichkeit/Sozialverhalten	abgebaut	erhalten
Auffassung/Einsichtsfähigkeit	schwindet	zunächst erhalten
nächtliche Verwirrtheit	selten	häufig
Kopfschmerz, Schwindel, Ohrensausen		
Depression, Affektlabilität		
hoher Blutdruck/vorher Schlaganfall		
Lähmung, Sprachstörung, Apraxie	im Spätstadium	häufig
betroffene Hirnanteile	Stirn, Schläfe	verstreut
CT (Computer Tomogramm)	Hirnkammern weit	kleine Infarkte
EEG (Hirnstrombild)	verlangsamt	Herdbefunde

Mit der Ischämie-Skala nach Hachinski ist die Unterscheidung möglich

	Vorgeschichte	zu zählen	
Bei	plötzlichem, abruptem Beginn	2	
	stufenweiser Verschlechterung	1	Auswertung:
	wechselhaftem Verlauf	2	
	nächtlicher Verwirrtheit	1	0–4 Alzheimer
	hohem Blutdruck in der Anamnese	1	
	früherem Schlaganfall	2	4–7 Mischform
	neurologischen Herdsymptomen	2	
	körperlichen Beschwerden	1	
	Befunde		7–17 Multi-Infarkt-Demenz
Bei	relativer Persönlichkeitserhaltung	1	
	Depression	1	
	Affektinkontinenz	1	
	allgemeinen Arteriosklerosezeichen	1	
	neurologischen Herdbefunden	2	

Die Multi-Infarkt-Demenz verläuft wechsel- oder sprunghaft, episodisch oder schrittweise. Die Persönlichkeit bleibt lange erhalten, der Kranke neigt zu Depressionen und Affektlabilität und früh zu neurologischen Ausfällen wie Lähmungen, Sprachstörungen, Handlungs-

unfähigkeit. Die Kranken haben in der Vorgeschichte oft einen hohen Blutdruck oder einen Schlaganfall und eine Arteriosklerose in anderen Gefäßen. Im Vergleich zur degenerativen Demenz ist die Multi-Infarkt-Demenz seltener: 20–22%.
Hirndurchblutungsmessungen beweisen, daß körperliche Bewegung und geistige Betätigung die Hirndurchblutung bessern.
Die Unterscheidung von seniler und Multi-Infarkt-Demenz ist für das Verständnis, nicht für die Pflege bedeutsam.

2. Sekundäre Demenz

Bei 10% aller Dementen ist die Demenz eine Folgekrankheit anderer Leiden, die nach Lauter in 10 bis 17% der Fälle heilbar ist, wenn sie ursächlich geklärt wird. Demenz kann Folge sein von:
(a) Hirngefäßkrankheiten, z.B. bei Lupus erythematodes und der Gefäßform der Hirnlues: Symptome wie bei Hirnarteriosklerose,
(b) Hirndurchblutungsstörungen bei Erhöhung der Blutfette und Polycythämie (zu viele Blutzellen).
(c) Hirninfektionen wie z.B. Toxoplasmose, tuberkulöse Hirnhautentzündung und Lues mit progressiver Paralyse: diese chronische Hirnentzündung zeigt sich in Größenwahn, Depression oder Verwirrtheit, unruhiger Mimik, Zittern um den Mund, engen, entrundeten und lichtstarren Pupillen, gesteigerten Reflexen und verwaschener Sprache. Mit Penicillin haben 50% der Kranken eine Heilungschance, sonst sterben sie mit Demenz. Virusinfektionen bei Leukämie oder bei Immunmangel (40% der AIDS-Kranken) können zur Demenz führen. Die Creutzfeldt-Jakob-Demenz ist selten, beginnt nach einer Inkubationszeit von 4 bis 14 Monaten mit Bewegungs-, Seh- und Hörstörungen und endet nach 4 bis 8 Monaten mit Demenz, Blindheit, Taubheit und Lähmungen. Ansteckung durch Blut, Liquor und Tränen ist möglich.
(d) Hirntumoren oder Hirnmetastasen, z.B. bei Bronchialkrebs. Gutartige Hirntumoren sind operabel, oft ohne Folgen.
(e) Chronische subdurale Hämatome und den Liquorabfluß behindernde Narben nach Hirnverletzungen/-Entzündungen sind durch Shunt-Op zu beseitigen. Demenz nach Hirnverletzungen entspricht dem Klüver-Bucy-Syndrom: der Kranke steckt alles in den Mund, Sexualität und Appetit sind unkontrolliert.
(f) Kommunizierender Hydrocephalus (Hirnkammererweiterung) ist mit CT feststellbar, bedingt 5% der präsenilen Demenz, beginnt mit spastischem Gang, Gedächtnisausfall, Inkontinenz.

(g) Demenz bei Epilepsie ist durch unzureichende medikamentöse Einstellung verursacht. Epileptische Verwirrtheit kann anstelle (konfusioneller Grand mal) oder nach einem Anfall (postiktal) oder mit Dämmerzuständen zusammen auftreten.
(h) Vergiftung mit CO, Blei, Alkohol oder Medikamenten.
(i) Leber-, Nieren-, Fett- und Zuckerstoffwechselstörungen.
(j) Sauerstoffmangel bei Lungen-, Herz- und Blutkrankheiten.
(k) Natrium-Mangel und -Überschuß.
(l) Nebenschild- und Schilddrüsen-Über- und Unterfunktion.
(m) Vitamin B1-, B6-, B12- und Folsäuremangel

Folgerung: bei Demenz ist therapeutischer Nihilismus falsch, Sekundärdemenzen müssen ausgeschlossen oder behandelt werden.

Da bei über der Hälfte aller Verwirrtheitszustände eine körperliche Grundkrankheit zu finden und durch gezielte Behandlung zu bessern ist, sind auch aufwendige körperliche Untersuchungen zu rechtfertigen. Wenn eine körperliche Ursache der Verwirrtheit nicht nachzuweisen ist, gewinnt die psychosoziale Diagnose Vorrang. Grundsätzlich ist zur Klärung jeder Verwirrtheit eine multidisziplinäre Teamarbeit sinnvoll. Das Team besteht aus:

Pflegenden, die eine Pflege-Vorgeschichte aus den körperlichen, psychischen und sozialen Pflegeproblemen erheben und bisherige Pflegebemühungen berücksichtigen.

Ärzten, zunächst klären die Hausärzte die Situation, später:

Internisten suchen nach den verschiedenen körperlichen Grundkrankheiten mit EKG, Röntgen der Lungen, Blutdruck- und Laboruntersuchungen wie Blutbild, Senkung, Urin, Harnstoff, Kreatinin, Blutzucker, Elektrolyte, Leberstatus, Blutfette, Lues-Reaktionen, Schilddrüsenteste, Serum-B_{12}, Serumspiegel von Digitalis und Barbituraten usw.

Neurologen und Psychiater erheben eine ausführliche ärztliche Vorgeschichte, den psychopathologischen und neurologischen Befund und veranlassen apparative Untersuchungen wie Röntgen des Schädels und der HWS, EEG, Echo-Encephalogramm, Doppler-Sonographie, CT (Computer-Tomogramm), Gefäßdarstellung (Angiographie) und Sequenz-Szintigraphie (radioaktive Untersuchung).

Sozialarbeitern, die eine psychosoziale Anamnese erheben, eine psychosoziale Diagnose stellen und soziale Entstehungsbedingungen und Folgen der Verwirrtheit für den Kranken, seine Familie und seine Pflegenden erhellen.

Psychologen, die folgende psychometrische Testverfahren, eingeschränkt auch bei Verwirrten, anwenden können:

1. Allgemeine Leistungstests zur Überprüfung der Konzentrationsfähigkeit (Pauli-Rechentest), des Gedächtnisses und der Merkfähigkeit (Zahlennachsprechen und Syndrom-Kurz-Test), der Orientierung (Dementia rating Scale und Funktionspsychose-Skala B nach Lehrl), des Denkens und Lernens (Prüfung der Lernfähigkeit und Begriffsbildung der Tübinger-Luria-Christensen Neuropsychologischen Untersuchungsreihe).
2. Intelligenz- und Leistungstests prüfen die intellektuell-kognitive (Mehrfachwahl-Wortschatz-Test und RAVEN-Matritzen-Test) und die senso- oder psychomotorische Leistungsfähigkeit (Benton-Test, Zahlen-Verbindungs- oder Zahlen-Symbol-Test und Mosaik-Test).

Abgrenzung der Verwirrtheit; Demenz ist nicht:
(1) *Einfache Gedächtniseinbuße im Alter.*
Diese bleibt gering, die Intelligenz bleibt insgesamt erhalten, die kristallisierte nimmt zu, die flüssige ab (vgl. Abb. 22, S. 107), die intellektuellen Fähigkeiten werden qualitativ umstrukturiert nach Oesterreich. Die Übergänge vom normalen Altern zur Demenz sind anfangs fließend. Wenn bisher unterschwellige Symptome eine kritische Schwelle überschreiten, spricht man von beginnender Demenz als Schwellenkrankheit. Bei Demenz sind kortikale (Hirnrinden-) Funktionen gestört: Aphasie, Agnosie und Apraxie (Sprach-, Erkennens-, Handlungsstörung).
(2) *Vorzeitiger Versagenszustand.*
Vorzeitig Gealterte sind leicht erschöpft, ermüdbar, reizbar, schwindelig, schwitzen leicht, reagieren gefühlsmäßig, vergessen leicht, fühlen sich überfordert im Beruf, können sich nicht konzentrieren und nicht entscheiden, sind lärmempfindlich und mißmutig verstimmt. Erholung verschafft vorübergehende Erleichterung. Dieses pseudoneurasthenische Syndrom ist multifaktoriell bedingt: ein beginnendes hirnorganisches Psychosyndrom, eine Dekompensation (Zusammenbruch) nach einer Erkrankung, eine Persönlichkeitsstörung oder psychische und soziale Faktoren spielen mit. Versagenszustände sind häufiger als Demenz und treten bei Alzheimer in 3%, bei Multi-Infarkt-Demenz in 45% der Fälle auf. Ein Versagenszustand kann Frühsymptom einer präsenilen Demenz sein.
(3) *Minderbegabung* sowie *geistige Behinderung* bestehen von Geburt an.
(4) *Hysterische Pseudodemenz* ist vorgetäuschter Leistungsabfall.
(5) *Depressive Pseudodemenz.*
Demente und Depressive können ähnlich reagieren: unruhig, traurig, apathisch, interesselos, feindselig, vergeßlich. Im Zweifel ist eher eine

Depression als eine Demenz anzunehmen. Wenn Kranke mit Hirnleistungsschwäche ihr Versagen merken, reagiert ein Drittel depressiv. Hinter einer Depression kann sich eine Hirnleistungsschwäche und hinter dieser eine Depression verbergen. Wenn im Alter zu einer Depression ein hirnorganisches Psychosyndrom hinzukommt – diese Mischbilder nehmen zu –, so dauern die depressiven Phasen viel länger, bis zu 2 bis 3 Jahren. Je schwerer ein akuter Verwirrtheitszustand oder eine Demenz, um so geringer die Depression. Wenn in depressiven Phasen die Hirnfunktion zusammenbricht, scheint der Depressive eine Intelligenzabnahme zu erleiden: depressive Pseudodemenz. Zur Unterscheidung dienen folgende Tabellen:

Tabelle 34: Abgrenzung

	Demenz	Depression (Pseudodemenz)
Beginn	allmählich zuerst kognitiv gestört	schneller, klar begrenzt zuerst depressiv
Kognitive Störung	bagatellisiert Denken verarmt unaufmerksam, unkonzentriert fehlerhafte Antworten desorientiert	klagt massiv, grübelt schildert detailliert leidet unter Vergeßlichkeit, „Ich weiß nicht"-Antwort orientiert
Stimmung	schwankend verbirgt Versagen beschuldigt andere	stabil depressiv verstimmt betont Versagen Selbstvorwürfe
Wahnideen	unverständlich	Wahn und Stimmung passen
Schlaf	nächtliche Unruhe	Schlafstörung
Verhalten	fordert vernachlässigt, ungepflegt wird sozial inkompetent	ist unsicher unauffällig bleibt sozial kompetent
Prognose	kognitive Störung bleibt fortschreitend	bessert sich durch Therapie heilbar

Tabelle 35: Untersuchungsbefunde zur Unterscheidung nach Wagner, Oesterreich, Hoyer

	Demenz: sekundäre	Demenz: primäre	
	DAT Alzheimer	DVT Multi-Infarkt-Demenz	Depression
internistische Untersuchung		Hypertonus	
ischemic score		plötzlicher Beginn wechselhafter Verlauf vorangehender Apoplex	Morgentief Verzweiflung Versagens-/ Schuldgefühle
neurologische Untersuchung		neurologische Herdsymptome	Suizidgefahr
EEG: überwiegend	Allgemeinveränderung	Herde	Allgemeinveränderung
CT	Hirnatrophie	Infarkte	normal
Psychometrie			
– Demenztest IMCT	leicht bis mittelschwer gestört		normal
– Syndrom-Kurztest	leicht bis mittelschwer gestört		z.T. leicht gestört
– Gedächtnis	bleibend	wechselnd im Verlauf	rückbildungsfähig
– Reaktionsfähigkeit	einheitlich	verschieden	

☐ Pflegende können durch sorgfältige körperliche Pflege und Zuwendung Hirnleistung und depressive Verstimmung verbessern!

(6) *Manisches Syndrom.* Manie ist im Alter selten und verläuft abgeflacht („matte Manie"). Der Kranke ist gereizt-aggressiv, uneinsichtig, ideenflüchtig, euphorisch gestimmt, hat einen ständigen Drang, unmotiviert etwas zu tun oder anzuschaffen. Obwohl er nicht schläft, wird er nicht müde. Der Antrieb ist erheblich gesteigert. Das sinnlose, unrealistische Handeln erscheint wie eine erregte Verwirrtheit.

(7) *Alterswahn (Paranoides Syndrom).*
Pflegende halten Wahnkranke oft für verwirrt. Die folgende Übersicht versucht, Wahn und Verwirrtheit zu unterscheiden.

Tabelle 36: Die Unterscheidung zwischen Wahn und Verwirrtheit

Wahnkranke – meist orientiert	Verwirrte – desorientiert
Meist keine Zeichen eines hirnorganischen Psychosyndroms	Hirnorganisches Psychosyndrom oder körperliche Grundkrankheit nachweisbar
Wahnkranke lassen sich nicht überzeugen, nicht korrigieren, erlangen keine Einsicht	Verwirrte lassen sich bei Besserung überzeugen, werden einsichtig
Wahnkranke fühlen sich von bestimmten Menschen verfolgt, vergiftet, beeinträchtigt	Verwirrte haben Angst vor Fremden, nicht vor bestimmten Menschen
Krankheits-, Verarmungs-, Verfolgungs-, Vergiftungs-, Eifersuchts- oder Größenwahn bleiben dauernd unverändert	Ähnliche Ideen wechseln ständig, stündlich oder täglich, werden vergessen
Neuroleptica helfen	Neuroleptica können die Verwirrtheit verschlimmern

(8) *Akuter Verwirrtheitszustand = Delir*

Krankheitsverlauf bei Verwirrtheit:
Ein Verwirrter ist nie total, nie in allen Bereichen, nie nur progredient (fortschreitend), nie gleichbleibend verwirrt, sondern hat immer Chancen, mindestens gebessert zu werden.
Je *akuter* eine Verwirrtheit beginnt, um so eher ist sie körperlich verursacht, zu klären, zu behandeln und zu heilen; je chronischer sie beginnt, um so mehr spielen psychosoziale Faktoren, wie z.B. die Beziehung im Pflegeprozeß eine Rolle.
Periodische Verwirrtheit beruht auf Hirn-Stoffwechsel-Störungen (besonders Unterzuckerungszustände) oder Durchblutungsstörungen, auf Arzneimittelnebenwirkungen und selten auf einer Epilepsie.
Chronische Verwirrtheit kann Folge einer unbehandelten akuten Verwirrtheit oder einer Demenz sein. Diese kann langsam, unmerklich als Hirnleistungsschwäche bei erhaltener Persönlichkeit wie ein akzentuiertes Altern oder als schwere Demenz in vier Stadien (frühes, fortgeschrittenes, spätes und Endstadium) verlaufen. Auch eine Demenz hat keine aussichtslose Prognose (Heilungsaussicht).

Folgende Abbildung faßt die Abgrenzung zur Demenz zusammen.

Abbildung 24: Zur Unterscheidung von Delir und Demenz

Verwirrtheit =
organisch bedingte psychische Störung

	Delir	Demenz
Gehirn	Funktionsstörung mit körperlicher Störung	Hirnschädigung: HOPS –
Beginn	akut	allmählich, schleichend
Dauer	Stunden bis Tage schwankend	chronisch, Monate bis Jahre fortschreitend
Wahrnehmung	Illusionen/Halluzinationen	fehlen oder wenig
Vigilanz	eingeengt	wach
Bewußtsein	eingeengt, dämmrig	klar, Hirnleistungsschwäche
Denken		
formal	verworren	verworren
inhaltlich	wahnhaft	Bestehlungswahn
Gedächtnis	Frischgedächtnis gestört	Altgedächtnis gestört
Sprache	–	Aphasie
Gefühl	ängstlich	depressiv oder enthemmt
Motorik	unruhig zittrig	wiederholt stereotyp apathisch
Schlaf	Umkehr	gleichbleibend
Prognose	heilbar	besserungsfähig

Abgrenzung dementieller Prozesse nach der Dauer

seit Tagen:	Stoffwechselstörung, Meningitis, TIA Schädelverletzung, Alkohol, Depression
seit Wochen:	Schädelverletzung, Alkohol, Depression, raumfordernde Prozesse, Meningitis
seit Monaten:	raumfordernde Prozesse, Meningitis Hydrocephalus, Schilddrüsenerkrankung Creutzfeldt-Jakob, Verletzungsfolgen
seit Jahren:	Alzheimer, Pick, Huntington, Parkinson Multi-Infarkt-Demenz, Lues
seit Jahrzehnten:	Psychose

Abbildung 25: Faktoren, die den Verlauf der Verwirrtheit beeinflussen

Der Verlauf der Verwirrtheit ist abhängig:

1. vom Verlauf der körperlichen Grundkrankheit und Behandlung

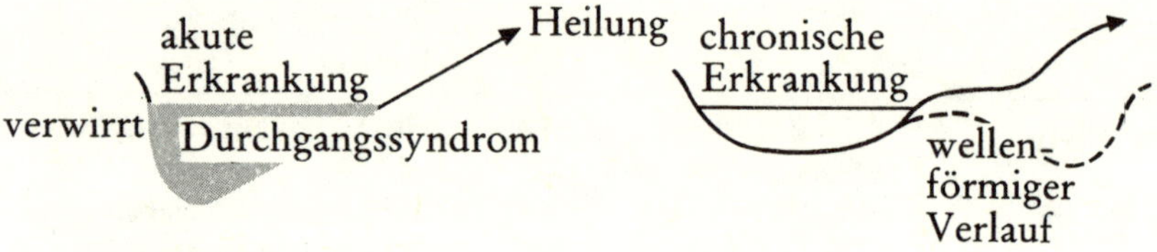

2. von der Pflege und der psychosozialen Betreuung

3. von der Reaktion des Kranken auf die Verwirrtheit

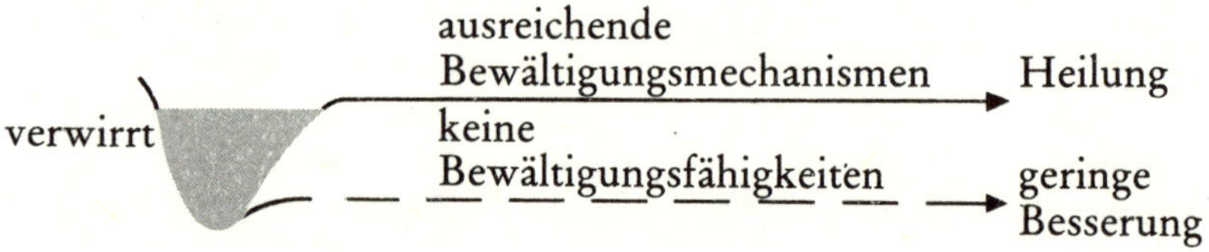

4. von der Beziehung zum Pflegenden

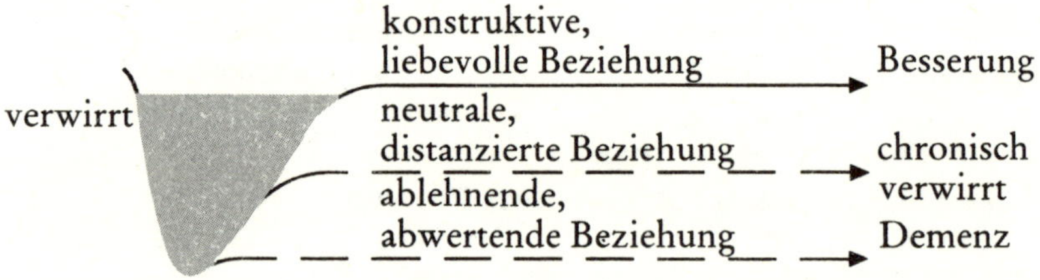

Verlaufsformen der Verwirrtheit:

(1) Drohende Verwirrtheit (vgl. S. 17f.): Wenn sich z.B. ein Älterer in fremder Umgebung aus Angst zurückzieht und nicht spricht, wird er leicht für verwirrt erklärt. Nach Tagen wird er sich so verhalten, wie es von ihm erwartet wird.

(2) Begleitende, vorübergehende Verwirrtheit bei einer Krankheit, Sinnes- oder anderen Funktionsstörungen oder nach Partnerverlust, Einweisung oder Umzug wird von Pflegenden verallgemeinert: „Der

ist immer so unberechenbar." D.h., orientierte Phasen entgehen ihnen.
(3) Verstärkte Verwirrtheit: Wenn Anregung oder Kommunikation abnehmen und Austrocknung hinzukommt oder wenn verkindlichte Kranke z.B. bei einem Spiel oder bei Weihnachtsfeiern nicht wie Kinder reagieren, wird vernünftiges Verhalten von Pflegenden nicht verstanden und als verwirrt bezeichnet.
(4) Appellierende Verwirrtheit: Wenn sich z.B. ein Älterer in einer neuen Umgebung nicht zurechtfindet, weil er sich hilflos fühlt oder schlecht sieht, wird sein Appell, seine Bitte um Hilfe mißverstanden oder als Desorientierung fehlgedeutet.
(5) Nachwirkende Verwirrtheit: Wenn sich ein Kranker erholt hat, wird er bei geringer Verhaltensänderung wieder für verwirrt erklärt, weil Pflegende einen Rückfall fürchten oder erwarten. Je unsicherer sich Pflegende fühlen, um so eher stellen sie die Pflegediagnose „desorientiert".

Tabelle 37: Der Einfluß der Pflege auf den Verlauf der Verwirrtheit

Verwirrtheit Beginn	Ursachen	Verlauf und Besserung abhängig von
akut	akute oder chronische körperliche Grundkrankheit	ursachenbezogenen medizinischen und pflegerischen Maßnahmen
periodisch	Stoffwechsel- oder Hirndurchblutungsstörung	weniger von psychosozialen Hilfen
chronisch	körperliche Grundkrankheit oder Demenz	von guter Pflege und psychosozialer, weniger von medizinischer Hilfe

Folgen der Demenz
(1) Dem Kranken drohen:

Körperlich:
Austrocknung mit akuter Verwirrtheit;
Infektanfälligkeit bis zur Lungenentzündung;
Verstopfung oder Inkontinenz;
Fallneigung bis zu Frakturen;
Immobilität mit der Gefahr von Dekubitus, Kontrakturen, Muskelatrophie, ungenügende Atmung, Thrombose bis Embolie, Kreislauftrainingsmangel.

Psychisch:
Verlust der Selbstachtung bis hin zu Verwahrlosung;
Schuldgefühle, Depression bis zum Suizid;
Apathie bis zur Unselbständigkeit;
Gedächtnisverlust bis zum Wahn.
Sozial:
Aggressivität bis zur Ablehnung durch andere;
Kommunikationsverlust bis zur Isolation;
zunehmende Abhängigkeit.

(2) Pflegende Angehörige sind gefährdet,
überfordert zu werden: körperlich, psychisch, sozial, zeitlich, finanziell;
ausgenutzt zu werden;
zusammenzubrechen und krank zu werden.

(3) Professionell Pflegende neigen dazu,
überfürsorglich zu pflegen bis zum Burnout;
zu resignieren im therapeutischen Nihilismus;
funktional zu versorgen;
auszugrenzen in geschlossenen gerontopsychiatrischen Stationen.

(4) Nachbarn/Mitbewohner wehren ab;
fürchten eigene Verwirrtheit;
ziehen sich zurück;
meiden oder schließen Demente aus.

(5) Die Gesellschaft wertet ab;
erklärt Demente zu nicht behandlungsfähigen „Pflegefällen";
stigmatisiert sie als Last;
sondert sie in Pflegeheimen aus.

Tabelle 38: Zusammenfassende Beurteilung der Demenz

Schwere	Gewißheit	Diagnose	psychische Begleitsymptome	körperliche Begleitsymptome
leicht	vermutlich	primäre	depressiv	Austrocknung
mittel	wahrscheinlich	(a) Alzheimer Demenz	aggressiv	Infekte, Inkontinenz
schwer	sicher	(b) Multi-Infarkt-Demenz	wahnhaft	Fallneigung Immobilität, Dekubitus
		sekundäre Folge-Demenz	apathisch	

Pflege dementiell erkrankter Menschen nach Wolanin und Phillips:

Frühes Stadium

Der Kranke ist in der Familie: Die Familie wird verunsichert, wenn ein bisher bestimmender Älterer seine Angelegenheiten nicht mehr erledigen kann. Auch wenn sich mehrere Familienmitglieder die Pflege teilen, brauchen sie Führung und Koordination durch einen außenstehenden Pflegenden, z.B. der Sozialstation, um die Bürde der Pflege längere Zeit durchzustehen. Rechtliche und finanzielle Nöte kann ein Außenstehender objektiver lösen als die Familienmitglieder. Die Familie braucht eine offene und ehrliche Information über das langsame Fortschreiten der Demenz, um die Stärken der Familie frühzeitig zu mobilisieren. Schon eine Grippe kann durch Fieber und mangelnde Flüssigkeitszufuhr eine Verwirrtheit veranlassen bzw. verschlimmern.

Der allein lebende Kranke braucht dringend Hilfe von einer Gemeindeschwester, die Freunde oder Nachbarn bittet, aufzupassen, die tägliche Routine einhalten zu helfen, die Besorgungen erledigen, Rechnungen bezahlen, einkaufen, putzen usw. Über das Telefon wird ein Pappdeckel mit den wichtigsten Namen, Anschriften und Telefonnummern gehängt, als Zettel kommen diese Informationen in Brieftasche und Geldbörse oder eingraviert ins Armband. Name, Anschrift des Kranken und des nächsten Angehörigen gehören auf eine Erkennungsmarke, die der Kranke dauernd trägt, oder ins Armband, damit er jederzeit identifiziert werden kann, wenn er wegläuft. In die Brieftasche gehört außerdem ein Zettel mit der täglichen Arzneimittel-Dosierung.

In diesem Stadium kann der Demente noch entscheiden, wer später die Verantwortung, z.B. die Pflegschaft, übernehmen soll. Er sollte jetzt ein vorläufiges Testament errichten.

Die Wohnung muß gesichert werden, z.B. gegen Feuer- oder Explosionsgefahr, aber auch gegen Überhitzung und Kälte, durch nächtliche Dämmerleuchte, erleichternde Küche usw. In diesem Stadium verstecken Demente ihre Sachen, z.B. in der Wäsche, in Büchern usw. Ein Ordnungssystem hilft.

Fortgeschrittenes Stadium

Der Kranke ist in der Familie: diese ist gestreßt und meist überfordert, da sie den Kranken 24 Stunden überwachen muß. Streichhölzer müssen versteckt, der Herd kontrolliert werden. Die Nacht wird zum Schreckgespenst, weil er dann oft wegläuft.

Wenn die Familie anfängt, ärgerlich zu reagieren, sollte sie erkennen, daß sie erschöpft ist und dringend Hilfe braucht, um dem Kranken nicht zu schaden. Anfangs erhält die Familie noch Belohnungen für ihre Mühe, z.B.: „Sie lächelte mich heute an!“ oder „Ich glaube, sie hat mich heute erkannt!“ Wenn diese Bestätigungen vom Kranken ausbleiben, braucht die Familie Anerkennung von außen, z.B. von einem Pflegenden der Sozialstation: „Sie geben sich große Mühe in der Pflege!“

Eine Familie, die den Kranken nur noch als Last empfindet, kann nicht mehr genug auf Essen, Trinken oder Aktivitäten achten, weil ihre Wahrnehmung blockiert ist. Die meisten Familien sind überfürsorglich, pflegen sehr sorgfältig, vernachlässigen die Kranken infolge von Schuldgefühlen nicht. Die Ressourcen in Familie und Gemeinde sind zu mobilisieren, um Überforderung zu verhindern.

Allein lebende Kranke können nicht mehr zu Hause bleiben, weil sie die einfachsten Bedürfnisse nicht mehr befriedigen können. Sie müssen in ein Pflegeheim aufgenommen werden, um sie vor Verwahrlosung und vorschnellem Tod zu bewahren. Auch wenn selbstlose Nachbarn, Freunde, Bekannte und Pflegende sich intensiv um die häusliche Krankenpflege bemühen, brauchen die Kranken eine Pflegschaft. Wenn sie gern weglaufen, sollten sie als Gefährdete der Polizei oder Feuerwehr gemeldet werden.

Spätes Stadium der Demenz

Der Kranke in der Familie braucht Totalpflege von einem Pflegenden. Meist ist er bettlägerig. Die Familie hilft durch soziale Interaktion, Berührungen und Sinnesanregung, sie wird dafür vom Kranken kaum noch belohnt. Der Kranke ist widerstandslos, d.h., er erkrankt leicht an einer Lungenentzündung. Wenn die Familie den Kranken nicht mehr ertragen kann, muß er in ein Pflegeheim aufgenommen werden. Die Verlegung kann den Tod beschleunigen, weil er die vertraute Umgebung verliert. Auch Rückverlegung vom Pflegeheim nach Hause bringt den Kranken ins Endstadium.

Der Kranke im Pflegeheim braucht eine Umgebung, die einfach und geordnet ist. Große, offene Räume ängstigen den Kranken. Er muß sich wie zu Hause in kleinen Zimmern abgrenzen können. Lange Flure können – wie Flughäfen – verwirren. Wenn jede Tür einen anderen Farbanstrich erhält, lange Wände durch Bilder unterbrochen werden, farbige Pfeile den Weg zum Speisesaal oder zur Toilette markieren, kann der Kranke eventuell noch allein hinfinden. Da Gehen lebenslang ein Mittel ist, um Spannungen abzubauen, muß auch der Pflegeheimbewohner Gelegenheit dazu bekommen: z.B. durch einen großen Innenhof mit durchsichtiger Einzäunung, damit sich der Kranke nicht wie im Gefängnis fühlt. Sitzgelegenheiten sollten sichtgeschützt sein, um Privatheit zu erhalten. Im Sonnenschein gehen zu können, erhält Tages- und Jahreszeit-Orientierung. Wandern auf langen Fluren kann die klimatisch-atmosphärischen Gefühle wie warm, kalt, regnerisch oder sonnig nicht ersetzen.

Kleine Tagesräume sind großen Aufenthaltsräumen vorzuziehen. Dauerberieselung mit Musik erregt, besser ist das stündliche Einspielen eines kurzen Stückes, auch zur Zeitorientierung! Jeder braucht einen festen Privatraum, der nur ihm gehört, z.B. denselben Platz im Speisesaal, in der Kapelle, oder z.B. einen festen Platz für Schuhe, Kleidung usw. Jeder Wechsel verwirrt. Ich habe erlebt, wie Kranke verwirrt wurden, wenn die Raumpflegerin den Stuhl an eine andere Stelle stellte. Verwirrend ist auch, wenn Pflegende in den persönlichen Bereich eindringen, z.B. die Schublade aufreißen. Alle persönlichen Gegenstände, z.B. auch Kamm und Zahnbürste, können mit dem Namen versehen werden. Zimmertüren dürfen nicht offen stehen, damit sich der Kranke vor unerwünschten Blicken schützen und damit seine Identität erhalten kann. In einem Landeskrankenhaus habe ich gesehen, daß Toilettentüren aus Sicherheitsgründen durchsichtig waren! Ich halte solche Öffentlichkeit für unmenschlich.

Die sexuellen Bedürfnisse Dementer sind die gleichen wie die Nicht-Dementer, sie können sie aber nicht steuern und verlieren das Gespür für das, was sich ziemt. Wenn sich Demente entblößen oder auf dem Flur onanieren, werden sie gewöhnlich beschimpft, verächtlich angesehen oder bewitzelt und verspottet, als ob Ältere sexuell neutral zu sein hätten. Männer, die z. B. morgens beim Aufwachen eine Erektion durch gefüllte Blase haben, werden schon als schmutzige geile Greise abgewertet. Frauen werden sexuelle Gefühle im Alter nicht mehr zugetraut. Was können Pflegende tun, wenn sich ein Dementer offen entblößt? Ihn zur Toilette führen, damit er ungestört seine sexuelle Spannung abführen kann. Wenn alle Pflegende sich konsequent genauso verhalten, ohne hämische Blicke, wird der Demente noch lernen, die Mitbewohner nicht mehr zu stören oder sich abzulenken.

Zielloses Wandern ist ein Zeichen dafür, daß der Verwirrte sehr unter Spannungen leidet, erregt oder unruhig ist. Gehübungen in einem ruhigen Schritt, z. B. zur Toilette hin und zurück, führen Spannungen ab und tragen zur Orientierung bei. Gehbehinderten hilft ein Schaukelstuhl, Spannungen zu entladen.

Jeder Verwirrte im Heim braucht eine Vertrauensperson, einen „beruflichen" Verwandten, der für ihn Anwalt und Vermittler ist, der z. B. für ihn denkt und spricht, für ihn in der Pflegeplanung mitbestimmt, ihn gegenüber den Mitbewohnern vertritt, auch gegen andere Pflegende oder den Heimleiter. Diese Vertrauensperson kann auch die Pflegschaft übernehmen, um finanzielle oder Erbangelegenheiten zu regeln. Diese Vertrauensperson bleibt dem Verwirrten bis zum Tode treu, der einzige Halt für den Kranken. Je besser die Beziehung des Kranken zur Vertrauensperson wird, um so mehr Lebensqualität kann der Demente trotz seiner Krankheit erlangen.

Pflegende bemühen sich um eine bessere Kommunikation. Der Demente findet die Worte nicht mehr und drückt dann in Gesten aus, was er will. Belehren hilft dann nicht mehr. Der Kranke muß z.B. dauernd erinnert werden, weiter zu essen. Er muß angespornt werden, den Löffel zu nehmen, oder der Pflegende muß ihm den Löffel sogar in die Hand geben. Jede Tätigkeit sollte mit Worten begleitet werden. Wenn Pflegende dem Dementen etwas gesagt haben, was er tun soll, so warten sie u.U. endlos. Deshalb machen sie es lieber selbst aus Zeitmangel. Pflegende sollten immer so lange warten, bis der Demente etwas anderes anfängt. Pflegende sollten ganz einfach sprechen und nur eine kurze Frage stellen. Auch wenn der Demente nicht zu hören oder zu verstehen scheint, kann er richtig reagieren (vgl. Kommunikation, S. 186ff.).

Wenn der Demente die Faust ballt, sollte er nicht weiter gereizt, sondern beruhigt und auf keinen Fall beschimpft werden. Pflegende sollten sich immer wieder fragen, was will der Demente mir mit dieser Bewegung mitteilen?

Wenn der Demente dauernd wegsieht, den Blickkontakt meidet oder nicht mehr reagiert, will er sagen: „Gehen Sie weg!" Die Kommunikation darf nie abbrechen! Durch Berührung kann die Kommunikation bis zum letzten Augenblick aufrechterhalten werden.

Zur Erleichterung bei chronischer Verwirrtheit empfehlen Wolanin und Phillips:

Eine Demenz schreitet um so eher fort, je mehr der Kranke unter Streß gerät. Jede Verwirrtheit trifft den Dementen zusätzlich zum Streß seiner Krankheit. Die Unabhängigkeit ist so lange wie möglich zu erhalten:

(a) Jede Veränderung, z.B. Umzug, Verlegung, Pflegerwechsel, Diät- oder Arzneimittel-Umstellung sollte vorbereitet und so langsam wie möglich durchgeführt werden.

(b) Mit täglichen Übungen, z.B. Gehen, sollte der Kranke solange wie möglich zu Hause gehalten werden.

(c) Die Umgebung sollte strukturiert und verläßlich bleiben.

(d) Der Kranke braucht Anregung ohne Überforderung und vor allem Gesprächspartner.
(e) Sinnesüberforderung, z. B. durch Gedränge mit Lärm, oder große, weite Räume sind zu meiden.
(f) Die persönlichen Angelegenheiten, wie Briefe, Papiere, Versicherungsscheine usw., sollten geordnet abgelegt werden.
(g) Zur Hygiene gehört regelmäßiges Essen, Trinken, Zahn- und Mundpflege, Stuhlgang, Schlaf usw. Einhaltung fester Zeiten hilft Medikamente einzusparen.
(h) Der Kranke braucht bei komplexen Vorgängen oder Gesprächen einen Übersetzer.
(i) Jede sinnvolle Tätigkeit sollte gelobt, das Selbstwertgefühl gestärkt, zur selbständigen Aktivität ermutigt werden.
(j) Uhr, Kalender und Orientierungstafel für Geburtstage, Gedenktage usw. erhalten die Orientierung.
(k) Die Kleidung sollte einfach zu schließen sein.
(l) Die Familie ist von der täglichen Pflege und Überwachung zu entlasten, damit der Kranke zu Hause bleiben kann.

Was sollten Pflegende über die *medikamentöse Behandlung* chronisch Verwirrter wissen?

(a) Medikamente sind solange wie möglich zu vermeiden, solange andere Möglichkeiten der Behandlung bestehen, z. B. intensive Zuwendung durch die Angehörigen.
(b) Grundleiden sind ursachenbezogen zu behandeln. Je älter der Kranke, je schlechter sein Allgemeinzustand, je stärker die Hirnschädigung oder Demenz, um so geringer die Dosis aller Arzneimittel: 1/2 bis 1/3 der Erwachsenendosis. Bei den Mehrfachkrankheiten kann nicht jedes Leiden medikamentös behandelt werden, sondern nur die Krankheiten, unter denen der Kranke am stärksten leidet.
(c) Bei Diabetes, Erhöhung von Blutfetten oder Harnsäure sind Arzneimittel mit konsequenter Diät vermeidbar.
(d) Barbiturate, Anticholinergica (z. B. trizyklische Antidepressiva, Antiparkinsonmittel, Neuroleptica) und Tagemet können verwirren.
(e) Vorsicht ist geboten bei Digitalis, blutdrucksenkenden reserpinhaltigen Mitteln und Presinol, bei Tegretal, Timonil und Distraneurin, die bei Überdosis Verwirrtheit fördern.
(f) Wenn Psychopharmaca nötig werden, genügt 1/3 der Erwachsenendosis. Neuroleptica und Tranquilizer können durch Blutdrucksenkung verwirren. Bei Angst und Unruhe wirkt z. B. Praxiten, bei Trugwahrnehmungen und Wahn Eunerpan, bei Schlafstörungen 1/2 Mogadan, bei Depression internistische Basistherapie und Thom-

bran, Tolvin, bei akutem Delir Distraneurin. Eine Kombination von mehreren Psychopharmaca ist zu meiden.
(g) Bewährt sind bei
degenerativer Demenz: Encephabol, Hydergin, Normabrain, THA ist wegen der Nebenwirkungen nicht zugelassen.
Multi-Infarkt-Demenz: Helfergin, Cosaldon, Nootrop = Normabrain = Piracetam kann agressiv machen.

Gruppenarbeit kann im Heim mit Bewohnern, Familienangehörigen und Pflegenden durchgeführt werden:
a) *Bewohner-Gruppen* sind für Demente bedeutsam, weil sie leicht isoliert werden oder sich zurückziehen, apathisch werden oder weglaufen. In diesen Gruppen können trainiert werden: Wiederbelebung der Sinne gegen Stumpfsinn, Realitätsorientierung, Alltagsfertigkeiten wie Schließen von Kleidungsstücken, Sprechen, Bewegen, Erinnern (Gedächtnistraining). Auch Schwerpunktgruppen können gebildet werden, z.B. Kochen, Backen, Nähen, Basteln, Malen, Lesen, Tanzen usw. Der Gruppenleiter bildet Gruppen aus 4–6 Dementen und Nicht-Dementen, Männern und Frauen verschiedener Stationen und motiviert sie. In der konstanten Gruppe erlebt der Demente, daß er als Person ernst genommen wird und z. B. durch Berührung kommunizieren kann. Die Gruppen treffen sich regelmäßig, die Bewohner entspannen sich, erzählen aus ihrem Leben und wie sie mit der Verwirrtheit umgehen. Wunschkonzerte aktualisieren glückliche Erinnerungen, Gedichte drücken Gefühle aus und ein Werkstück gibt Selbstvertrauen.
Integration von Verwirrten erhält Kontinuität und einen Rest an Selbstbestimmung und nimmt den Rüstigen die Angst vor Absonderung und Stigmatisierung bei Verwirrtheit.
Heimleiter begründen beschützende/geschlossene Abteilungen damit, daß sie einen besseren Personalschlüssel mit rationelleren Arbeitsabläufen erreichen und Verwirrte vor Weglaufen und Unfällen, die Rüstigen vor Belästigung schützen und Pflegende entlasten könnten. Die Belastungsgrenze für Integration sei nach Schmidt überschritten, wenn 25% der Bewohner psychisch gestört sind. In einigen Heimen sind 80% verwirrt; sollen sie wie früher zu „Insassen" werden?

b) *Angehörigen-Selbsthilfegruppen* (vgl. S. 223ff.)

c) *Pfleger-Gruppen:* Auch Pflegende brauchen gegenseitige Unterstützung und Anregung, weil sie erschöpft sind; körperlich durch die Hilflosigkeit des Kranken, psychisch durch seine Abhängigkeit und das Erleben der eigenen Macht. Pflegende brauchen gegenseitige Anerkennung und Lob, weil sie entmutigt sind, wenn die Verwirrtheit fortschreitet, oder sich als Versager fühlen. Sie benötigen gegenseitiges Verständnis, wenn sie mit bestimmten Dementen nicht zurechtkommen. In den Gruppen können sie sich klar machen, welche Gefühle die Kranken in ihnen auslösen, welche Übertragungen sie auf die Kranken machen, wie sie Ängste abwehren, an welche Rollen sie fixiert sind und wie sie mit Dementen und miteinander besser kooperieren können. Vor der Teilnahme an den Gruppen fanden sie Befriedigung in der Pflege, nachher im Kontakt mit den Kranken. Vor der Teilnahme an den Gruppen empfanden sie den aktivierten, sich selbst behauptenden Kranken als belastend, nachher den hilflos leidenden Kranken sowie Verwaltungsaufgaben (nach Warschawski).

Wie wehren Pflegende ihre Ängste vor Verwirrtheit ab?

(a) Sie verkindlichen den Verwirrten: „Schätzchen", „Liebchen".

(b) Sie schimpfen ihn aus: „Sie ist die Raffinierteste".

(c) Sie machen den Verwirrten lächerlich, geben ihm eine Puppe, knüpfen ihm Schleifchen in die Haare, äffen ihn nach.

(d) Sie kommunizieren ignorierend, z. B. sprechen sie über statt mit dem Kranken, und abwertend, z. B. duzen sie ihn oder sagen vereinnahmend: „Wir".

(e) Sie beschränken sich auf die körperliche Pflege, um ihn wenigstens sauber zu halten, machen ihn zum Pflegeobjekt.

(f) Sie verlängern die Kaffeepausen oder kündigen.

Pflegende brauchen Belohnungen, um die schwere Arbeit durchzuhalten: Innere Belohnungen erhalten sie durch ermunternde Anregungen von anderen Pflegenden in Gruppensitzungen, durch Wissen und Kompetenz, äußere Belohnung durch Dankbarkeit des Kranken, durch eine gute Beziehung zum Kranken, durch anerkennende Worte der Vorgesetzten, daß die Pflege Verwirrter nicht nur eine fachlich qualifizierte, sondern auch eine hohe menschliche Leistung ist.
Überfordert sind Pflegende, die wenig über Verwirrtheit wissen, die sich überfürsorglich aufopfern, die als Neue ausgenutzt werden, die Schuldgefühle haben, weil sie glauben, versagt zu haben, die ein schlechtes Gewissen haben, wenn sie aus Zeitmangel ihre Güte nicht zeigen konnten. Überforderte Pflegende verstärken die Verwirrtheit. Ältere Pflegende haben durch schlechte Erfahrungen oft resigniert und verschließen sich in ihrer Routine ängstlich gegen neue Anregungen.

Endstadium

Der Kranke ist total auf Hilfe angewiesen. Familien können diese Pflege nur leisten, wenn sie genügend Ressourcen und Hilfen durch ambulante Dienste annehmen können.
Der Kranke empfängt noch Botschaften, wie Berührung durch warme, zarte Hände, angenehme Stimme, erfrischende Getränke, warmes Bad, Massagen, saubere Bettwäsche, Lagewechsel usw.
Die Angehörigen brauchen Hilfe, um die vorweggenommene Trauer über den Verlust, der schwerer wiegt als die Erleichterung von der Pflege, aufzufangen.

3. Die Verwirrtheit verstärkende, verschlimmernde Faktoren

3.1. *Störungen von körperlichen Regelkreisen*

Blutdruck, Koordination, Schlaf-Wach-Rhythmus, Wärme-, Wasser- und Salzhaushalt, Nahrung und Verdauung werden durch Regelkreise in einem ständigen physiologischen Gleichgewicht gehalten. Wer die Kontrolle über körperliche Funktionen, wie z.B. Gleichgewicht, Schlaf oder Ausscheidung, nicht aufrechterhalten kann, fühlt sich in dem für die Identität wichtigen Körperbild gestört, durcheinander, verwirrt, weil Ältere leibbezogener fühlen.

3.1.1. *Störungen der Blutdruckregulation* siehe S. 29 und S. 76.

3.1.2. *Störungen der Koordination* können zur Verwirrtheit beitragen, z.B. Zittern bei Parkinson oder Geh-Unsicherheit infolge Muskelschwäche nach Tranquilizern oder langer Bettruhe. Wahrnehmungsstörungen wie schlechtes Sehen oder gestörte Tiefenempfindlichkeit mit räumlicher Orientierungsstörung.
Bewegungseinschränkung, z.B. durch Verschleiß (Arthrosen),
Schwindel als Dreh-, Schwank- oder Liftschwindel (lage- und bewegungsabhängig) infolge einer Innenohrschädigung oder als ohnmachtsähnliches Schwarzwerden vor den Augen bei Blutdruckabfall mit der Folge einer Verwirrtheit.

☐ Durch krankengymnastische Übungen können Greifen und Gehen verbessert, d.h. mehr Sicherheit und Kontrolle erreicht werden. Pflegende sorgen für Blutdruckregulierung, Brille.

3.1.3. *Störungen des Schlaf-Wach-Rhythmus*

Schlafrhythmen werden zunehmend individuell verschieden, die meisten 70jährigen brauchen 5 1/2 bis 7 Stunden Schlaf, sollen aber in manchen Heimen 10 bis 12 Stunden schlafen. Im Alter wird die Einschlafphase länger, der Schlaf flacher, kürzer, die Tiefschlafphase seltener und zum Morgen hin verschoben. Schlafpausen oder flacher Schlaf werden von Verwirrten oft als Schlaflosigkeit empfunden. Senil Demente haben tagsüber oft Kurzschlafperioden und nachts sind sie hellwach (Schlafumkehr).
Folgende Faktoren verstärken den Teufelskreis Schlafstörung – Verwirrtheit:
Bei Einschlafstörungen sind es organische Faktoren wie Herzschwäche, Asthma, Schilddrüsenüberfunktion, Schmerzen, dann psychische Faktoren wie Ärger, Konflikte vom Vortag, gestaute Wut, mangelnde körperliche und seelische Anspannung bei Langeweile, Erwartungsangst, wieder nicht schlafen zu können, oder Angst, nicht wieder aufzuwachen, Alkohol-, Nikotin- oder Schlafmittelentzug sowie situative Faktoren wie Lärm, grelles Licht und Unterbrechung von Schlafgewohnheiten, wie z. B. Verschiebung der Schlafzeiten, anderes Bett, Verhinderung von Einschlafritualen in fremder Umgebung, das Teilen des Zimmers mit Fremden (z. B. im Krankenhaus). Diese Faktoren erschweren das Einschlafen und fördern Verwirrtheit.
Bei Durchschlafstörungen sind es Alp- und Angstträume bei Depression, nächtliches Wasserlassen mit Blutdruckabfall bei Herzschwäche und Vorsteherdrüsenvergrößerung, Durchfälle, Hustenanfälle und Schweißausbrüche.
Bei frühem Erwachen sind es Altersdepressionen.
Schlafumkehr ist Folge eines hirnorganischen Psychosyndroms.

☐ Wie können Pflegende den Schlaf fördern und damit einer Verwirrtheit vorbeugen? Tagsüber ausreichend bewegen lassen, mit sinnvollen Aufgaben oder sozialen Kontakten anregen, spät ins Bett gehen lassen, Entspannung am Abend ermöglichen mit Lektüre, Unterhaltungssendung, warmem Fußbad, Spätimbiß und Autogenem Training. Die Zimmertemperatur kühl halten, vor Lärm abschirmen (notfalls mit Oropax), sich im Gespräch vor dem Einschlafen dem Kranken liebevoll zuwenden! Besucher dürfen bis zum Einschlafen bleiben! Pflegende lassen die organischen Ursachen bei Ein- und Durchschlafstörungen behandeln, d. h. hirnstoffwechsel- und hirndurchblutungsfördernde Mittel verordnen, und geben bei niedrigem Blutdruck abends 1–2 Tassen Bohnenkaffee, um dem nächtlichen

Blutdruckabfall mit Verwirrtheit vorzubeugen! Bei Einschlafstörungen hilft eine halbe Mogadan!
Barbiturate können erregen, Barbiturate und Tranquilizer können zur Sucht führen, am folgenden Tage durch Nachwirkung verwirren und nachts eine Verwirrtheit auslösen, weil sie schlechte Träume fördern, bei Dauergebrauch sich im Körper anhäufen und dadurch oder auch mit geringen Mengen Alkohol zur Vergiftung führen und bei Entzug ein Delir (Verwirrtheit, Unruhe, Trugwahrnehmungen) verursachen. Bei jeder Hirnschädigung, auch bei beginnender Demenz werden nur 1/4 bis höchstens 1/3 der Erwachsenen-Dosis von Psychopharmaca vertragen! Nach Rücksprache mit den Pflegenden sollte der Arzt abwägen, was mehr verwirrt, Schlafmittel oder Schlaflosigkeit, die auch anders zu bessern ist!

3.1.4. *Störungen der Wärmeregulation*

Unterkühlung entsteht durch kalte Räume (Sparmaßnahmen), Mangel an Bewegung, Zugluft bei Schweißausbruch, Erschöpfung, Blutdruckabfall z. B. durch Neuroleptica oder durch Alkoholmißbrauch. Absinken der Körpertemperatur unter 35° C führt auch bei Erwachsenen schon zu teilnahmsloser Verwirrtheit, gestörte Wärmeregulation bei Älteren, die leichter frieren, um so früher.

Hitzeschäden
Sonnenstich: Ich habe erlebt, wie ein alter Mann mit Glatze ohne Hut in praller Sonne zwei Stunden spazierenging, danach wurde ihm schwindelig, und er reagierte verwirrt und benommen.

□ Kalte Umschläge auf Stirn und Nacken, Lagerung mit erhöhtem Oberkörper und kalte, salzhaltige Getränke helfen!

Hitze-Erschöpfung oder Hitzekollaps: Wenn Ältere sich in warmer, undurchlässiger, geschlossener Kleidung körperlich anstrengen, kann dem Kollaps durch Blutdruckabfall eine Verwirrtheit vorausgehen.

□ In kühler Luft lagern, Luft zufächeln, salzhaltige kühle Getränke und Kreislaufmittel geben!

Hitzschlag entsteht selten durch Wärmestauung, wenn Schwitzen unmöglich ist. Die Haut wird hochrot, das Fieber steigt über 42° C, der Puls wird schwach, die Atmung setzt aus, der Kranke wird verwirrt, benommen bis bewußtlos.

☐ Sofortiger Transport ins Krankenhaus bei Atemspende und flacher Lagerung kann das Leben retten!

3.1.5. *Störungen des Wasserhaushalts* (siehe S. 60f.)

Da Ältere ein herabgesetztes Durstgefühl haben, trinken sie weniger zum Essen. Bei überhitztem Zimmer kommt es leicht zur Austrocknung mit Verwirrtheit.

3.1.6. *Störungen der Nahrungsaufnahme*

Herabgesetztes Hungergefühl trägt zu Unterzuckerungszuständen mit Verwirrtheit bei (siehe S. 78f.).
Durch gestörten Schluckreflex nach Schlaganfällen oder im Endstadium der Demenz verschluckt sich der Kranke leicht. Die Aspirationspneumonie (Lungenentzündung) verschlimmert die Verwirrtheit.
Warum verweigert ein Verwirrter die Nahrung? Weil er schlecht sieht und deshalb Speisen als solche nicht mehr erkennt, verwechselt oder sich davor ekelt, weil er Angst hat, vergiftet zu werden (Vergiftungswahn), weil er keinen Appetit (lustbetont) oder keinen Hunger (physiologisches Verlangen) mehr hat, weil ihm übel ist (z.B. bei Digitalisunverträglichkeit), weil er Aufmerksamkeit oder Zuwendung erzwingen will, oder weil er gegen die Situation, gegen bestimmte Mitbewohner oder Pflegende protestiert oder weil er nicht mehr leben will (nicht ganz bewußter Selbstmordversuch).

Abbildung 26: Folgen der Nahrungsverweigerung

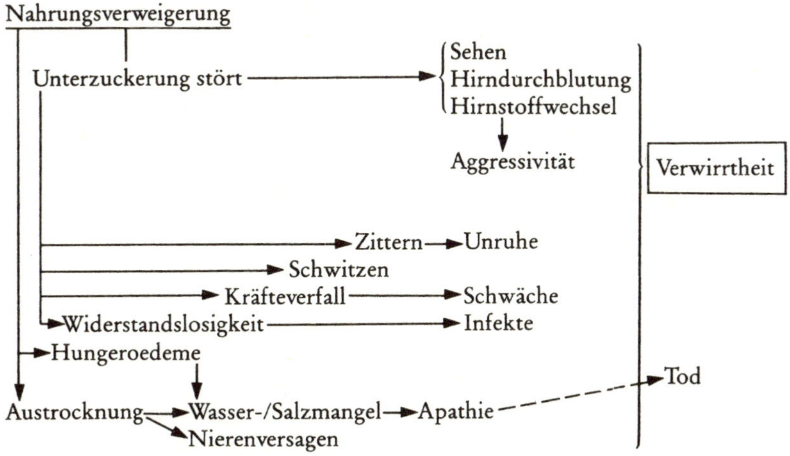

Muß der Pflegende den Kranken zum Essen zwingen? Pflegende könnten versuchen, mit dem Verwirrten zu sprechen, könnten ihm immer wieder auch zwischen den Mahlzeiten eine Kleinigkeit anbieten, könnten ihm hochkalorische Kost (z. B. Astronautenkost, Ei mit Traubenzucker usw.) anbieten. Ich würde einen hochbetagten Verwirrten nicht zwangsernähren, z. B. mit Magensonde oder Infusionen im Krankenhaus. Meine Mutter verweigerte trotz längerer Gespräche die Nahrung. Erst als ich ihre Entscheidung akzeptierte, fing sie von selbst wieder an zu essen. Wichtig ist vor allem, dem Verwirrten ständig Flüssigkeit anzubieten, weil die Austrocknung schneller zum Zusammenbruch führt als der Hunger. In der Flüssigkeit können hochwertige Nahrungsmittel aufgelöst werden, damit der Verwirrte nicht verhungert. Berücksichtigt werden sollten auch manche besonderen Eßgelüste nach ausgefallenen Speisen, die in der Krise der Verwirrtheit und des Sterbens symbolisch den Zuwendungshunger ausdrücken.

3.1.7. *Störungen der Ausscheidung oder Entleerung*

Entleerungsstörungen der Blase

Unfähigkeit, Wasser zu lassen. Ursachen können sein: Zustand nach Blasen- oder Unterleibsoperation, Vorsteherdrüsenvergrößerung (bei fast 3/4 aller 75jährigen), Medikamente (Anticholinergica, siehe S. 85, Schlafmittel und Tranquilizer) und situative Faktoren, wenn z. B. ein Kranker noch nie im Bett in fremder Umgebung Wasser gelassen hat.
Wer Wasser lassen muß und nicht kann, wird unruhig und verwirrt, erregt und auffällig! Wenn ein Kranker nachts Wasser lassen muß, denkt er nur daran, schnell seine Blase zu entleeren. Er reißt sich die Schläuche (Infusionen) heraus, steigt über das Bettgitter, fällt und zieht sich einen Oberschenkelhalsbruch zu.

□ Pflegende können den Unterbauch abtasten, klären, ob der Kranke die oben erwähnten Medikamente nimmt, den Kranken regelmäßig zum Wasserlassen anhalten und die Beziehung so verbessern, daß sich der Kranke nicht schämt zu schellen und zu sagen, daß er Wasser lassen muß!

Einteilung der Harn-Inkontinenz nach der Dauer:
(1) Vorübergehende bei Harnwegsinfekten, bei akuter Verwirrtheit, Überlaufblase bei Steinen und bei Behandlung mit Anticholinergica, Diuretica, Schlaf- und Beruhigungsmitteln und psychisch bedingt.

(2) Dauernde Inkontinenz ist bedingt durch Hirnerkrankungen, Prostatahypertrophie, Diabetes, Tabes und Strikturen.

Nach den Ursachen werden unterschieden:

(1) Streß-Inkontinenz infolge Schließmuskelschwäche bei Unterleibssenkung und nach Prostata-Op mit dem

Stadium I: Harnabgang bei Husten, Lachen, Niesen;

Stadium II: beim Treppensteigen und Lastenheben;

Stadium III: spontan im Stehen.

(2) Überlaufblase bei Prostata-Adenom (paradoxe I.)

(3) Drang-Inkontinenz bei Alzheimer, Multi-Infarkt-Demenz, Hirntumoren, Blasenentzündung und psychisch:

I. = ungünstige Toilette + Immobilität + Harndrang

(4) atonisch-neurogene Blase bei Diabetes und Tabes

(5) autonom-neurogene Blase bei Querschnittslähmung, MS oder Metastasen.

Entleerungsstörungen des Darmes

Verstopfung (Obstipation):

Ältere, die glauben, tagelang keinen Stuhlgang gehabt zu haben und deshalb fürchten, an einer Kotvergiftung oder an Darmverschluß zu sterben, werden verwirrt, wenn ihnen niemand glaubt. Pflegende sollten den besorgten Kranken ernst nehmen und mögliche Ursachen einer Verstopfung klären: schlackenarme Kost und Kostwechsel, zuwenig Flüssigkeit bei mangelndem Durstgefühl, Bewegungsarmut, Gewohnheit, den Stuhlgang in der Fremde zu unterdrücken. Scham, sich auf die Bettschüssel oder auf den Nachtstuhl in Gegenwart anderer zu setzen, schlaffe Bauchdecken, Depression, Fieber, Verlegung des Darmes (z.B. durch Kotsteine, Dickdarmkrebs), Unterfunktion der Schilddrüse, schmerzhafter Stuhlgang nach hartem Stuhlgang infolge von Einrissen am After (Fissuren) oder bei entzündeten Hämorrhoiden oder nach Operation am After, Abführmittelmißbrauch mit Kaliummangel und Überdosis von Anticholinergica (siehe S. 85). Verstopfung ist für den Kranken eine Notfallsituation. Ein verstopfter Kranker fühlt sich unpäßlich, unruhig und nimmt die Umgebung nicht mehr voll wahr, weil er sich auf die Darmentleerung konzentriert. Gefährdet sind Kranke, die ihre bisherigen Lebensgewohnheiten ändern müssen: die sich wenig bewegen, wenig trinken und essen, nicht zur gewohnten Zeit zur Toilette gehen können und verstopfende Arzneimittel erhalten.

□ Pflegende fragen nach den bisherigen Gewohnheiten, nach Abführ- und Arzneimitteln, beobachten den Kranken, ob er erregt, depressiv oder verwirrt reagiert, ausgetrocknet ist und ob er Hämorrhoiden oder Darmeinrisse hat.

Hilfreich gegen Verstopfung sind so bekannte Maßnahmen wie:
a) Diät: reichlich Obst, Rohkost, Frischkornbrei, rohes Sauerkraut, Früchte mit Schale, Apfelmus, Quarkspeisen, Sauer- oder Buttermilch, Vollkornbrot. Ausreichend zu trinken geben!
b) Abführmittel vermeiden. Bei Bettlägerigen Glycerinzäpfchen geben. Oder der Kranke soll 1 Teelöffel Kochsalz oder Karlsbader Salz auf 1 Glas lauwarmes Wasser morgens langsam trinken oder 3 Eßlöffel Leinsamen mit viel Flüssigkeit oder Sonnenblumen-, Mais- oder Olivenöl, Sennesblättertee oder morgens 1 Glas Obst-, Frucht-Gemüsesaft oder Buttermilch mit Milchzucker oder 5 – 6 eingeweichte Backpflaumen oder Datteln, Feigen mit Einweichwasser oder getrocknete Apfelringe, oder er soll Aprikosen abends als Spätimbiß zu sich nehmen.
c) Leibbinde, warme Leibumschläge, oder Kneippsche Leibgüsse.
d) Atemübungen: beim Einatmen Bauch vorwölben, beim Ausatmen einziehen und mit der Hand eindrücken, zum Einatmen wieder vorschnellen lassen. Entspannungsübungen, z. B. Autogenes Training.
e) Selbstmassagen mit der flachen Hand im rechten Unterbauch beginnen, quer über den Oberbauch und links abwärts den Bauch mit zunehmendem Druck massieren, oder trocken bürsten!
f) Für Bewegung sorgen, besonders bei Bettlägerigen.
g) Private Umgebung und bisherige Gewohnheiten erhalten!
h) Selten kann es notwendig werden, den Enddarm mit dem Finger auszuräumen, weil Kotsteine auch einen Einlauf unwirksam machen.
Durchfall (Diarrhoe):
Bei jedem Durchfall droht Austrocknung mit Verwirrtheit. Durchfall kann verursacht sein durch Angst, Aufregung, zu fettes Essen, Nahrungsmittelvergiftung, Darminfektion, Schilddrüsenüberfunktion, Enzymmangel bei Bauchspeicheldrüsenerkrankung, Schädigung der Darmbakterien durch Antibiotica und durch jahrelangen Abführmittelmißbrauch.

□ Behandlungspflege bei Durchfällen beugt Verwirrtheit vor: Warme Leibumschläge, ein Teetag mit 2 Liter Gemisch aus Kamillentee und schwarzem Tee, ungesüßt, getrocknete Heidelbeeren, gesalzener Hafer-, Grieß- oder Kartoffelbrei mit Wasser, nicht mit Milch, geriebene Äpfel oder Möhren sowie Weißbrot, Kakao, Bitterschokolade, Reis, eventuell Kohletabletten.

Stuhl-Inkontinenz-Ursachen:
Unfähigkeit, den Schließmuskel zu schließen bei Demenz;
neurogen bei Querschnittslähmung;
Durchfälle, Abführmittelmißbrauch, Kotsteine;
Tumoren im Enddarm;
psychogen aus Protest, um Zuwendung zu erzwingen.

Anus praeter:
Ältere Kranke mit einem künstlichen seitlichen Darmausgang sind durch das gestörte Körperbild in ihrer Identität verunsichert, weil sie die Darmausscheidung nicht mehr kontrollieren können. Sie reagieren regelmäßig mit Verwirrtheit, wenn sie nicht geduldig und verständig von Ärzten, Pflegenden oder Selbsthilfegruppen über die Anus-preater-Pflege informiert werden. Sehr empfehlenswert ist der Beitritt zur Selbsthilfe-Organisation Deutsche Ileo-, Colo-, Urostomie-Vereinigung (ILCO), Kammergasse 9, 8050 Freising.

Zur Pflege verwirrter Inkontinenter

Viele Verwirrte werden inkontinent, viele Inkontinente verwirrt! Wer zu Hause inkontinent wird, wird gemieden, isoliert und häufig aus diesem Grunde in ein Krankenhaus eingewiesen. Die Einweisung verwirrt, der Kranke vergißt, zur Toilette zu gehen, die Inkontinenz nimmt ebenso zu wie die Verwirrtheit. Inkontinenz ist der häufigste Grund der Verlegung in ein Pflegeheim.
Die Pflege muß den Teufelskreis Verwirrtheit ↔ Inkontinenz unterbrechen!

Woran erkennen Pflegende eine beginnende Inkontinenz Verwirrter?
Der Kranke hat häufigen Harndrang, kurz nach dem Wasserlassen erneuten Harndrang, weil er unsicher ist, ob die Blase leer, das Wasserlassen beendet ist, Harntröpfeln, zunehmend nächtliches Wasserlassen, Urinabgang beim Husten, Lachen, Niesen. Bett oder Wäsche, die der Kranke heimlich zu waschen versucht, sind feucht oder beschmutzt, die Hände mit Stuhl oder Urin verunreinigt.

Was erlebt ein Inkontinenter? Er fühlt sich unsauber, bekommt Juckreiz oder Schmerzen durch Ekzeme, erlebt sich entwürdigt als Versager, weil er „Windeln“ trägt. Es ist ihm peinlich, sich den Blicken Fremder auszusetzen und darauf angesprochen zu werden. Er fühlt sich hilflos, ohnmächtig, seine Ausscheidungen kontrollieren zu können, abhängig von Pflegenden, fürchtet ihren Ekel. Er hat Angst, abgelehnt zu werden, zur Last zu fallen, ständig schellen zu müssen. Aus Angst, die Toilette nicht rechtzeitig erreichen zu können, wagt er nicht einzuschlafen oder bleibt tagsüber im Schlafanzug.

Abbildung 27: Teufelskreis von Angst und Inkontinenz

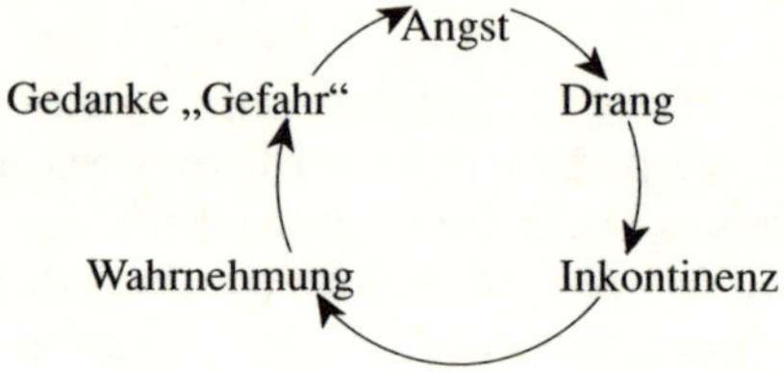

Er verleugnet seine Inkontinenz aus Scham. Im Bett fühlt er sich sicherer, verliert aber Kontakte und fühlt sich ausgeschlossen. Wenn er ausgeschimpft wird, bekommt er Schuldgefühle und wird depressiv. Das Mitleid anderer entmutigt.

Wie reagieren Angehörige, Nachbarn oder Mitbewohner auf die Inkontinenz eines Verwirrten? Angehörige bemitleiden oder bedauern ihn. Mit einem zeitweilig Verwirrten konnten sie noch fertig werden, mit einem verwirrten Inkontinenten nicht mehr. Sie fühlen sich überfordert. Sie schämen sich, andere einzuladen und isolieren so sich und den Kranken. Wenn sie ihn ablehnen, bekommen sie Schuldgefühle, weil er nichts dafür kann. Mitbewohner fühlen sich gestört durch häufiges Schellen und Unruhe, wenn Pflegende sauber machen, belästigt durch den Geruch, so daß sie das eigene Zimmer meiden, dort nicht essen und keine Besuche empfangen. Manche Mitbewohner fühlen sich benachteiligt, vernachlässigt, weil sich die Pflegenden mehr um den Inkontinenten kümmern, bis sie aggressiv werden und mit dem Kranken nicht mehr sprechen. Daraus folgen Schuldgefühle und Mitleid der Mitbewohner.

Abbildung 28: Teufelskreis von Ablehnung und Inkontinenz

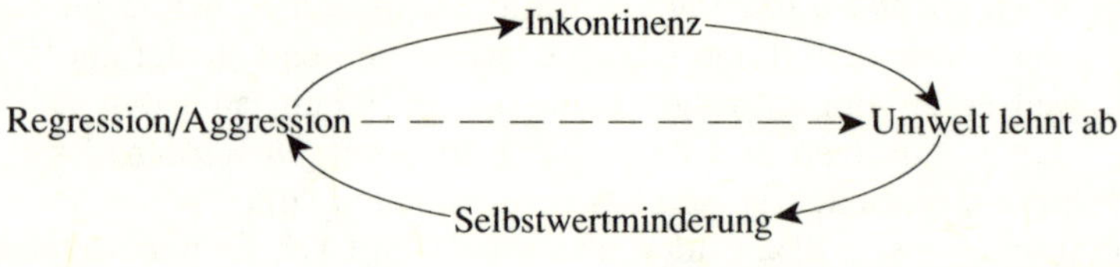

Wie fühlen sich Pflegende bei der Pflege verwirrter Inkontinenter?
Sie fühlen sich überfordert, unsicher, hilflos, ohnmächtig, so daß sie resignieren, weil sie trotz ihrer Mühe nicht helfen können. Viele Pflegende engagieren sich für diese „Pflegefälle“ weit über ihre Kräfte. Wenn sie einmal ungeduldig oder ärgerlich reagieren, bekommen sie Schuldgefühle, die wieder ihre Arbeitsfreude hemmen. Andere meiden unbewußt die verwirrten Inkontinenten, sprechen weniger mit ihnen, weil sie vermuten, daß sie sich manchmal absichtlich voll machen. Manche Pflegende verleugnen oder ignorieren ihre Schwierigkeiten: „Das ist mein Beruf!“ Viele Pflegende fühlen sich in dieser schweren Pflege abgewertet, so daß die Arbeitszufriedenheit schwindet: „Wir haben doch nur Scheiße wegzumachen!“ Vielen fällt es schwer, Ekel oder Widerwillen gegen den Uringeruch von Bett- und Unterwäsche dauernd zu unterdrücken.

Die Pflege verwirrter Inkontinenter ist körperlich anstrengend: Bücken, Heben beim Säubern, besonders wenn sich der Kranke wehrt, lange Wege, Spülen der Spülbecken, Tragen und Sortieren der Wäsche usw.

Wie können Pflegende verwirrten Inkontinenten helfen?
Ziel der Pflege ist soziale Integration des Inkontinenten und bessere Lebensqualität, z. B., damit er sich „geruchs- und wasserdicht“ fühlt.

(1) *Medizinische Behandlungspflege* umfaßt:

Hautpflege von Genitalien und Gesäß.
Elektrostimulation bei Streß-Inkontinenz.
Medikamente: Östrogene bei Streß-I., Antibiotica bei Überlaufblase und Versuch mit Bricanyl, Spiropent bei atonisch-neurogener Blase, Op bei Streß-I. und Überlaufblase.
Katheter bei Überlauf- und autonomer neurogener Blase.
Vorlagensysteme bei autonomer neurogener Blase.

(2) *Trainingsmethoden* müssen Angehörige / Mitbewohner miteinbeziehen:

Wahrnehmungstraining, um Harndrang früh genug zu bemerken.
ROT, um Toilette / Nachtstuhl zu finden.
Gedächtnistraining, um Bewältigungstechniken zu speichern.
Beckenbodengymnastik bei Streß-Inkontinenz.

Abbildung 29: Faktoren, die Inkontinenz auslösen oder verschlimmern

(1) Ausstattungsmängel: es fehlen		andere Mängel
im Bett	Krankenunterlagen, Urinflasche	zu hoch/zu tief, Gitter
im Zimmer	Sänitärzelle, Nachtstuhl. Steckbecken, Dämmerleuchte, Privatheit, Sichtschutz	zu viele kantige Möbel, rutschende Teppiche
im Flur	Haltegriffe, ausreichende Beleuchtung, Wegmarkierung, freier Weg (Rollstühle)	Weg zu weit, viele Türen verwirren
in der Toilette	Haltegriffe, Waschgelegenheit, Türmarkierung, Schalter, Steckbeckenspüle, Papierrolle in Greifhöhe	zu eng, zu kalt, WC-Sitz zu tief, Papier billig = zu hart

(2) Kleidung
Ausziehen wird zur Falle, weil Wahrnehmung / Handgeschick durch Harndrang / Zittern eingeschränkt sind. Beschmutzte, riechende Kleider stoßen ab.

(3) Einweghilfsmittel	Vorteile	Nachteile	Kosten
Krankenunterlagen	Bett geschützt, bequem	fördern Bettlägerigkeit, kalt, unangenehm, peinlich, Geruch	hoch
Einlagen-Systeme	Mobilität erhalten, individuell, warm, hautfreundlich	Handhabung ist zu erlernen, Anpassung, Mehrarbeit anfangs	niedrig
saugfähige Einwegslips	gewohnt, sicher, gut unter Kleidung	feuchte Kammer, wenig individ. Handhabung, zerreißen leicht	hoch
urinableitende Systeme	Kontrolle auch großer Urinmengen	Pflegeaufwand hoch, infektanfällig, Hautreizung, Mobilität eingeschränkt	hoch

(4) Personal
bevorzugt Maßnahmen, die Ungelernte durchführen können / Personal einsparen

Inkontinenter in *Interaktion* mit den	Pflegenden
Werte: Gesundheit, Ausscheidungsbedürfnisse	sauber, störungsfrei arbeiten
Schuldgefühle wegen Normverletzung	vertreten rigide Normen
– des Sauberkeitsgebots: Wäsche, Geruch	kontrollieren Hygiene
– sexueller Tabus: sich nackt zeigen,	müssen wegsehen
Manipulation an Genitalien	müssen berühren, reinigen
zuzulassen, vergewaltigt, erregt zu werden	müssen Gefühle unterdrücken
– entwürdigt durch Blicke Fremder, Windeln	überlegen
– Versagen	
Scham: sich zu zeigen, abputzen zu lassen	beschwichtigen
	Unbehagen
zu riechen, Wäsche zu beflecken	Ekel vor Anblick/Geruch
naß, im Kot zu liegen	
Angst: die Kontrolle zu verlieren	kontrollieren
die Toilette schnell zu erreichen	fühlen sich belästigt
zur Last zu fallen	überfürsorglich
ausgeschimpft zu werden	machen Vorwürfe: „absichtlich"
ausgeschlossen, verspottet zu werden	machen Witze
zum Säugling entmachtet zu werden	mächtige Mutter
vor Mitleid	zeigen verbal Mitleid
vor Ablehnung, Ekel anderer	nonverbale Ablehnung: „Schwein"
Folgen:	
Kontroll- = Selbstwertverlust	fühlen sich abgewertet
verleugnen, verheimlichen, verschweigen	verleugnen: „mein Beruf"
unruhig, schlafgestört	geben Beruhigungsmittel
resignieren: ohnmächtig, hilflos, passiv	mächtig, aktiv, Helfer
depressiv aus Schuldgefühlen, Suizid	aggressiv, hilflos
abhängig von Pflegenden	überfordert
regressiv: verwirrt, „laufen" lassen	ärgerlich, ungeduldig
Macht durch Einnässen	resignieren, ohnmächtig
ziehen sich zurück in Bett: Isolation	meiden ihn, sprechen weniger

Blasentraining durch manuelle Entleerung, Beklopfen oder Damm-Massagen bei atonisch neurogener Blase.
Kontinenztraining bei Drang-I., atonisch neurogener und schlaffer neurogener Blase:
Machen Sie dem Inkontinenten keine Vorhaltungen! Loben Sie jedes Trockenbleiben und belohnen Sie es mit einem Gespräch! Jeder Pflegende hält den Kontinenzplan konsequent ein, führt anfangs alle 2 Stunden zur Toilette und wechselt nasse Vorlagen, später alle 3–4 Stunden.
Für ein erfolgreiches Kontinenztraining sind folgende Voraussetzungen zu klären:
Psychologische Fragen:
Besteht ein Vertrauensverhältnis zwischen Krankem, Arzt und Pflegendem?
Sind Kranker, Angehörige und Mitbewohner aufgeklärt?
Sind alle Mitarbeiter nach Absprache bereit, im Team zusammenzuarbeiten?
Können optimistische Pfleger den Kranken und die Mitarbeiter zu Geduld ermutigen?
Ist individualisierende Pflege vom Träger und von den Mitarbeitern gewährleistet?

Lernfähigkeit:
Wie kann der Kranke trotz Verwirrtheit und Gedächtnisschwäche noch lernen, Harndrang wahrzunehmen und in der richtigen Reihenfolge zur Toilette zu gehen und die Kleidung zu öffnen? Wieweit ist der hilflose und entmutigte Depressive zu aktiver Mitarbeit zu motivieren?

Diagnose:
Können die Angehörigen/Pflegenden auf Grund der Symptomkenntnis das Kontinenztraining richtig einsetzen?

Miktionsschema:
Wann näßt der Kranke ein, tagsüber, nachts? Wie oft ist er naß? Bekommt er Hilfe? Werden Miktionszeiten eingehalten?

Verschlimmernde Faktoren:
körperliche: Wird der Kranke durch andere Leiden behindert?
Erhält er Beruhigungsmittel, Diuretica, Anticholinergica?
Ist er bettlägerig und wird er aktivierend gepflegt?
Trägt er einen Dauerkatheter?
psychische, soziale, ökologische, ökonomische Faktoren.

Ob Kontinenz = Kontrollfähigkeit erhalten bleibt, hängt von stabilisierenden Faktoren wie Gesundheit, Lernerfahrungen und sozialer Unterstützung durch Familie und ambulante Dienste ab. Wenn durch verunsichernde Faktoren wie Erkrankungen, Konflikte, Einsamkeit und Verluste Inkontinenz als Kontroll-/Selbstwertverlust eingetreten ist, kann der Kranke nur kontinent werden, wenn seine Anstrengung sozial unterstützt = verstärkt wird. Sonst bahnt sich ein Teufelskreis von Selbstbestrafung, Verleugnung, Hilflosigkeit und Inkontinenz an.

(3) *Inkontinente brauchen*
(a) viel Zuwendung; Überfürsorglichkeit verstärkt Inkontinenz.
(b) Verständnis und Annahme, um sich akzeptieren zu können.
(c) Ansprechen von Schuld, Scham, Angst und Bedrohung, um Verleugnung zu meiden.
(d) Ermutigung zu Eigenverantwortlichkeit.
(e) Aktivierung aus dem Bett zum Sitzen.
(f) Schutz der Intimsphäre vor Zuschauern.
(g) Vermittlung von Sinn durch Kontakte und Beschäftigung.

(4) Pflegende brauchen
(a) Verständnis: Inkontinenzpflege ist körperliche Schwerarbeit und psychische Belastung.
(b) Aussprachemöglichkeit über Ekel, Abneigung, Widerwillen, Aggression und über die eigene Angst vor späterer Inkontinenz, z. B. in kollegialer Supervision.
(c) Motivation zu:
Optimismus, Engagement und Geduld;
aktivierender, individualisierender Pflege;
Zusammenarbeit.

Was ist in der Pflege Inkontinenter zu meiden?
Flüssigkeitsbeschränkung, weil durch Austrocknung Verwirrtheit und Nierenversagen ausgelöst werden kann und weil konzentrierter Urin den Harndrang vermehrt und Infektion und Steinbildung begünstigt.
Inkontinenztraining, wenn der Kranke unsystematisch zur Toilette geschickt wird.
Zu häufiges Entleeren fördert Drang-Inkontinenz.
Verdrängung von Schuldgefühlen, Scham und Angst verstärkt die Inkontinenz.
Warum kann der medizinisch nicht indizierte Dauerkatheter zur gefährlichen Pflege werden?

Dauerkatheter bedeutet gefährliche Pflege; die Folgen sind:
Körperliche: Dauerkatheter bedingt dauernden Drang bis hin zu Verwirrtheit und Schrumpfblase, Schmerzen vestärken die Unruhe, Infektionen treten nach 1 Woche auf und erfordern Antibiotica mit der Gefahr von Durchfällen; Harnkristalle bedingen Verletzungen beim Katheterziehen mit der Folge einer Harnröhrenstriktur; Druckgeschwüre können zur Fistel werden; Steinbildung begünstigt Divertikelbildung.
Psychische: Der Kranke fühlt sich von der Körperverletzung bedroht, hat Angst vor dem Einbruch in den Intimbereich, den er als Verletzung der Menschenwürde erlebt, wenn er sich überwältigt bis vergewaltigt empfindet, er verliert Kontrolle und damit Selbstwertgefühl, wenn der Katheter ohne Erklärung gelegt wird. Reinigung und Handschuhe deutet der Kranke, als ob er ein Schmutzfink oder geschlechtskrank sei. Männer fühlen sich in der Sexualität behindert.
Sozial bedeutet der Dauerkatheter eine Erleichterung für überforderte Pfleger, aber zunehmende Isolation beim Kranken.

Empfehlungen für eine bessere Pflege Inkontinenter
Die Einstellung zu Inkontinenten muß sich ändern! Inkontinenz ist Symptom einer Krankheit, nicht der Altersgebrechlichkeit. Inkontinente sind besserungsfähige Behandlungs-, nicht infauste „Pflegefälle". Ärzte und Pflegende brauchen nicht im therapeutischen Nihilismus zu resignieren. Angehörige und Mitpatienten können Inkontinente akzeptieren lernen. Träger könnten mehr Verständnis für die Situation der Pflegenden aufbringen und ökologische Bedingungen ändern. Pflegesatzkommissionen könnten aktivierende Pflege belohnen. Krankenkassen könnten die Kosten für Inkontinenz-Hilfsmittel übernehmen.
Die pflegerische Kompetenz kann gestärkt werden durch Aus-/Fortbildung über medizinische Formen und Ursachen der Inkontinenz, psychosoziale Auswirkungen, Kontinenztraining, gezielten Umgang mit Inkontinenz-Hilfsmitteln, Folgen medizinisch nicht indizierter Dauerkatheter.
Pflegende wissen, daß Erfolge von der Gesamtaktivität abhängen und Inkontinente Soforterfolge sehen wollen.
Angehörige und Pflegende ermutigen den Inkontinenten, erinnern an die Erfolge und lassen sie als eigene Erfolge einschätzen, d.h. als selbst herbeigeführt und jederzeit wiederholbar. Sie formulieren Ziele, die in der eigenen Macht stehen und erreichbar sind. Sie loben und belohnen positive Aktivitäten sofort. Sie vermeiden jede Kritik.
Pflegende Angehörige leisten noch die Hauptlast der Pflege Inkonti-

nenter und drohen unter dem zeitlichen, körperlichen und emotionalen Aufwand zusammenzubrechen. In der ambulanten Situation sind Kontinenztrainingspläne nur in Tagespflegeheimen konsequent durchzuhalten.
Manche Pflegende glauben, Inkontinenz mit Durstenlassen behandeln zu können. Sie verkennen, daß Ältere durch Austrocknen stark gefährdet sind, durch ein Nierenversagen noch stärker verwirrt zu werden. Da Ältere ein herabgesetztes Durstgefühl und Angst vor Einnässen haben, trinken sie von selbst weniger. Pflegende sollten sich regelmäßig die Zunge zeigen lassen und nach einem Trinkplan regelmäßig Getränke verteilen. Sie werden feststellen, daß Kaffee schneller Harndrang verursacht als Milch.

Pflegeprozeß-Planung bei einem inkontinenten Verwirrten
Ist: (a) Pflege-Anamnese: Der Pflegende sucht folgende Fragen zu klären: Besteht Harn- oder Stuhlinkontinenz? Seit wann? Wie oft geht Harn (tagsüber, nachts, tropfenweise, im Strahl) oder Stuhl (breiig, Durchfall) unfreiwillig ab? Ist Wäsche oder Bett verschmutzt und wäscht sich der Kranke heimlich seine Wäsche? Sind die Hände sauber? Meldet sich der Kranke, wenn er Harndrang verspürt? Wie meldet er sich? Kann er allein aus dem Bett? Wie weit ist der Weg zur Toilette und findet er ihn? Wie schläft der Kranke? Trägt er einen Katheter? Bekommt er dauernd Diuretica, Schlaf-, Beruhigungs- oder Abführmittel? Welche Restfähigkeiten hat er?
(b) Pflegediagnose: 73jähriger Mann, verwirrt, urininkontinent nach Prostata-Operation, trägt Katheter, will ihn herausreißen. Lebte allein und hatte keine Beziehungen, deshalb im Pflegeheim. Seine Stärke ist Kontaktfähigkeit.
Ziel: Kontinenz ohne Katheter. Teilziele sind, den Kranken und die Pflegenden zu motivieren: „Es ist schöner trocken zu sein und nicht zu riechen. Der Katheter ist undicht!"
Pflegeplanung: Der Verwirrte sieht die Notwendigkeit eines Trainings ein. Heimleiter, Pflegende und Nachtschwester sind zu überzeugen! Mitbewohner werden über das Kontinenztraining informiert. Der Zimmernachbar wird gewonnen, zur Vorbeugung mitzumachen. Der Hausarzt behandelt den Harnwegsinfekt nach der Prostata-Operation und zieht den Katheter. Ein Kontinenzplan wird erstellt: Vw (Vorlagen-Wechsel), T (Trocken), St (Stuhl), U (Urin).

Frühschicht: Vw um 7.00, 9.00, 11.00, 13.00 Uhr;
Spätschicht: Vw um 15.00, 17.00, 19.00 Uhr;
Nachtwache: Vw um 21.00, 23.00, 2.00, 5.00 Uhr.

Durchführung: Alle Pflegenden halten sich konsequent an den Plan und tragen ein, wann die Vorlage gewechselt werden mußte. Beckenboden-Gymnastik, Anhalte-, Entleerungs- und Klopftraining werden regelmäßig dreimal täglich durchgeführt.
Auswertung: Nach zehn Tagen ist der Kranke trocken, die Zeiten werden alle vier Tage um 15 Min. verlängert mit jeweils einem neuen Kontinenzplan. Erfolg: Der Kranke riecht nicht mehr, fühlt sich trocken und findet den Weg zur Toilette selbst.

Beckenboden-Gymnastik (nach I. Zimmermann und Klinkhammer)
Die Übungen kräftigen Beckenboden- und Blasenschließmuskeln, sind mehrmals täglich über Wochen durchzuführen. Vorher Wasser lassen!
Grundübung in Rückenlage, Arme und Beine sind gestreckt
Einatmen: Bauch entspannt vordrücken!
Ausatmen: Bauch anspannen, einziehen, Gesäß anspannen, Kreuz auf die Unterlage drücken!

Andere Übungen
Anhaltetraining: bei jedem Wasserlassen wird versucht, das Wasser anzuhalten, dann laufen lassen, wieder anhalten bis zum Harndrang. Beim Anhalten Bauch einziehen, ausatmen!
Entleerungstraining: beim Wasserlassen nicht pressen, die Bauchdecken nach unten bis zum Schambein ausstreichen!
Klopftraining: Alle drei Stunden vor dem Wasserlassen mit der Faust zehn Minuten lang auf die Blase klopfen!

Abbildung 30: Beckenbodengymnastik nach I. Zimmermann

Entlastung – Venenpumpübungen:

Das Herz liegt tiefer als das Becken!

Die Druckverhältnisse in Bauch und Becken werden umgekehrt.

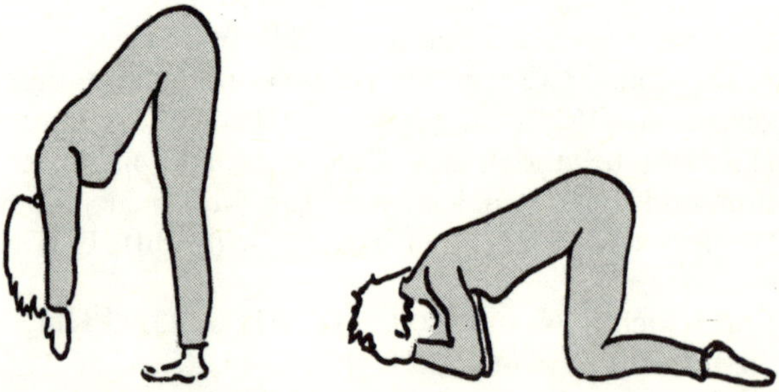

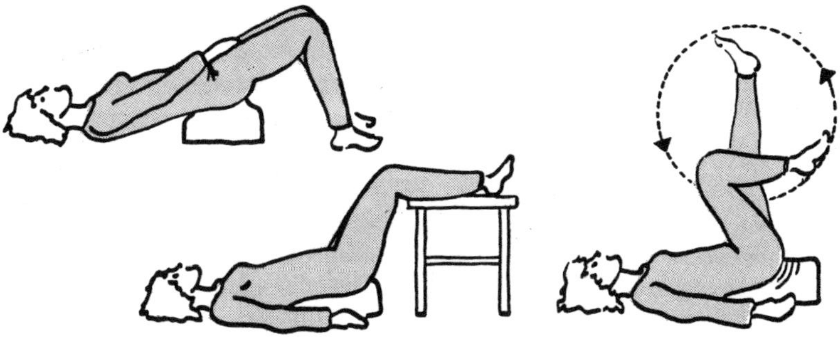

Den Widerstand erhöhen – Kneifübungen:

Druck des Vorfußes gegen den Boden.

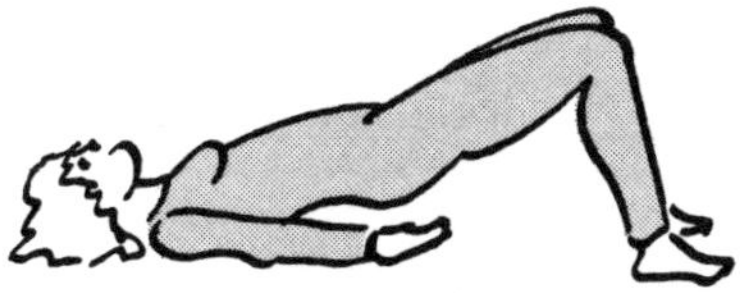

Im Stehen, Liegen oder Sitzen gekreuzte Beine.
Fußaußenkanten gegeneinander drücken.

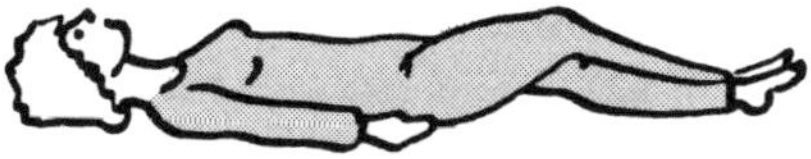

Oberschenkel bei gegrätschten Unterschenkeln zusammendrücken, gegen den Druck der Hände zu öffnen versuchen.

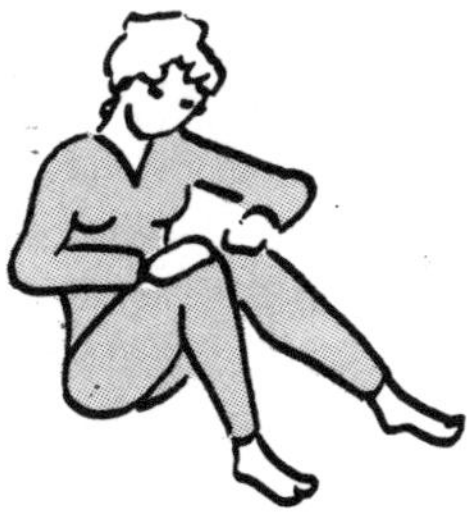

Sitzen mit rundem Rücken erleichtert das Zusammenziehen der Afterregion

Sitzen mit hohlem Rücken erleichtert das Zusammenziehen der Muskeln um Harnröhre und Scheide.

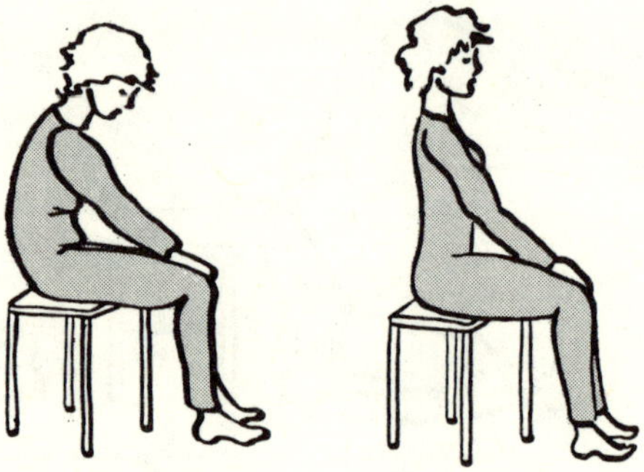

Schließmuskeltraining: After einziehen, zukneifen, einatmen!

Üben gegen einen Widerstand im Reitersitz erleichtert das Zusammenziehen der Beckenbodenmuskulatur: feste Kissenrolle, Fahrradsitz.

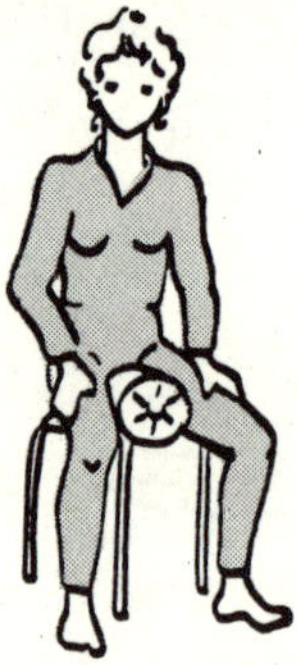

Hockesitz:
Einatmen: Füße bleiben unten!
Ausatmen: Beine mit geschlossenen Knien vom Boden heben, Gesäß anspannen!

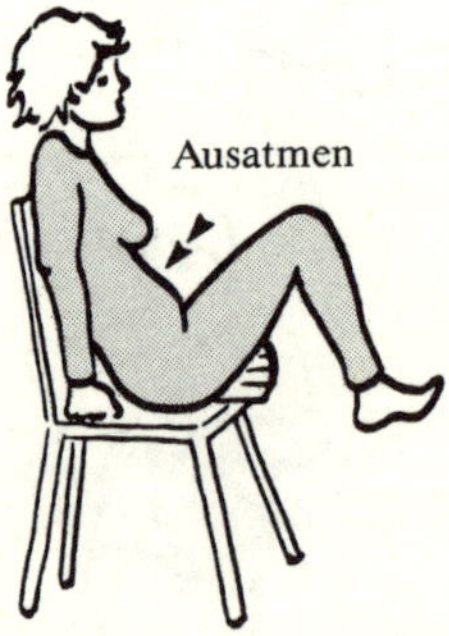

(nach Klinkhammer, in: J. Sökeland)

Vierfüßlerstand:
Einatmen: Bauch vor,
Rücken hängt durch!
Ausatmen: Bauch einziehen,
Rücken wird rund gebuckelt,
Gesäß angespannt!

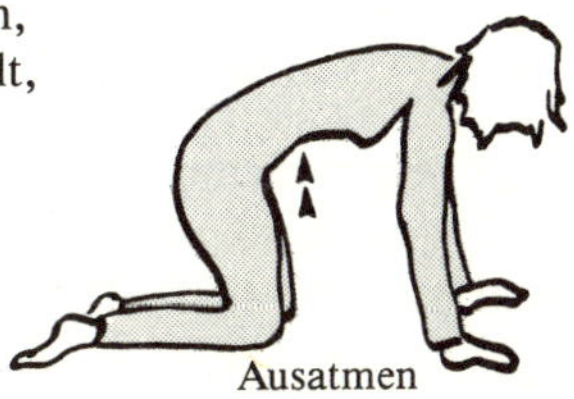

(nach Klinkhammer,
in: J. Sökeland)

3.1.8. *Schmerzen*

Verwirrt reagieren auch gesunde Ältere, wenn sie plötzlich Schmerzen bekommen, die sie sich nicht erklären können. Kranke mit einer Hirnleistungsschwäche spüren nachts die Schmerzen stärker als tagsüber. Schmerzen werden als ärgerliches Gefühl und Unpäßlichkeit stärker wahrgenommen, wenn der Kranke allein ist. Schmerzen schränken die Wahrnehmung und Aufmerksamkeit für die Umwelt ein. Wenn der Kranke nur von seinen Schmerzen spricht, wird er leicht als verwirrt abgestempelt.
Pflegende klären, seit wann, wo, wie und wann die Schmerzen auftreten. Da Verwirrte manchmal keine genauen Angaben machen können, beobachten die Pflegenden den Kranken: Beißt er die Zähne zusammen? Nimmt er eine Schon- oder Zwangshaltung ein? Ist er geduldig, brütet er vor sich hin, greift er nach der Schmerzstelle, wimmert er oder stöhnt und schreit er?
Häufige Schmerzursachen im Alter sind Gelenkverschleiß, Krebsabsiedlungen, Knochenbrüche bei Knochenentkalkung und Kopf- und Nackenschmerzen.

□ Pflegende lassen unerklärliche Schmerzen klären, sorgen für Entspannung, Wärme und Zuwendung. Nach Operation oder bei Krebs sind Schmerzmittel notwendig. Wenn Kranke beim An- oder Ausziehen schreien, hilft vorsichtiges Bewegen und liebevolle Zuwendung mehr, als den Kranken auszuschimpfen oder ihn für verwirrt zu erklären.

3.1.9. *Lange Bettruhe* begünstigt durch Reizmangel Verwirrtheit!

3.1.10. *Sterben* (siehe S. 280ff.).

Abbildung 31: Folgen langer Bettruhe

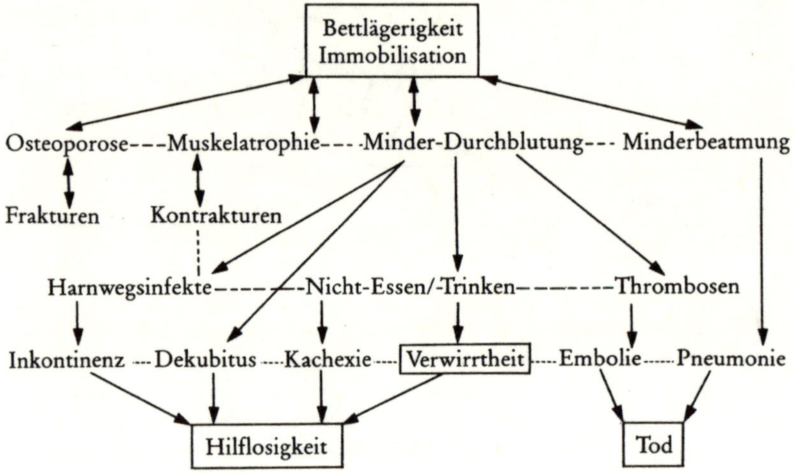

Abbildung 32: Teufelskreise bei akuter Verwirrtheit

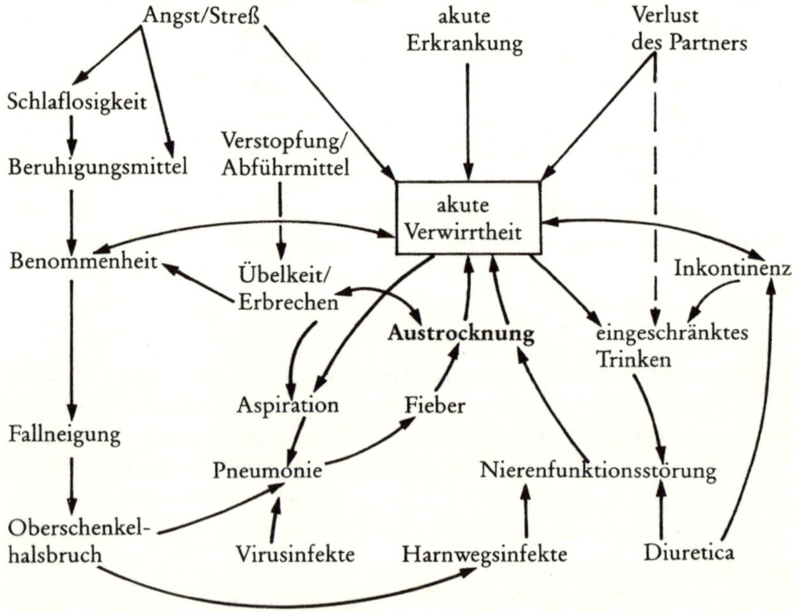

3.2. *Verwirrtheit bei Wahrnehmungsstörungen*

Die Wahrnehmung kann eingeschränkt sein durch schlechtes Sehen und Hören, Bettlägerigkeit, mangelnde Anregung und Isolation. Wenn weniger wahrgenommen wird, sinken Blutdruck, Atmung und Stoffwechsel, erscheint das Gesehene oder Gehörte als fremd oder verwirrend. Der Kranke neigt dazu, sich in Phantasien oder in die Vergangenheit zurückzuziehen, d. h. er reagiert wie ein Verwirrter. Wer in der Wahrnehmung eingeengt ist, wird gereizt, traurig, ängstlich, unterwürfig, abhängig, einsam.

Welche Risikofaktoren tragen zu Wahrnehmungsstörungen bei?

(1) *Persönliche Risikofaktoren:* Hat der Alternde gelernt, andere Sinneskanäle zu benutzen, sich anzuregen, wenn er allein ist? Introvertierte und leicht Demente ertragen Wahrnehmungsbehinderung besser als Extrovertierte mit erhaltener Intelligenz. Beruhigungsmittel schränken die Unterscheidungsfähigkeit ein.
(2) *Faktoren in der Umgebung:* Bettlägerige in Rückenlage, die den Kopf nicht bewegen können, sehen weniger – 24 Stunden nur die Decke – als Bettlägerige in Seitenlage, diese aber weniger als Bettlägerige in Rückenlage, die den Kopf noch wenden können. Bettlägerige in einem großen Zimmer haben mehr Anregungen als in einem kleinen. Alleinstehende, gehbehinderte alte Menschen ohne Gesprächspartner sind sehr gefährdet, verwirrt zu werden. Einen „Pflegefall" nicht mehr besuchen heißt, ihn in die Verwirrtheit treiben! Wer zuläßt, daß sich alte Menschen isolieren, trägt zu ihrer Verwirrtheit bei, weil mangelnde Kommunikation eingeschränkte Realitätswahrnehmung zur Folge hat.
Risikofaktoren in der Pflege: Wenn Ältere von Pflegenden so abhängig sind, daß sie einen Tadel fürchten, wenn sie durch Herumgehen versuchen sich zu orientieren, werden sie verwirrt. Wenn Pflegende erwarten, daß ein Bewohner verwirrt wird, wird er sich so verhalten, wie es von ihm erwartet wird.
Überbeanspruchende, verzerrte oder überfordernde Wahrnehmung, z. B. dauernder Lärm, grelles Licht, ständig wechselnde Pfleger, können verwirren.

☐ Wie können Pflegende Wahrnehmungsstörungen vorbeugen?
a) Sie sorgen für Anregungen, gestalten Zimmer, Flure und andere Räume, um keine Langeweile aufkommen zu lassen. Sie lassen den Verwirrten herumlaufen, wandern, damit er die Umgebung selbst er-

forschen kann, sich orientieren kann, selbst kontrollieren kann, was er wahrnehmen will!
b) Pflegende verhindern überflutende Wahrnehmung durch zuviel Lärm oder Licht oder ständigen Pflegerwechsel; sie sorgen für dauerhafte Konstanz in Aktivitäten, Pflege und Umgebung.
c) Pflegende vermitteln Kontakte und regen zu sinnvollen Tätigkeiten an, wenn Kranke den ganzen Tag versunken dasitzen.
d) Pflegende schaffen Ordnung gegen verwirrende Wahrnehmung, d.h. sie strukturieren den Tagesablauf, z.B. Aufstehen, Essen, Toilettengang, Spaziergang immer zur gleichen Zeit, räumen das Zimmer auf, sagen dem Kranken voraus, was er am jeweiligen Tag machen wird.
e) Pflegende sprechen mit dem Kranken, was er sieht, hört, riecht, tastet oder schmeckt, und über seine Gefühle der Trauer, Enttäuschung und Angst, wenn er etwas nicht mehr wahrnimmt. Sie ermutigen ihn, die Restsinne zu üben, und so die Situation wieder in den Griff zu bekommen und sich im Streß zu entspannen.
f) Pflegende bringen Verwirrte in Kleingruppen zusammen, damit sie sich gegenseitig anregen, Fehlwahrnehmungen korrigieren, Restsinne trainieren und sich gegenseitig trösten.

Wer Wahrgenommenes in das bisher Bekannte nicht einordnen kann, kann verwirrt reagieren, wie folgende Abbildung erläutert:

Abbildung 33: Verwirrtheit als Folge einer Wahrnehmung von Unbekanntem

	Vergleich mit bisher Bekanntem	Bewertung	Reaktion
Sehen Hören Tasten	bekannt, einzuordnen →	bedeutungsvoll →	Selbstverstärkung
	unbekannt, nicht zu verarbeiten →	erzeugt Angst →	Verleugnung Verwirrtheit

Wahrnehmungsstörungen erschweren die Kommunikation. Wer die nicht-sprachlichen Signale unzureichend wahrnimmt, ist in der Beziehung verunsichert. Schwerhörige verstehen nicht nur den Inhalt kaum, sondern ebensowenig die Redeweise wie Stimmqualität, Tonfall, Sprechmelodie. Sehbehinderte können Mimik, Gestik, Körperhaltung und Blickkontakt schlecht erkennen, so daß sie die Beziehung als fremd, ängstigend oder verwirrend erleben. Wer in der Berührungsempfindung gestört ist, kann Körperkontakt fehldeuten. Je mehr Sinneskanäle schwinden, um so schwieriger wird die Kommunikation.

Abbildung 34: Verwirrtheit als Folge zunehmend eingeschränkter Wahrnehmung

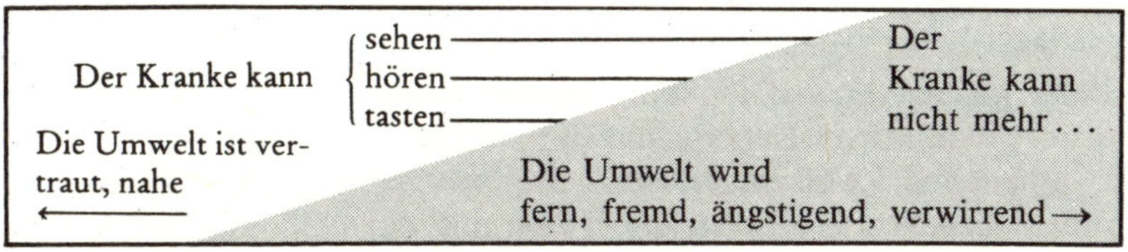

Je schwieriger die Kommunikation, um so eher wird jemand verwirrt.

(1) *Sehbehinderung:*
24 % der „Pflegefälle“ sind blind und 35 % sehen schlecht, bedingt durch folgende Altersveränderungen des Auges:
Die Hornhaut wird rauchig getrübt und weniger lichtdurchlässig, so daß Ältere mehr Beleuchtung brauchen, z. B. zum Nähen. Die Bindehaut wird lichtdurchlässiger, so daß stärkeres Licht blendet. Streulicht, bei gleichzeitig veränderter Hornhautverkrümmung, läßt Bilder und Gegenstände verwaschen oder verzerrt erscheinen. Mehr Bildkontraste werden erforderlich. Schwarze Flecken, „Fliegen“ im Glaskörper nehmen zu und stören im Gesichtsfeld. Die Linse wird härter, dicker und unelastisch, so daß sich das Auge nicht mehr an Nahsicht anpassen kann = Altersweitsichtigkeit (Presbyopie). Die Linse wird gelblich, so daß rot und gelb am besten, blau, braun und beige schlechter zu unterscheiden sind. Dunkle Farben werden nur differenziert, wenn sie gut beleuchtet sind. Die Netzhaut wird schlechter durchblutet, besonders bei hohem Blutdruck und bei Zuckerkrankheit. Wenn die Stelle des schärfsten Sehens betroffen ist (senile Maculadegeneration), tritt ein schwarzer Fleck im Gesichtsfeld auf. Die Pupille wird enger, so daß sich das Gesichtsfeld einengt. Das Auge braucht mehr Zeit, um sich an Hell-Dunkel-Änderung anzupassen. Wenn Ältere, aus dem Sonnenlicht kommend, einen dunklen Raum betreten, können sie eine Zeitlang nichts sehen. Wenn Sonnenlicht scharfe Schatten wirft, entsteht für das sehbehinderte Auge der Eindruck einer Stufe oder eines unebenen Bodens, so daß Ältere leicht fallen. Anschalten eines Lichtes in einem dunklen Raum kann Blitzlichteffekte erzeugen. Lidveränderungen können Horn- und Bindehaut reizen. Wenn das Fettpolster hinter dem Auge schwindet, sinkt das Auge zurück, die Lidspalte wird enger und das Gesichtsfeld eingeengt. Bei Verschluß des Tränenkanals tränt das Auge ständig, so daß das Sehen verschwommen wird und Lichter glänzend erscheinen. Wenn das Auge austrocknet, entzündet es sich leicht.

Zu den Altersveränderungen kommen oft krankhafte Veränderungen hinzu. Beim grauen Star (Cataract) trübt sich die Linse: die Kranken klagen über Nebelsehen und starke Blendungsempfindlichkeit, später können sie nur noch hell und dunkel unterscheiden, das kann verwirren.

Beim grünen Star (Glaukom) infolge Erhöhung des Augeninnendrucks sind kurzes Nebelsehen, farbige Ringe („Heiligenschein") um Lampen und Kopfschmerzen Frühsymptome. Später kommt es zu röhrenförmigen Gesichtsfeldausfällen und zur Erblindung. Nach einem Schlaganfall kann eine Hälfte eines Gesichtsfeldes verschwinden. Doppeltsehen, Sehstörung und enge Lidspalte sind bei Verwirrtheit Warnzeichen eines drohenden Schlaganfalles.

Augenverletzungen entstehen im Alter oft durch Reiben oder Kratzen bei Augenreizungen infolge Zugluft, Staub oder Luftverschmutzung. Unter den Augeninfektionen ist die Gürtelrose (Herpes zoster) gefürchtet, weil Empfindungslosigkeit bleiben kann, so daß Schrammen an der Hornhaut entstehen.

Geschwüre und Krusten an den Augenlidern sprechen für einen Hautkrebs.

Verwirrtheit nach Star-Operation beruht auf Sehschwäche, Augentropfen und Blutdruckabfall infolge Bettlägerigkeit.

Plötzlicher Sehverlust entsteht durch Glaukom, Netzhautablösung, Durchblutungsstörungen der Netzhaut, Gefäßverschluß oder Bluterguß, halbseitiger Gesichtsfeldausfall durch einen Schlaganfall.

Bei Digitalisunverträglichkeit werden bläulich-weiße Sternchen gesehen, oder die Gegenstände erscheinen grün-gelb und flimmern. Zu viele Beruhigungsmittel schwächen das Kontrastsehen ab.

Lange Bettruhe engt das Gesichtsfeld ein: wer sich aufsetzen kann, sieht noch Wand, Fenster oder Tür, wer fest liegt, nur noch die Decke, wenn er den Kopf nicht wenden kann, und wer auf der Seite liegt, sieht nur Bauch und Unterarme des Pflegers, eingerahmt vom Bettgitter.

Außer den zahlreichen Faktoren der Sehverschlechterung sind unzureichende Beleuchtung oder ungeputzte Brille oft weitere Gründe, die zu Verwirrtheit führen.

Da Ältere Farben und Kontraste schlechter unterscheiden können, wird das Ertasten der Oberfläche wichtiger, z. B. von Bettzeug oder Vorhängen. Sehbehinderte können weißes Porzellan auf weißer Tischdecke, weiße Handtücher vor weißen Kacheln, blasse Gesichter von Pflegenden in weißen Kitteln kaum identifizieren. Das Sehen ist auch überfordert in dunklen Räumen, bei grellem Licht, das reflektiert

wird von blitzblanken metallenen oder plastiküberzogenen glänzenden Teilen oder gewachsten Fluren.
Verworren ist das Sehen, wenn nach einer Augenoperation die Augenbinde abgelegt und eine neue Bifokal- oder Starbrille getragen werden soll.
Altersweitsichtige sehen Pflegende am besten im Abstand von einer Armlänge, das sind etwa 80 cm; je näher, um so undeutlicher.
Als Sonnenuntergangssyndrom wird die Beobachtung bezeichnet, daß Kranke bei Ablösung des natürlichen Lichtes durch künstliches oft verwirrt werden. Wegen verlangsamter Anpassung können auch schnelle Bewegungen der Pflegenden nicht verstanden werden, d. h. zur Verwirrtheit beitragen.

☐ Was können Pflegende für Sehbehinderte tun?
a) Sie sollten wissen, ob der Kranke sehbehindert ist, d. h. kurz überprüfen, ob er sie oder einen Gegenstand mit oder ohne Brille erkennen kann. Die Prüfung ohne Brille ist wichtig, weil Bettlägerige gewöhnlich die Brille ablegen. Nicht alle Sehprobleme, z. B. Gesichtsfeldausfälle, sind mit einer Brille zu beseitigen. Pflegende sollten wissen, wo die Brille liegt und sollten sie regelmäßig putzen! Der Kranke kann selbst bestimmen, ob er die Brille trägt, d. h. wieviel er wahrnehmen will. Pflegende informieren die Besucher über die Sehprobleme.
b) Pflegende sorgen für mehr indirektes, blendfreies Licht. Regelwiderstände können das Licht stufenlos ohne Blitzlichteffekt verändern, Sonnenschirme das Tageslicht dämpfen.
c) Gut lesbare Namensschildchen auf der Brust des Kranken und des Pflegenden und auf der Tür erleichtern im Heim ebenso die Orientierung wie Farbsysteme: z. B. farbige Kittel, unterschiedliche Farben für Toiletten- und Zimmertüren, Farbbänder, für den einen Flur rot, für den anderen grün. Andersfarbige Bettwäsche in jedem Zimmer verhindert auch, daß der Verwirrte in ein fremdes Bett steigt. Lippenstifte, lackierte Fingernägel und unterschiedliche Parfums erleichtern dem sehbehinderten Verwirrten, die Pflegenden zu unterscheiden.
d) Mit einem Handspiegel – weil Badezimmerspiegel selten die richtige Entfernung haben – erleichtern Pflegende dem Kranken, sein Körperbild und damit seine Identität zu erhalten.
e) Dämmerleuchten nachts verhindern Unfälle, sollten zerstreutes Licht geben, weil Schatten nachts schwer zu deuten sind, d. h., zu Illusionen und damit zur Verwirrtheit führen.
f) Bettlägerige sind immer wieder umzulagern, damit sie nicht durch Gesichtsfeldeinengung und mangelnde Anregung verwirrt werden, sondern ihre Orientierung durch die geöffnete Tür über den Raum hinaus aufrechterhalten können.

g) Bei Gesichtsfeldausfällen und Doppelbildern stellt sich der Pflegende in die Richtung, in die der Kranke seinen Kopf wendet. Speisen, die gerade mit dem blinden Fleck nicht gesehen werden, ißt der Kranke nicht, oder der Kranke bittet um die Seife, obwohl sie direkt vor ihm liegt.
h) Lupe, Bücher im Großdruck oder elektronische Lesehilfen helfen dem Kranken, sich geistig anzuregen oder schriftlich zu kommunizieren.
i) Alles, was Pflegende ins Auge geben, z. B. Tropfen, muß steril sein. Künstliche Tränen oder feucht-kalte Kompressen lindern Augenreizungen.

☐ Wie helfen Pflegende den Blinden?
a) Pflegende stellen sich jedesmal namentlich vor und kündigen dem Blinden an, wie sie ihn berühren oder welche Pflegehandlung sie vornehmen. Untereinander tauschen sie keine heimlichen Blicke oder Gesten aus.
b) Konstante Strukturen und Rituale erhalten die Orientierung. Pflegende stellen alle Gegenstände immer an den gleichen Ort und verändern im Raum nichts ohne Zustimmung des Blinden.
c) Sie helfen dem Blinden, die Umgebung zu erforschen und alle Sinne und Kommunikationskanäle zu trainieren: z. B. Duft von Blumen, Küche, Parfums. Entzündete Streichhölzer und glimmende Zigaretten riechen wie angebrannt, können deshalb ängstigen. Hören kann mit Radio, Kassettenrecorder, elektronischen Geräten, Erklärung von Stationsgeräuschen geübt werden. Blinde entwickeln einen empfindlichen Tastsinn. Blinde Rollstuhlfahrer erfahren, wohin sie geschoben werden.
d) Die zeitliche Orientierung wird erhalten durch Hinweisreize der Umgebung: Glocken- oder Tischuhren ohne Uhrglas, einen Gong, der zum Essen ruft, oder Gymnastik montags und donnerstags um zehn Uhr usw. Orientierungstafeln und Kalender mit erhabenen Buchstaben oder Zahlen sind zu besorgen.
e) Durch Handlauf zur Toilette und zum Badezimmer bleibt der Blinde orientiert und selbständig. Sehreste können z. B. durch leuchtend farbige Handtücher und Seife ausgenutzt werden. Im Alter Erblindete sind nicht so geübt, andere Sinne zu gebrauchen und werden deshalb leichter verwirrt als in der Jugend Erblindete. Aber auch sie können noch lernen, selbständig einzukaufen, zu kochen, zu waschen usw.
f) Beim Gehen wollen Blinde den Unterarm des Begleiters unterfassen, nicht geschoben oder gezogen werden. Stufen sind anzukündi-

gen, ob sie hinauf- oder hinunterführen. Zimmertüren bleiben geschlossen, weil sich Blinde am Echo und Trittschall orientieren. Beim Anbieten eines Sitzplatzes wird die Hand des Blinden auf die Stuhllehne gelegt und ihm gesagt, wo der Sitz ist.
g) Die Kleidung wird täglich an dieselbe Stelle gelegt. Knöpfe im Nacken z. B. können die Orientierung erleichtern. Kleine Knöpfe, Schnapp- oder Reißverschlüsse sind durch Klettenverschlüsse zu ersetzen. Zur Vorbeugung gegen Inkontinenz hat sich weite Unterwäsche mit seitlichem Klettenverschluß bewährt. Den akut Erblindeten helfen Pflegende beim An- und Ausziehen nur vorübergehend, um die Selbständigkeit zu erhalten.
h) Beim Essen orientiert sich der Blinde auf dem Teller nach dem Zifferblatt, z. B. Gemüse auf drei, vorgeschnittenes Fleisch auf sechs. Breite hohe Tellerränder ermöglichen das Essen mit der Gabel. Gläser mit Henkel kippen leicht, unzerbrechliche, halb gefüllte Becher stehen direkt neben dem Teller. Blinde nehmen immer den gleichen Platz neben dem gleichen Nachbarn ein.
i) Bettlägerige Blinde brauchen eine am Hemd befestigte Schelle.

(2) *Hörbehinderung:*
50 % der Männer und 30 % der Frauen über 65 hören schwer. Altersschwerhörigkeit (Presbyakusis) ist eine beidseitige, manchmal fortschreitende Innenohrschwerhörigkeit. Erschwert sind das Hören von hohen Tönen, Diskrimination (Verstehen des Gehörten), Richtungshören und die Reaktionszeit auf Sprache. Ohrgeräusche können hinzukommen.
Welche Entstehungsbedingungen der Altersschwerhörigkeit sind bekannt? Die erbliche Schwerhörigkeit bei Frauen (Otosklerose) beginnt zwischen 30 und 40 und schreitet durch Pille oder Schwangerschaft schnell fort. Heute kann eine Stapes-(Steigbügel)Operation die Schwerhörigkeit beseitigen. Erblich mitbedingt ist die Schwerhörigkeit bei anderen Erkrankungen, z. B. der Paget-Erkrankung (Knochenverdickung und -verkrümmung bei alten Männern), chronischer Gelenkrheumatismus mit Schalleitungsschwerhörigkeit.
Nichterbliche Schwerhörigkeit kann verursacht sein durch Entzündungen: Geschwächte Ältere sind anfällig für Mittelohreiterungen, besonders alte Zuckerkranke oder Bronchitis- oder Tuberkulosekranke. Das Innenohr wird geschädigt durch Lärm, durch Stoffwechselstörungen (Unterfunktion der Schilddrüse, Überfunktion der Nebenschilddrüse, Zuckerkrankheit), durch Durchblutungsstörungen, die einen plötzlichen Hörverlust verursachen können, durch Menière (wellenförmiger Hörverlust) oder durch Multiple Sklerose.

Folgende Arzneimittel können das Innenohr schädigen: Antibiotica wie Neomycin, Kanamycin, Bacitracin oder Streptomycin, Diuretica wie Furosemide (z. B. Lasix) oder Hydromedin, Aspirin, sowie Medikamente, die Blei und Quecksilber enthalten.

Hören umfaßt drei psychologische Ebenen:
1. Das symbolische Hören ermöglicht die Kommunikation, denn Worte drücken symbolisch Gefühle aus, d. h. Hörverlust isoliert.
2. Das Warnhören, das ein Hören um die Ecke, in der nicht sichtbaren Entfernung und hinter uns ermöglicht. Wer Warngeräusche nicht mehr wahrnimmt, fühlt sich verunsichert.
3. Hintergrundhören vermittelt ein Gefühl von Atmosphäre, von Lebendigkeit und Zugehörigkeit.
Hörverlust auf allen drei Ebenen führt zu Depression, Apathie, Ärger, Mißtrauen bis zum Wahn, zu auffälligem Verhalten, zu Ängstlichkeit, unklarem Denken, Identitätsverlust bis zur Verwirrtheit. Bei unfreundlichen Gesprächen werden halbgehörte Bemerkungen für den Schwerhörigen zweideutig und bei gestörter Beziehung als Ablehnung oder Vorwürfe fehlgedeutet. So verunsichert, wird der Kranke verwirrt und immer mehr isoliert.

Weitere das Hören verschlechternde Faktoren:
1. Ohrenschmalz, der den Gehörgang verstopft, ist vom Arzt leicht zu entfernen, danach ist das Hören oft überfordernd.
2. Nichtgebrauch von Hörgeräten. Warum tragen Ältere ungern Hörgeräte? Weil sie sich schämen. Schwerhörigkeit gilt als soziales Stigma, muß geheim gehalten werden. Heute gibt es unauffällige Geräte. Oder weil sie enttäuscht sind, denn alle Geräusche werden verstärkt oder verändert wahrgenommen. Oder weil sie vergessen, das Gerät nachts abzuschalten, so daß die Batterie schnell verbraucht ist. Oder weil sie schlecht sehen und zu ungeschickt sind, um das Gerät sauber und funktionsfähig zu halten. Oder weil sie zu schnell oder ungenügend informiert wurden. Oder weil sie das Gerät verlegt haben oder weil auch Pflegende nicht damit umgehen können und deshalb den Kranken nicht ermutigen, das Gerät zu tragen. Neue Hörgeräte verstärken oft so sehr, daß sich der Kranke überfordert fühlt.
3. Hintergrundgeräusche vom Reinigungsgerät, Speisewagen, Schichtwechsel usw. verstärken unruhiges Hin- und Herlaufen, Lauterstellen von Radio, Plattenspieler oder Fernseher verstärkt die Obertöne mehr als die Bässe, solche Musik frustriert mehr als daß sie entspannt. Ältere verstehen hohe Frauenstimmen und die Buchstaben f, s, sch am Wortanfang oder -ende schlechter als tiefe Männerstim-

men. Wenn ein Mitbewohner schrill schreit, hört es der Schwerhörige verzerrt und reagiert verängstigt.

4. Pflegende in Heimen werden für reibungslose Pflegeabläufe mehr belohnt als für das zeitaufwendige erschwerte Sprechen mit Schwerhörigen. Häufig anzutreffen ist das Vorurteil, Schwerhörige hörten nur das, was sie wollten. Hörschwankungen sind oft durch Blutdruckschwankungen oder durch Medikamente bedingt. Manche werden ausgelacht, wenn sie etwas so falsch verstehen, daß es komisch wirkt.

5. Telefonverstärker fehlen oft, so daß Schwerhörige Fernsprecher meiden, weil sie den Sprecher nicht sehen können, falsch verstehen oder das Klingeln nicht hören.

6. Eine Sprechanlage (Stimme aus der Wand) ist für manche Ältere so ungewohnt, daß sie verwirrt reagieren.

□ Wie können Pflegende Schwerhörigen helfen?

a) Sie können einen Hörschaden früh erkennen und mit dem Schwerhörigen üben, vom Mund abzulesen. Es ist ein schlechter Trost zu sagen, er könne froh sein, daß er nicht blind sei.

b) Die Beziehung entscheidet, ob die Kommunikation gelingt. Der Gesichtsausdruck des Schwerhörigen gibt Rückmeldung, ob und wie er den Pflegenden verstanden hat. Pflegende hören aufmerksam zu, auch wenn der Schwerhörige zu laut spricht oder mitten im Satz aufhört, um sich der Rückmeldung zu versichern, ob er sich verstanden fühlen kann. Sie bemühen sich um eine konstante Beziehung auch zu Angehörigen oder Mitbewohnern, um Vertrauen wieder aufzubauen und so einer Verwirrtheit vorzubeugen.

c) Pflegende stellen sich jedesmal vor und schreiben den Namen auf.

d) Schwerhörige brauchen intensive Beratung, Geduld, Zuwendung und Ermutigung, um ein neues Hörgerät zu tragen. Pflegende kontrollieren täglich, ob das Gerät funktionsfähig ist, die Batterie reicht, im Ohr richtig sitzt, nachts herausgenommen, abgeschaltet und gereinigt wird. Auf harter Unterlage pfeift es.

e) Schwerhörige brauchen eine mehrkanalige Kommunikation: gute Beleuchtung und zugewandtes Gesicht, um das Ablesen zu erleichtern, Aufschreiben, Bilder, Zeichnungen, Gesten, Pantomime, Berührungen, Blickkontakt, sorgfältige Stimmwahl mit tiefen Tönen, Wiederholungen usw. Die Art des Kommunikationskanals ist unwichtig, solange die gute Beziehung ein gegenseitiges Verstehen ermöglicht. Einseitige Zeichensprache und erregende Gesten können verwirren.

f) Pflegende sprechen langsam, auseinandergezogen, mit Pausen, deutlich artikuliert, kurz und prägnant mit tiefer Stimme. Sie mur-

meln nicht, halten nicht die Hand ans Kinn oder vor den Mund, sprechen nicht mit vollem Mund, auch nicht mit einer Zigarette oder einem Bonbon im Mund, und gebrauchen keine Dialektausdrücke.
g) Wenn der Schwerhörige bittet, lauter zu sprechen, sollte der Pflegende beachten, daß lautes Sprechen nur die hohen Töne verstärkt und damit die Sprache verzerrt, daß Schreien weh tun kann und die private Atmosphäre stört. Pflegende sollten wenigstens zweimal wiederholen, geduldig warten, was der Schwerhörige antwortet und nicht-sprachlich ausdrückt, bevor sie zu laut sprechen.
h) Pflegende sprechen mit dem Schwerhörigen, nicht über ihn, auch wenn er zunächst nichts zu verstehen scheint und damit oft für verwirrt erklärt wird.
i) Pflegende bemühen sich, Schwerhörige in einer Gruppe mitlachen und mitsprechen zu lassen, müssen wie ein Übersetzer oft Mißverständnisse klären, damit er sich nicht ausgeschlossen fühlt. Wenn in einer Gruppe mehrere gleichzeitig sprechen, kann er nicht mehr folgen, ist er im Hören und Mundablesen überfordert. Den anderen Gruppenmitgliedern ist zu erklären, warum der Schwerhörige laut spricht. In der Gruppe kann der Schwerhörige Körperkontakt und andere nicht-sprachliche Signale erfahren. Er darf sich immer wieder vom Hören erholen.
j) Störende, unerklärliche oder verwirrende Hintergrundgeräusche sind abzuschalten, Schreien ist zu erklären.
k) Telefon- und Fernsehverstärker ermöglichen besseres Hören, ohne andere zu belästigen. Tür- und Telefonklingel sind als Lichtsignal einzurichten.

(3) *Störungen der Berührungsempfindlichkeit:*
Die Berührungsempfindlichkeit nimmt bei der Hälfte der über 80jährigen an Handflächen, Fußsohlen, Beinen und Kreuzbein etwas ab, an behaarten Körperabschnitten bleibt sie erhalten. Der Vibrationssinn nimmt vom 50. Jahr an ab, bei Frauen etwas mehr, sowie beim hirnorganischen Psychosyndrom.

Der Lokalisationssinn schwindet etwas, an den Händen mehr als im Gesicht, an den Füßen mehr als an den Oberschenkeln. Die Unterscheidungsfähigkeit für warm und kalt bleibt erhalten, auch wenn die Anpassungsfähigkeit an Temperaturunterschiede eingeschränkt ist. Ältere vertragen weniger Schmerzen als Jüngere.

Die Berührungsempfindlichkeit wird geschädigt durch Zuckerkrankheit, Nervenentzündungen oder -lähmungen, durch Gürtelrose, Schlaganfall, Wirbelgelenkverschleiß und Durchblutungsstörungen.

Welche Bedeutung hat Berührung für Ältere?
Berührung regt an und gleicht andere Wahrnehmungsverluste aus. Berührung ist die erste nicht-sprachliche Kommunikation, die das Neugeborene erlebt. Berührung vermittelt das Gefühl, angenommen zu sein, beruhigt, erläutert Qualität und Absicht von Worten. Das Bedürfnis, berührt zu werden, nimmt bei Streß, Krankheit und im Alter zu.
Eltern berühren Jungen vom zweiten, Mädchen vom dritten Jahr an seltener. Erwachsene des gleichen Geschlechts berühren sich kaum, Pflegende berühren Kranke nur berufsmäßig, oberflächlich. Wer als Erwachsener das Bedürfnis äußert, berührt zu werden, gilt als kindisch. Kranke regredieren und möchten mehr berührt werden, um Schutz-, Sicherheits-, Trost-, Zufriedenheits- und Nähebedürfnisse zu befriedigen. Berührung wirkt therapeutisch, Handauflegen bedeutet seit Jahrtausenden Heilen. Wenn psychisch Kranke von Pflegenden regelmäßig berührt werden, so sprechen sie mehr, nähern sich anderen und bauen eine Beziehung zum Pflegenden auf, der dann seine Einstellung verbessert. Berührung hilft gegen Angst und Einsamkeitsgefühle. Wenn sich Ältere in Gruppen berührten, wuchsen Interaktion, Interesse für die Umgebung, und es wurde mehr gelächelt.
Ältere verlieren nicht das Bedürfnis, berührt zu werden, sondern sie verlieren die Mitmenschen, die sie berühren. Ältere, die nach dem Tod des Partners oder nach Trennung oder Scheidung verwirrt werden, weil sie Berührung entbehren (?), nachdem sie jahrzehntelang neben dem Partner geschlafen haben, legen sich in ihrer Verwirrtheit zu einem Mitbewohner ins Bett. Kulturell ist festgelegt, welche Berührungen erlaubt sind. Die Reaktion auf das Berührtwerden ist individuell unterschiedlich. „Nichtberührer“ halten jede Berührung für überflüssig. Wie Berührung vom Verwirrten angenommen wird, hängt von der Beziehung ab, in welcher Situation, an welcher Körperstelle, wann, wie und wie lange er berührt wird. Berührung durch Fremde kann verwirren.
Pflegende halten sich an das Berührungstabu wie Psychotherapeuten an die Abstinenzregel, weil sie Angst vor Nähe haben, weil sie gelernt haben, das Sitzen auf der Bettkante als unhygienisch abzulehnen, weil Berührung abhängig machen könnte und weil selbst jüngere Altenpflegerinnen dazu erzogen wurden, Berührungen zu vermeiden, weil alle Männer – auch Greise – nur „das eine“ (Sex) wollen.

Wodurch wird Berührungsempfindung verzerrt?
Schmerzen verzerren die Berührungsempfindung. Druck durch ständiges Liegen auf einer Stelle führt lange vor einem Dekubitus zu über-

empfindlicher Haut. Je schmerzhafter eine Pflegebehandlung, um so verzerrter die Berührungswahrnehmung. Plötzlicher Lagewechsel, z.B. Gedrehtwerden, aber auch Sonden, Schläuche, Katheter oder Schienen überlasten die Berührungsempfindung und tragen so zur Verwirrtheit bei. Schmerzäußerungen Verwirrter werden oft nicht ernst genommen, so als ob Schmerzen dazugehören würden. Verwirrte, deren Haut entstellt, ekzematös, ansteckend oder verbrannt erscheint, die häßlich aussehen, werden weniger berührt als andere. Zur Verwirrtheit trägt ein plötzlicher Wechsel von kalt und heiß bei. Z.B. wird Baden für manche Ältere eine Qual: wegen Intimitätsverlust, kaltem oder heißem und oft zu kräftigem Duschstrahl und weil sie vom Pfleger festgehalten werden. Wenn Pflegehandlungen rationalisiert werden, d.h., wenn ein Pfleger badet, der zweite anzieht, der dritte bettet, können die verschiedenartigen Berührungen verwirren.

☐ Wie können Pflegende Verwirrten durch Berührung helfen?

a) Pflegende sind oft die einzigen, die den isolierten Verwirrten dauerhafte Zuwendung geben. Je mehr Pflegende, um so verschiedener und verwirrender die Berührungsempfindungen.

b) Druckstellen können massiert, gestreichelt, mit warmen Kompressen oder durch Lagewechsel versorgt werden, um die eine Verwirrtheit fördernden Schmerzmittel zu vermeiden. Ein Verwirrter, der gedreht wird, hat oft Angst, zu fallen, wenn er seine Arme und Beine nicht mehr als seine eigenen empfindet, d.h., auch ein Lagewechsel ist zu erklären.

c) Regelmäßiger Körperkontakt ist ein wichtiges Mittel, um die Realitätsorientierung zu erhalten, z.B. erhält routinemäßige Berührung, wie Waschen zur gleichen Zeit, die Zeitorientierung. Abends fördern Einpacken oder Massieren von Händen, Unterarmen, Gesicht, Rücken oder Füßen, zusammen mit einem warmen Fußbad, den Schlaf besser als ein Schlafmittel.

d) Schmerzhafte, unvermeidliche Pflegehandlungen, z.B. Katheterisieren, das, wenn auch selten, einmal notwendig sein kann, sollten erklärt werden. Verwirrte, die den Katheter mit einem Spiegel sehen und berühren dürfen, ziehen ihn nicht so schnell wieder heraus.

e) Wärme in jeder Form beruhigt Verwirrte. Hin und her laufende Verwirrte frösteln oft, werden aber ruhig, wenn sie in eine warme Decke oder im Bett eingepackt werden.

f) Verwirrte, die ständig sprechen oder „wandern", werden ruhiger, wenn ihnen die Hand gehalten wird; das ist besser, als sie mit Fragen zu bedrängen.

g) Berührungsempfindungen werden durch Abwechslung gefördert, z. B. ein anderes Frottiertuch, Hautöl, Gesichtswasser.
h) Der Verwirrte kann die Verbindung zur Vergangenheit erhalten, wenn er ein persönliches Eigentum, ein Kissen, Stofftier oder einen anderen Lieblingsgegenstand dauernd, auch im Bett, berühren darf.
i) Schreiende oder aggressive Verwirrte können durch eine weiche Umarmung beruhigt, andere erregter werden.
j) Pflegende haben ein Gespür für nicht-sprachliche Signale. Wenn ein Verwirrter z. B. seine Hand ausstreckt, kann er sich nach menschlichem Kontakt sehnen, vielleicht weil er Angst hat.
k) Nicht das Ausmaß, sondern die Qualität der Berührung entscheidet. Wichtig ist, ob sich der Kranke beim Händehalten, Streicheln oder Umarmen warm angenommen und geschätzt fühlt. Die Art der Berührung, die für den Kranken am besten annehmbar ist, z. B. massierend oder zart streichelnd, ist bei jedem individuell zu erkunden. Routinemäßige Berührung wird zu einer abstoßenden Technik! Wer mit den eigenen Gefühlen umgehen kann, kontrolliert durch seine Berufsrolle die Situation, d. h. braucht sexuelle Annäherung nicht zu fürchten, wenn er Berührung anbietet oder annimmt.
l) Berührungen zwischen Bewohnern, auch zwischen Männern und Frauen, befriedigen bei Älteren nicht sexuelle, sondern Zärtlichkeits-, Geborgenheits- und Nähebedürfnisse. Pflegende, die bei gegenseitigen Berührungen der Bewohner die Augenbrauen heben oder lächeln, verbieten Körperkontakt auch ohne Worte.
m) Pflegende, die Verwirrte fesseln, weil sie sich an den eigenen Genitalien berühren und sich selbst befriedigen könnten, sollten die Einstellung zur eigenen Sexualität ebenso überprüfen, wie die Heimleiter, die immer wieder alte Paare fristlos entlassen, weil sie beim Geschlechtsverkehr „erwischt" wurden!

II. Psychische Faktoren

Verwirrtheit als Folge von psychischen Erkrankungen im Alter

1. *Akute Katatonie* mit Verwirrtheit: Dieses Spannungsirresein kommt im Alter sehr selten bei akuter Schizophrenie, auch bei Hirntumoren und Infektionskrankheiten, z. B. Typhus, vor. Der hellwache Kranke erscheint völlig starr (Sperrungszustand), reagiert auf nichts, zieht sich von der Umwelt völlig zurück, muß gefüttert werden. Aus diesem Zustand kann auch für kurze Zeit eine Erregung durchbre-

chen: verwirrt schlägt der Kranke sinnlos um sich und erscheint traumhaft unrealistisch infolge von Trugwahrnehmungen.
2. *Wahnkranke* erscheinen verwirrt, besonders wenn sie Trugwahrnehmungen (Halluzinationen) haben. Die Wahnideen sind für den Kranken unkorrigierbare Gewißheiten; er läßt sich durch Gegenbeweise nicht überzeugen, erlangt keine Krankheitseinsicht. Wahnkranke sind gewöhnlich zeitlich und örtlich orientiert, erscheinen aber situativ durcheinander. Zur Abgrenzung gegen Verwirrtheit siehe S. 118.
3. *Akute Depressionen* können Verwirrtheit vortäuschen. Akut Depressive sind entweder erregt und wechselhaft verstimmt (bei verworrener Manie gleichmäßig heiter), haben Rededrang und verkennen die Personen, oder sie sind gehemmt, regungs- und ratlos, verlangsamt und haben oft Trugwahrnehmungen = gehemmte Verwirrtheitspsychose (nach Leonhard).
Zur Abgrenzung der Depression gegen Verwirrtheit siehe S. 117.
4. Sind Verwirrte so verzweifelt, daß sie in die Verwirrtheit fliehen, weil sie die Realität nicht mehr ertragen und sich nicht umbringen können: Verwirrtheit als Suizidersatz?

Psychologische Erklärungsversuche der Verwirrtheit

1. Verwirrtheit als Folge von Distreß

Was ist Streß? Streß ist die unspezifische Reaktion auf eine Anforderung. Der Körper reagiert in drei Phasen:
(1) Alarmreaktion: Der Mensch reagiert wie geschockt, wie gelähmt und bereitet sich vor, zu fliehen oder zu widerstehen.
(2) In der Widerstandsphase werden alle Kraftreserven mobilisiert: Blutdruck, Puls, Blutfette, Blutzucker und Kortison steigen.
(3) Wenn die Anpassungsfähigkeit erschöpft ist, kann es zur Krankheit, z. B. zur Verwirrtheit kommen.

Streß ist lebensnotwendig. Distreß ist schädlich, weil er zu lange anhält oder subjektiv als zu belastend erlebt wird. Welche Belastungen (Stressoren) können zur Verwirrtheit beitragen?
(1) Verluste der Beziehung zum Partner, zu Verwandten oder zur Peergroup.
Verlust der Gesundheit: der eigenen und der des Partners mit der Bürde der Pflege.
Verlust von Besitz und finanziellen Mitteln.
(2) Zurückweisung.

(3) Machtlosigkeit gegen Bedrohung von Gesundheit und Leben, gegen Ungewißheit und gegen die Macht anderer.
(4) Soziale Stressoren: Verlust von Status und Rolle, Benachteiligung, Rollenumkehr, Einweisung, Isolation u. a.
(5) Gesellschaftliche Stressoren: Vorurteile und Erwartungen vom geistigen Abbau alter Menschen, schneller technischer Wandel u. a.
Bei zunehmender Beanspruchung durch ungenügenden Streßabbau droht Verwirrtheit.

Abbildung 35: Verwirrtheit durch ungenügenden Streßabbau und durch Zuwendungsentzug

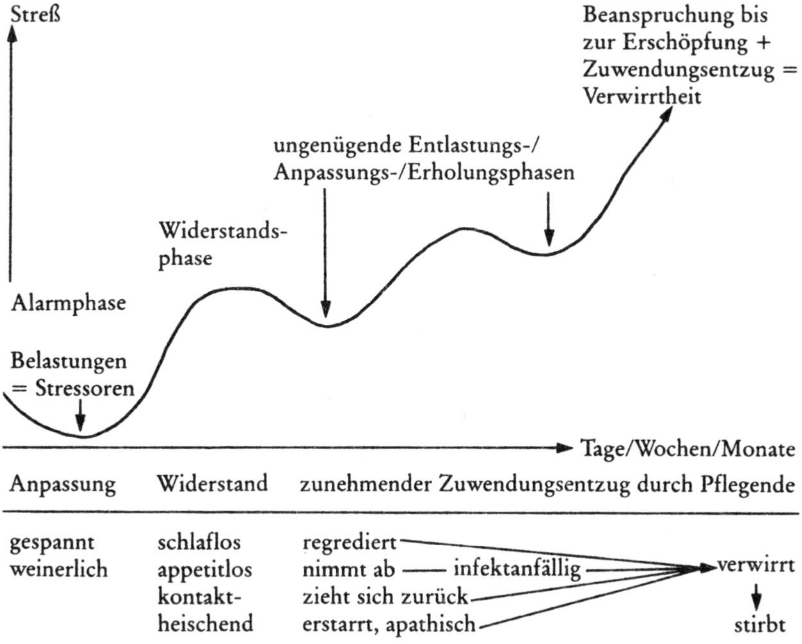

Ob eine Belastung zum Distreß wird und zur Verwirrtheit führt, hängt nicht von der objektiven Schwere der Belastung ab, sondern von der subjektiven Bedeutung, wie z. B. Verluste erlebt oder eingeschätzt werden. Verluste, Zurückweisung und Machtlosigkeit werden erst zum Distreß, wenn sie intensive Gefühle wie Befürchtungen, Ängste, Trauer usw. (siehe S. 175f.) auslösen, also als belastend eingeschätzt werden.

Weil Ältere eine Belastung langsamer verarbeiten als Erwachsene, trifft ein erneuter Streß den Vorgeschädigten oft in einer Zeit, in der er sich noch nicht erholt oder zurückgezogen hat, so daß seine Bewältigungsmechanismen oder Daseinstechniken schnell erschöpft sind, besonders wenn die spätere Belastung als besonders bedrohlich erlebt wird. Die Reaktion kann dann Verwirrtheit sein.

Abbildung 36: Mögliche Reaktionen auf Streß

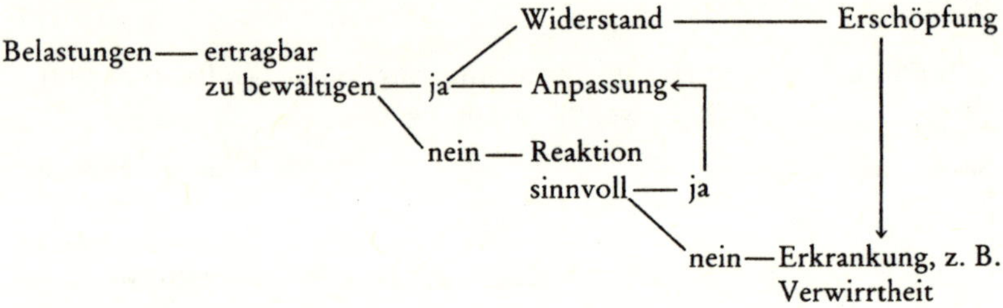

Die chronische Krise entwickelt sich in fünf Phasen:
(1) Vor der Krise: Der Ältere hat erstarrte, wenig flexible Problemlösungsstrategien.
(2) Belastung wird als überwältigend erlebt, die bisherigen Daseinstechniken versagen, dieses Erlebnis kann verwirren.
(3) Abwehr mit Rückzug und Regression zu alten Abwehrformen.
(4) Erneute Belastung erschöpft alle Anpassungsfähigkeiten, der Belastete wird um so eher verwirrt, je mehr er sich bedroht fühlt.
(5) Anpassung mit neuen Daseinstechniken oder Übergang in chronische Verwirrtheit.

Als bedrohlich eingeschätzt werden Belastungen, die sich in kurzer Zeit häufen, wie Trennung oder Tod des Partners, Heimeinweisung, Umzug oder Pensionierung und Verschlimmerung einer Erkrankung. Diese Krisenfaktoren sind abhängig vom Krankheitsstadium, der wirtschaftlichen Lage, Kommunikation und Stellung in Familie oder Heim und stehen in dauernder Wechselwirkung mit den Familienangehörigen und Pflegenden. Die Entwicklung und Überwindung der Krise verläuft in drei Stadien:

Erstes Stadium: Krisenwahrnehmung – Verstandesreaktion fremdgesteuert – verwirrt.
Zweites Stadium: Krisenerlebnis – Gefühlsreaktion ungesteuert – aggressiv verwirrt.
Drittes Stadium: Sinn- oder Zielfindung – selbstgesteuerte Handlung – geordnet, klar.

Die Wahrscheinlichkeit, verwirrt zu reagieren, ist um so größer, je unzureichender die Ressourcen sind.

Ressourcen

(1.) Fähigkeiten, Fertigkeiten, Stärken und Kräfte:

(1.1.) Vorbeugende Gesundheitsorientierung und körperliche Rüstigkeit ist neben geistiger Rüstigkeit oberstes Ziel.

(1.2.) Wissen und Kenntnisse.

(1.3.) Unabhängigkeit, Selbständigkeit, Kontinuitätsgefühl.

(1.4.) Daseinstechniken (Coping-Mechanismen):
aktives, rationales und flexibles Handeln, Fähigkeit, Aktivität zu steigern, Durchprobieren von Möglichkeiten, alternatives Denken und Handeln, kleine Schritte und nur eine Stufe auf einmal, sich selbst belohnen, sich beruhigen, sich entspannen, erholen, Aufgreifen gegebener Chancen, auf andere zugehen, an sie appellieren, Hilfe suchen, auf andere vertrauen und sich auf sie verlassen, soziale Kontakte pflegen und stiften, sich an die soziale Umwelt anpassen, sich selbst beschränken, sich beherrschen, auf eigene Wünsche verzichten, eigene Bedürfnisse zurückstellen zugunsten anderer, eigenes Anspruchsniveau und Erwartungen korrigieren, gegen Druck von außen Widerstand leisten, eigene Wünsche und Bedürfnisse verwirklichen oder sogar durchsetzen. Vorwürfe anderer intellektuell verleugnen, nicht wahrhaben wollen, aktiv vergessen und sich innerlich davon distanzieren, die Situation, so wie sie ist, mit Humor akzeptieren, die Situation positiv deuten, aus Unglück oder Mißgeschick Stärkung holen, die Situation den Umständen überlassen, auf Wende hoffen, sich mit Zielen und Schicksalen anderer identifizieren, sich in Phantasien zurückziehen, aus dem Felde gehen, Unangenehmes vermeiden, Schuld anderen zuschreiben, Trauer zulassen, Gefühle und Beschwerden äußern.

(1.5.) Selbstvertrauen auf Grund der Erfahrung, wie frühere Konflikte oder Probleme bewältigt wurden, Selbstwertgefühl.

(2.) Sinnorientierung an weltanschaulichen Werten (Glaube, Hoffnung, Liebe) und haltgebenden Normen oder an Erlebenswertem (Kultur, Kunst, Natur).

(3.) Ökonomische Ressourcen (Besitz, finanzielle Mittel, Einkommen).

(4.) Soziale Beziehungen und Integration in einem sozialen Netz (Familie, Freunde, Bekannte, Kollegen).

(5.) Gestaltung der Umwelt im Hinblick auf Realitätsorientierung, z. B. mit Uhren, Kalender, Orientierungstafel, Farbsystemen usw.

Tabelle 39: Verwirrtheit als Folge unzureichender Ressourcen zur Streßbewältigung

Ressourcen	in der Umwelt	in Problemlösungsstrategien	Anpassung, Bewältigung
ausreichend	gute Beziehung, soziale Kontakte, stabile Umwelt, soziale Aufgaben	hohes Selbstwertgefühl, Kontrollmöglichkeiten zu Hause, Gesundheit, Wissen, erhaltene Fähigkeiten, finanzielle Möglichkeiten	gelingt Leistungseinbußen und Angst werden bewältigt. Der Ältere fühlt sich bestätigt: „Ich schaffe es!“
unzureichend	schlechte Beziehung, Isolation, Rückzug, labile Umwelt, keine sozialen Aufgaben, Umzug, Heimeinweisung	gekränktes Selbstwertgefühl, auf Hilfe angewiesen, pflegebedürftig, mangelnde Fortbildung, Krankheit, Behinderung, nachlassende Fähigkeiten, Sozialhilfe-Empfänger, Armut	gelingt nicht = Distreß Depression Verwirrtheit

Nicht jeder Ältere, der z. B. an einer Lungenentzündung erkrankt, wird verwirrt, sondern nur derjenige, der diese Erkrankung als lebensbedrohliche Krise erlebt. Dabei greift er zunächst auf alte Problemlösungsstrategien zurück. Je mehr Ressourcen er in der eigenen Widerstandsfähigkeit, in eigenen anderen Daseinstechniken und in der Umwelt hat, um so schneller und besser wird er eine etwaige Verwirrtheit überwinden. Die durch bedrohlich erlebte Belastungen bedingte chronische Verwirrtheit ist im Verlauf abhängig von Begleitkrankheiten, Einwirkung von Medikamenten, vom Ausmaß der Kommunikationsstörung mit Angehörigen oder Pflegenden, von der eigenen Verletzlichkeit bei gekränktem Selbstwertgefühl und von noch funktionierenden Daseinstechniken.

☐ Wie helfen Pflegende bei Verwirrtheit infolge Distreß?

a) Pflegende suchen nach einer körperlichen Ursache der akuten Verwirrtheit mit Hilfe des Hausarztes. Da in der Erschöpfungsphase Cortisonmangel besteht, wurde akute Verwirrtheit mit einer einmaligen Cortisongabe erfolgreich behandelt, wenn die Grundkrankheit ursachenspezifisch behandelt war. So kann Krankenhauseinweisung vermieden werden.

b) Pflegende helfen dem Verwirrten, seine Gefühle auszusprechen. Dabei hören sie aktiv zu, d.h. sie verstärken nur klare Aussagen, damit Verwirrtheit nicht zu einem Mittel wird, um Zuwendung zu erreichen. Sie berühren ihn und achten auf nicht-sprachliche Signale, wie traurigen Blick oder geballte Fäuste, die mehr aussagen als Worte.
c) Sie sorgen für Sicherheit und befriedigen die Bedürfnisse des Verwirrten.
d) Sie versuchen zu verstehen, welche Belastungen er als bedrohlich einschätzte.
e) Sie besprechen mit ihm, was für ihn im Augenblick belastend ist und versuchen, diese Stressoren zu beseitigen, z.B. wenn er Schmerzen hat, friert, sich schämt bei der Intimpflege oder sich einsam fühlt.
f) Pflegende äußern ihre eigenen Gefühle, damit der Verwirrte sich selbst nicht verurteilt wegen sogenannter schlechter Gefühle, denn unterdrückte Gefühle erhöhen die Spannung. Wenn der Verwirrte z.B. mit Gegenständen nach dem Pfleger wirft, fragt er sich, ob er noch normal sei. Er wird von der Angst vor dem Verrücktwerden befreit, wenn Pflegende selbst mit ihrer Aggression umgehen können und einen wütenden Kranken nicht sofort als verwirrt abwerten.
g) Pflegende erklären dem Kranken ungewohnte Körperreaktionen im Streß, wie z.B. schnellen Puls, Kopfdruck, Schweißausbruch.
h) Pflegende klären, welche Ressourcen der Verwirrte hat, ob er z.B. in Alternativen denken kann, ob er sich trotz Krankheit positiv sehen kann, ob er noch andere Fähigkeiten, eine gute Beziehung zur Familie oder soziale Aufgaben hat, oder ob er nur einen Hörapparat, eine Brille, Zahnprothese braucht.
i) Sie integrieren ihn in eine Gruppe.

□ Wie können Pflegende einer Verwirrtheit infolge Distreß vorbeugen?
a) Belastungen können nicht verhindert werden, aber auch Ältere können lernen, damit umzugehen, ihnen ausgeglichen zu begegnen, z.B. durch Entspannungsübungen, Kreativität, Routine usw.
b) Ältere können lernen, vorwegnehmend Probleme zu lösen und in Alternativen zu denken, mit dem sozialen Netz zu planen usw.
c) Pflegende klären mit dem Älteren, welche Belastungen als bedrohlich erlebt werden, welche Gefühle die gefürchteten Belastungen auslösen und wie er bisher Belastungen bewältigt hat. Pflegende verstärken alle positiven Daseinstechniken.
d) Pflegende helfen, Belastungen auf die Gegenwart zu beschränken, d.h. sie ignorieren Selbstvorwürfe aus der Vergangenheit und vermitteln Hoffnung, daß zukünftige Befürchtungen nicht eintreten müssen. Sie suchen mit ihm nach einem Sinn, einem Ziel.

e) Pflegende helfen, sozialen Verlusten und der Einsamkeit durch Knüpfen von neuen Kontakten vorzubeugen.

2. Verwirrtheit als unbewältigtes seelisches Problem – Tiefenpsychologische Erklärungsversuche der Verwirrtheit

2.1. *Verwirrtheit als Abwehr- oder Anpassungsversuch*

Die Hauptabwehrmechanismen der Verwirrtheit sind:
(a) Verleugnung: Da der Verwirrte die objektive Wahrnehmung nicht einordnen kann, verleugnet er sie: Vogel-Strauß-Politik.
(b) Regression: Der Verwirrte greift auf alte, frühere Verhaltensweisen zurück, die für andere unangemessen erscheinen.
(c) Reaktionsbildung: Unerträgliche Erlebnisse werden ins Gegenteil verkehrt, z. B. „Ich bin hier nicht zu Hause!"
(d) Wahnhaft Verwirrte projizieren eigene Probleme auf andere: „Nicht ich bin durcheinander, sondern ihr!"
(e) Verschiebung: Der Verwirrte ersetzt bedrohliche Erlebnisse durch harmlosere und verkennt so seine Umwelt.
(f) Aus-dem-Felde-Gehen: Der Verwirrte flieht aus der Realität, weil er sie als unerträglich erlebt.
(g) Rationalisierung: Der Verwirrte lernt, sein Durcheinander als Alibi oder Entschuldigung für sein Versagen anzuführen.
(h) Rache: Verwirrte suchen sich durch Desorientierung an unfreundlichen Pflegenden zu rächen.

2.2. *Verwirrtheit als Versagen der bisherigen Abwehrmechanismen*

(a) Wenn ein Älterer seine Leistungseinbußen, z. B. Vergeßlichkeit, Sinnes- und Bewegungsbehinderung, nicht mehr verleugnen kann, weil sie so offensichtlich sind, zieht er sich manchmal gekränkt in Verwirrtheit zurück.
(b) Wer als Erwachsener Bedürfnisse und Triebe, z. B. Wut, Zorn, Zärtlichkeits- und sexuelle Bedürfnisse, abwehren und kontrollieren konnte, erlebt mit zunehmendem Alter, daß die bisherige erfolgreiche Abwehr nicht immer funktioniert, besonders wenn beim hirnorganischen Psychosyndrom Steuerungsfunktionen versagen. Stimuliert durch Fernsehsendungen wird der Alternde manchmal plötzlich aggressiv und greift Angehörige oder Pflegende an. Er kennt sich selbst nicht wieder und wird verwirrt. Durch Reklame oder Illustrierte werden auch Ältere sexuell erregt bis hin zur Selbstbefriedigung. Das

erleben sie als Triebdurchbruch, Kontrollverlust, schämen sich vor sich selbst und werden verwirrt. Oder wenn Männer und Frauen im Heim streng getrennt werden, können alte homosexuelle Regungen aktiviert werden, die verwirren.
(c) Ältere können Angst und Konflikte nicht so wie Jüngere verarbeiten. Wenn sie die Realität nicht mehr exakt sehen oder hören, können sie nicht mehr realistisch entscheiden. Wenn sich ihre Entscheidung als falsch erweist, reagieren sie verwirrt. Ältere haben eine geringere Frustrationstoleranz, d.h. sie können z.B. Hunger schlecht aufschieben und reagieren auch durch die Unterzuckerung verwirrt. Ältere können ihre Strebungen seltener auf andere Ziele verschieben, weil sie ärmer sind. Sie können weniger sublimieren, weil man sich über höhere Ziele, die sie äußern, oft lächerlich macht.
(d) Ältere mit einer leichten Hirnleistungsschwäche können ihre Angst nicht mehr mit einer Neurose abwehren, sondern oft nur psychosomatisch (Nachverdrängung ins Körperliche) oder mit Verwirrtheit, weil Verdrängung im Alter schwieriger wird.

Wie können Ältere ihre Angst verarbeiten?

Abbildung 37: Verwirrtheit als Folge unverarbeiteter Angst

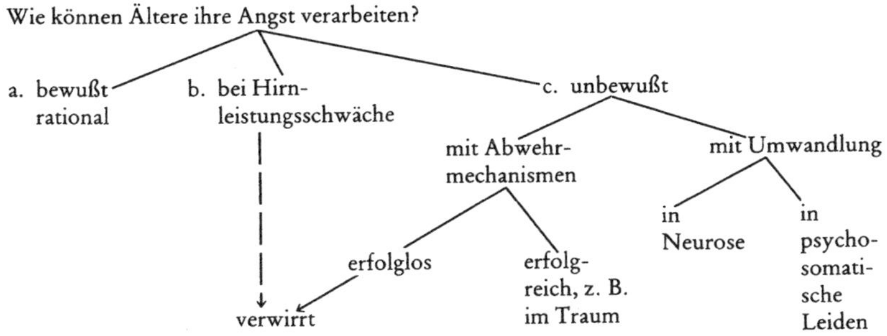

2.3. *Verwirrtheit als Ich-Schwäche*

Wodurch entsteht die Ich-Schwäche alternder Menschen? Sie nehmen weniger wahr, verarbeiten langsamer, können sich schlecht ausdrücken, weil ihnen die passenden Worte nicht einfallen, oder weil sie nicht gelernt haben, über Gefühle zu sprechen, oder weil bisherige Problemlösungsstrategien versagen, oder weil sie nicht geübt sind, in Alternativen zu denken.

2.3.1. *Verwirrtheit als mangelnde Bedürfnisbefriedigung*

Wenn Ältere daran gehindert werden, ihre Bedürfnisse zu befriedigen, können sie verwirrt reagieren.

Abbildung 38: Unzulänglichkeiten in der Befriedigung der Grundbedürfnisse

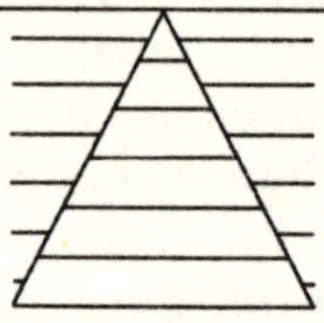

Bedürfnispyramide	Behinderung in Familie oder Heim
Sinnfindung	Aufgaben werden nicht zugetraut
Selbstverwirklichung	bemutternde Pfleger nehmen alles ab
Anerkennung, Geltung	auf Hilfe angewiesen, kein Lob
Liebe, Zugehörigkeit	verliert Bezugsperson, Freunde
Sicherheit	bei Pflegemängeln
physiologische Bedürfnisse	Wecken um 4 Uhr, Abendessen um 17 Uhr

2.3.2. *Verwirrtheit als Selbstwertkrise*

Wenn Ältere in ihrem Selbstwertgefühl verunsichert werden, können sie mit Verwirrtheit oder mit Selbstmord reagieren. Gefährdet ist, wer verunsichert ist:

a) *im Selbsterleben,* d.h. wer sich minderwertig oder hilflos fühlt;

b) *in seinem Ich-Ideal,* d.h. wer die früheren hohen Ansprüche an sich selbst nicht mehr erfüllen kann und sich deshalb als Versager fühlt;

c) *in der Realitätskontrolle,* d.h., wer nicht-sprachliche Signale schlechter sieht oder hört, fühlt sich leichter gekränkt, besonders wenn er infolge einer leichten Hirnleistungsschwäche die Wahrnehmung schlechter verarbeiten kann. Wer die Realität nicht mehr überprüfen kann, idealisiert sich und seine Umgebung so wie sie früher war, d.h., er kann nur in der Vorstellung der Vergangenheit überleben und erscheint so verwirrt;

d) *in der Aggression*, die ihn verwirrt, weil er spürt, wie groß sie ist, und weil er fürchtet, daß er wegen seiner Wut vom eigenen Gewissen verurteilt wird;

e) *in den zwischenmenschlichen Beziehungen,* d.h., wer glaubt, einen Liebes- oder Zuwendungsverlust nicht ertragen zu können, versucht durch Krankheit oder Verwirrtheit das Gefühl, angenommen zu sein, zurückzugewinnen: Verwirrtheit als Appell.

Im Selbstwertgefühl verunsichert werden Ältere durch Umweltfaktoren: Einerseits wird Frühpensionierung gefördert, andererseits werden Rehabilitationsunwillige abgewertet, sie sollen sich bewegen, werden aber eingesperrt, sie werden mit Spielen beschäftigt, bei sinnvollen Tätigkeiten dürfen sie nicht mithelfen, sie sollen ihre Selbständigkeit erhalten, werden aber überversorgt; solche Widersprüche können verwirren, weil sie abwertend erlebt werden. Verhält sich ein Älterer nicht so, wie es von ihm erwartet wird, so werden leicht Sanktionen gegen ihn verhängt. Das macht ihn aggressiv. Pflegende fühlen sich persönlich angegriffen und isolieren ihn. So fühlt sich der Gekränkte bestätigt in seiner feindseligen Abhängigkeit, was von den Pflegenden wieder als Zurückweisung aufgefaßt wird. Aus den verletzten Gefühlen folgt enttäuschte Abkehr voneinander, die Verwirrtheit verstärkt oder auslöst, wenn das Selbstwertgefühl schon verletzt war.

Wer mit seiner Bezugsperson in einer Symbiose gelebt hat, wird bei Tod oder Trennung verwirrt reagieren, weil er glaubt, ohne den anderen nicht mehr zurechtzukommen. Wer in seinem Selbstwertgefühl stark gekränkt ist, sehnt sich danach, in die erste Symbiose mit der Mutter zurückzukehren. Die Mutter wurde als die einzige Person erlebt, die das Selbstwertgefühl steigerte. Deshalb möchten Verwirrte zurück zur Mutter, oder sie erwarten, daß die Mutter kommt!

Verwirrtheit selbst wird als Kränkung erlebt. Je mehr sich ein Verwirrter in seinem Selbstwert verletzt fühlt, um so größer ist sein Leidensdruck. Wenn der Verwirrte seinen Selbstwert nur noch durch Rückzug in eine Phantasiewelt, z. B. in die Vergangenheit zu retten glaubt, weil sein Selbstwertgefühl in der gegenwärtigen Realität zusammenbricht, kann Verwirrtheit als Selbstmordersatz aufgefaßt werden.

2.3.3. *Verwirrtheit als Identitätsverlust*

a) Verwirrtheit als *Verlust der biographisch gewordenen Identität:* Nur biographische Kontinuität gewährleistet individuell erfolgreiches Altern. Wer plötzlich Diät einhalten soll, krank wird, seinen Partner oder seine Bezugsperson verliert, gewohnte Aktivitäten oder seine Wohnung aufgeben muß oder Sozialhilfeempfänger wird, verliert seine lebensgeschichtliche Kontinuität und kann verwirrt werden, weil die bisherige stetige Entwicklung einen Einschnitt, einen Abbruch erleidet. Wer ins Heim kommt, soll alles, was ihm lieb geworden ist, aufgeben, soll sich unterordnen, ein anderer Mensch werden. Bei 34% der gegen ihren Willen ins Heim Eingewiesenen kam es zur Verwirrtheit. Wer bisher glaubte, anderen überlegen, etwas Besonderes zu sein, kann nach zahlreichen Verlusten nicht mehr Beifall oder Bewunderung erwarten, sondern muß mit anderen zusammenarbeiten, das kann ihn auch verwirren.

b) *Verlust der personalen Identität* verstärkt Verwirrtheit. Wenn Pflegende über den Kranken in der dritten Person statt mit ihm reden, ihn duzen, mit Vornamen anreden, als sinnlos Handelnden bevormunden, ihn unpersönlich wie eine Pflegepuppe „fertig machen“, kann er sich nicht mehr als Person fühlen. Die personale Identität wird verletzt, wenn er ungefragt mit einem Fremden das Zimmer teilen muß, wenn die Tür ohne anzuklopfen geöffnet wird, wenn er als Inkontinenter bei der Intimpflege von und vor Fremden aufgedeckt wird.

c) *Verlust der häuslichen Identität* trägt zur Verwirrtheit bei: Wer eingesperrt wird, weil er weglaufen könnte, wem Habseligkeiten als gefährlich oder unhygienisch weggenommen werden, z.B. Haustiere, Blumen, wer abgewertet wird, weil er sich wehrt, gebadet zu werden, wer dafür, daß er mithelfen will, diszipliniert wird, möchte „nach Hause“.

d) *Verlust der sozialen Identität:* Kranke, mit denen Pflegende nicht mehr kommunizieren, weil sie nur „dummes Zeug“ reden, werden verwirrt, vereinsamen, empfinden sich als überflüssig, sozial schon tot. Das Gefühl, „für mich interessiert sich keiner mehr“, ist schlimmer als das Gefühl abgelehnt zu werden, weil das noch Gegenaggression ermöglicht.

Abbildung 39: Zerbrochene Identitätssäulen bei Verwirrten

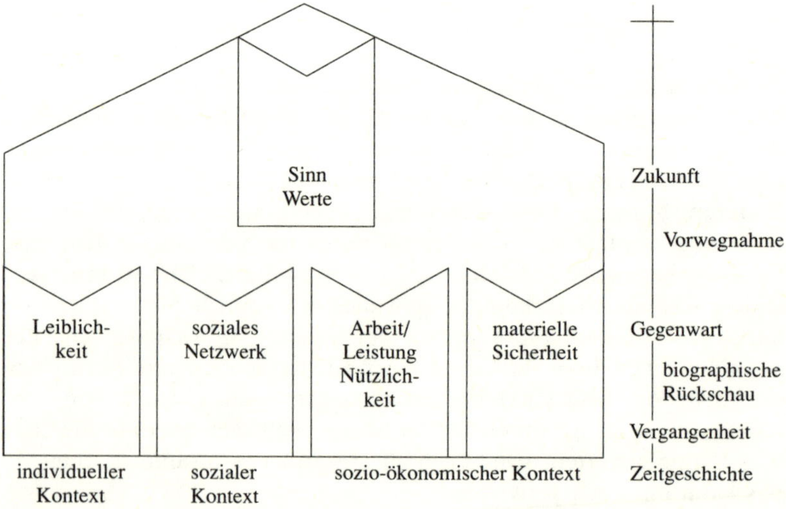

In einem Pflegeheim wurde eine Pflegerin entlassen, weil sie eine alte Dame auf deren Wunsch duzte, nachdem sie diese ein halbes Jahr gepflegt hatte. Um persönliche Kontakte zu Kranken zu unterbinden, wurde wöchentlicher Personalwechsel angeordnet: „Verordneter sozialer Tod"?

e) *Identitätsverlust,* weil die 5 Identitätssäulen brüchig werden (siehe Abbildung 39).

2.3.4. *Verwirrtheit als mangelnde Wahrnehmung und Integration* von Gefühlen

Ältere können verwirrt reagieren, wenn sie starke gegensätzliche Gefühle wie Liebe und Haß, Zuneigung und Wut, sogenannte „gute" und „böse" Gefühle unversöhnlich und unüberbrückbar erleben, sich hin und her gerissen fühlen zwischen ihren Gefühlen und ihrem nüchternen Denken, sich nicht akzeptieren, wenn sie ihre Wut nicht mehr unterdrücken können, oder wenn sie nicht wahrhaben wollen, schwach zu sein, zu versagen, Schattenseiten, Fehler und Schuld neben positiven Eigenschaften zu haben. Wer im Alter immer mehr erfährt, wie einsam er ist, daß er allein sterben muß, kann verwirrt reagieren.
Wer als Verwirrter sachlich nach Wochentag und Datum gefragt wird, ohne seine Gefühle äußern zu dürfen, erlebt sich nur angenommen, weil er – wie früher im Beruf – etwas geleistet hat, z. B. die richtige Zeitangabe.

Folgende Gefühle können zur Verwirrtheit beitragen, wenn hilfebedürftige Alte glauben, sie nicht aussprechen zu dürfen:
a) *Befürchtungen und Ängste:*
Angst vor Kontrollverlust, vor Verlust der Unabhängigkeit und Selbständigkeit, wenn der alte Mensch merkt, daß er weniger wahrnimmt und Probleme nicht wie früher lösen kann.
Angst, verlassen zu werden vom Partner, von Verwandten, Freunden und Bekannten (Trennungsängste). Angst vor sozialer Isolation, vor Heimeinweisung. Angst, die Rolle und Bedeutung in der Familie und die Unterstützung durch die Familie zu verlieren.
Angst vor Unvorhersagbarem, vor Unbestimmtem, z. B. wie lange die Bettruhe, die Schmerzen, die Inkontinenz dauern können. Angst vor dem Verwirrt- oder Verrücktwerden.
Angst vor Unsicherheit. Sobald ein Älterer krank wird, fühlt er sich im Leben bedroht, oder er fühlt sich zu Hause oder im Heim nicht sicher versorgt.

Furcht, zu verarmen, Pflegende nicht bezahlen zu können, den Kindern nichts vererben zu können.
Furcht, in der körperlichen Beweglichkeit immer mehr eingeschränkt zu werden, d.h. steif zu werden. Furcht vor erzwungener Untätigkeit, vor täglicher Monotonie und davor, nicht mehr mitentscheiden zu können.
Furcht vor dem Nachlassen der geistigen Kräfte, vor weiterem Gedächtnisverlust. Furcht davor, als unzurechnungsfähig erklärt zu werden.
Furcht, in seinen Klagen über Schmerzen, Frieren, Hunger oder Unbequemlichkeit nicht ernst genommen oder ignoriert zu werden.
Furcht, Privatheit zu verlieren, d.h. persönliche Atmosphäre, körperliche Abgrenzung, Intimität entbehren zu müssen, und keine Möglichkeit zu haben, sich erholen oder entspannen zu können.
Furcht vor den Launen und der mangelnden Redlichkeit der Pflegenden, daß sie Versprechungen, z.B. ausgehen zu dürfen, nicht einhalten oder sich unvorhersehbar verhalten.

Furcht, mangelhaft informiert zu werden, daß ihm etwas vorenthalten oder eingeredet wird, was er nicht will.

Furcht, abgewiesen oder vergessen oder wie andere Verwirrte verspottet oder ausgelacht zu werden oder gleichzeitig als reines Pflegeobjekt behandelt zu werden.

b) *Trauer, Gram, Schmerz* über den Verlust einer Bezugsperson werden direkt nach dem Verlust infolge des Schocks verleugnet. Nach der nüchternen kontrollierten Phase folgt die regressive mit Identifikation mit der verlorenen Person, Schuldgefühlen, Depression. In der Anpassungsphase sieht er den Verlorenen realistisch, kann Abschied nehmen und neue Beziehungen aufbauen.

c) *Machtlosigkeit, Ohnmacht, Abhängigkeit* von anderen führt zu dem Gefühl, von sich selbst entfremdet zu werden, sich nicht kontrollieren zu können, passiv und interesselos oder egozentrisch zu werden.

d) *Hilflosigkeit* wird immer mehr erlernt, je weniger sich der alternde Mensch selbst zutraut. Je hilfloser, um so depressiver oder verwirrter wird er, kann mit der Hilflosigkeit aber andere an sich binden.

e) *Hoffnungslosigkeit.* Der Kranke fühlt sich nutzlos, als Last, überflüssig, leer, sinnlos. Wenn sein Selbstwertgefühl verletzt ist, droht Selbstmord.

f) *Ambivalenzgefühle.* Widersprüchliche, gespaltene, rätselhafte, schwankende, gleichzeitig gute und böse oder andere gegensätzliche Gefühle verwirren leicht.

Welche Gefühle bedrängen den Verwirrten?

a) *Angst,* nicht zu verstehen oder nicht verstanden zu werden, zurückgewiesen, abgewertet oder gleichgültig vergessen zu werden.

b) *Ohnmacht, Hilflosigkeit und Unsicherheit* nehmen zu.

c) *Kränkung des Selbstwertgefühls und Trauer* über seine Verluste.

Zeitlich verwirrt heißt: „Ich möchte so sein wie früher!"

Situativ verwirrt heißt: „Ich bin unsicher, wer Sie sind!"

Persönlich verwirrt heißt: „Ich fühle mich anders, der bin ich nicht!"

d) *Wunsch und Appell* an uns, ihn anzunehmen, wie er ist, und Bitte um Hilfe.

Verwirrt wird, wer vergangene Probleme nicht bewältigen, gegenwärtige Gefühle nicht durchschauen oder annehmen kann und keinen Sinn in der Zukunft sieht. D.h., Verwirrtsein im Alter kann eine normale Reaktion sein, muß nicht auf einer Erkrankung oder gar auf einer Demenz beruhen.

3. Lerntheoretische Erklärungsversuche der Verwirrtheit

Nach der Lerntheorie ist Verwirrtheit ein erlerntes Fehlverhalten. Es wird als Gewohnheit erlernt, durch das Erleben des Verwirrten verstärkt („Wenn ich verwirrt bin, erhalte ich Zuwendung und Mitleid oder werde in Ruhe gelassen") und durch das Verhalten der Pflegenden, die sich in ihrem Muttergefühl, ein guter Helfer zu sein, bestätigt fühlen oder ihr Bedürfnis nach Abwechslung befriedigen. Durch verhaltenstherapeutisches Training lassen sich Verstärkerbedingungen ändern und Verhaltensdefizite bessern. Nach der Verhaltensgleichung SORKC wird das Reagieren (R) eines Menschen durch Außenreize (S = Stimulus), Organismus (O), Kontingenz (unmittelbare Verknüpfung = K) und Folgen (C = Konsequenzen) bestimmt (siehe Tabelle 40).

Lerntheoretisch wird Verwirrtheit verstärkt, wenn

1. Wahrnehmung, Gedächtnis, Orientierung und Ausgleichsleistungen mangelhaft trainiert werden;
2. der Kranke durch zuviele Reize, z.B. Dauerlärm überflutet wird;
3. er Zurückweisung durch Pflegende erfährt;
4. er vermehrte Zuwendung wegen Verwirrtheit bei sich (Lernen am Erfolg) oder bei Mitbewohnern (Nachahmungslernen) erlebt.

Verhaltenstherapeutische Methoden sind auch bei Dementen anwendbar, weil sie noch lernfähig sind. Je überzeugter, engagierter und konsequenter die Pflegenden mit dem Dementen kurz und regelmäßig üben, nicht-verwirrtes Verhalten belohnen und verwirrtes Verhalten nicht beachten, um so eher können Demente noch kleine Schritte lernen.

Tabelle 40: Bedingungen und Maßnahmen bei Verwirrtheit nach der Verhaltensgleichung

Außenreize	Organismus	Reaktion	Kon-tin-genz	Folgen
Verlust von	Krankheit			positive: erhält
Kontakten				Zuwendung,
Ressourcen	Streß			kann Erregung
Verwirrende	Hirnatrophie	Verwirrtheit	sofort	abführen
Personen				
Verwirrende	physiologische	Mißtrauen		negative:
Umgebung, wenn	Gleichgewichts-	Rückzug		wird abgelehnt
Kalender, Uhr,	störung	Hilflo-		ausgelacht
Namensschilder	Sinnesbehin-	sigkeit		bekommt Angst
fehlen	derung		später	Heimeinweisung
Maßnahmen:				
Ressourcen su-	Klärung und	Realitäts-	sofort	Realitätsorientie-
chen und stärken	Behandlung	Orientie-	rea-	rung loben und
	der Grund-	rungs-	gieren	mit Zuwendung
	krankheit	Training		belohnen
Pflegerkonstanz	Entspannungs-	Alternati-		Keine vermehrte
Änderung der	übung	ven auf-		Zuwendung bei
Umwelt	Beseitigung der	zeigen		Verwirrtheit, nicht
	Gleichgewichts-			auslachen
	störung u. Sin-			
	nesbehin-			
	derung			

Verstärkungslernen wird bei folgenden Methoden angewandt:
a) *Realitäts-Orientierungs-Training* (ROT), siehe S. 179.
b) *Kontinenztraining,* siehe S. 142.
c) *Gedächtnistraining:* Zarit u. a. berichten über Erfolge, wenn Ältere sich konkrete Bilder zu Wörtern vorstellen und mit den Vorstellungen Wortpaare verbinden. Andere übten, die durch Gedächtnisverlust bedingten alltäglichen Probleme wie Verlegen, Vergessen oder Verfehlen des Zimmers, zu bewältigen. Gute Anregungen gibt das Buch „Gedächtnis spielend trainieren“ von F. Stengel, Wien 1976.

d) *Selbständigkeitstraining:* Unselbständiges Essen wird nicht mehr mit Füttern belohnt, sondern selbständiges Essen wird gelobt und durch vermehrte Zuwendung verstärkt.
e) *Andere,* von Psychologen nach Verhaltenstherapieregeln zu planende *Trainingsmethoden* sind: Wahrnehmungs-, Bewegungs-, Sprach-, Kommunikations-, Alltagsfertigkeiten-, Entspannungs- und Selbstsicherheitstraining.
Soziales, nicht-verwirrtes Verhalten wird gebessert, wenn z. B. für jedes richtig gesprochene Wort eine Münze gegeben wird, die der Kranke gegen Bonbons eintauschen kann.
Zurückweisungsängste wie „Niemand mag mich“ oder selbstabwertende Gedanken wie „Ich bin ein Versager“ werden vermindert durch Üben des Gedankenstops und durch warmes, wertschätzendes Akzeptieren der Pflegenden. Die erlernte Hilflosigkeit depressiver Verwirrter kann durch obige Trainings- und Selbstverstärkung verlernt werden.
Voraussetzung ist exakte Beobachtung, um die Faktoren zu erfassen, die Verwirrtheit verstärken, der Kranke muß in kleinsten Schritten Erfolge erleben, Mitbewohner, Besucher und Angehörige sollten in kleine sinnvolle Aktivitäten eingeplant werden. Ein Tagesplan fördert auch die Orientierung.

Realitäts-Orientierungs-Training (ROT): ROT dient dazu, die Orientierung wiederzuerlangen oder bei schwankender Verwirrtheit realistisch aufrechtzuerhalten. Jeder Pflegende erinnert bei jeder Routinetätigkeit eindringlich an Ort, Zeit und Situation, z. B.: „Guten Tag, Frau M.! Ich bin die Pflegerin, Frau X. Sie sind hier in Ihrem Zimmer. Heute ist Montag, der 1. August 1990, wir haben 12 Uhr mittags. Die Sonne scheint“. Überhörte Worte werden geduldig wiederholt, Antworten abgewartet und gelobt, wenn sie richtig sind, oder sofort in einem annehmbaren Ton korrigiert, z. B.: „Ja, ein bißchen haben Sie sich geirrt!“ Erfolgreich wird ROT erst, wenn alle Pflegenden diese Methode beständig anwenden.
Zu ROT gehört die Strukturierung der Umgebung: Einhalten der Essenszeiten oder der Zeiten zum Spaziergang, das Vorhandensein von Uhren, Kalender, Orientierungstafeln mit Angaben über die nächste Feier, den nächsten Arztbesuch usw., Farbsysteme, Zeichen, gut lesbare Namensschilder an den Türen und am Kittel, Andenken und Bilder aus der Vergangenheit, Zeitungen usw.
Dieses auch von der Nachtwache zu beachtende 24-Stunden-Programm wird durch ein Gruppenprogramm ergänzt: Vier bis sechs Verwirrte und Nicht-Verwirrte treffen sich täglich zur gleichen Zeit

eine halbe Stunde lang. Der Leiter nimmt jeden ernst und ist selbst vom Erfolg überzeugt. In der Anfangsphase spricht er jeden mit Namen an, informiert über Zeit und Ort. Jeder wiederholt das Gesagte oder schreibt es auf. Der Leiter ermutigt die Gruppenmitglieder, Verwirrte bei richtigen Antworten zu loben, z. B. mit Berührung. „Nein" ist verboten, es wird zur richtigen Aussage verholfen und jede Anstrengung bestätigt. Der Leiter stellt einfache Fragen, die auch Verwirrte beantworten können, um sie nicht zu frustrieren. In entspannter Atmosphäre werden persönliche Bilder identifiziert und abstrakte Diskussionen vermieden.

In der Fortgeschrittenengruppe wird der Stadtplan studiert, ein Kalender mit Ereignissen ausgefüllt, Zeitung gelesen usw. Der Gruppenleiter braucht Ermutigung von anderen, um durchzuhalten, wenn es langweilig wird. Die Angehörigen werden gebeten, ROT ebenfalls anzuwenden.

ROT darf den Kranken weder unter- noch überfordern und muß immer wieder durchgeführt werden, sonst schwindet der Trainingserfolg.

Der ROT-Erfolg hängt davon ab, wie Pflegende den Verwirrten als Person ernst nehmen, sich in ihn einfühlen und ob räumliche Umgebung orientierungserleichternd „wie zu Hause" gestaltet wird.

Realitäts-Orientierungs-Training wird oft mißverstanden. Es bedeutet nicht, einen Verwirrten aus seiner Phantasiewelt in die harte Realität zurückzuholen. Wenn z. B. ein Verwirrter so einsam ist, daß er nur in einer eingebildeten Beziehung Trost suchen kann, darf ihm diese Möglichkeit nicht weggenommen werden. Eine alte Dame, die ihren Verlobten im 2. Weltkrieg verloren hatte, sagte: „Paul möchte, daß ich jetzt das graublaue Kleid anziehe", oder „Paul sähe es gern, wenn ich jetzt spazieren ginge!" Wenn Pflegende sagen, „aber Paul liegt doch in Rußland begraben", fühlt sich die Verwirrte nicht verstanden. Eine sinnvolle Reaktion des Pflegenden wäre z. B.: „Sie möchten das tun, was Ihr Paul wünschen würde!" Phantasien können für den Verwirrten Überlebenshilfen sein; solange niemand dadurch gestört wird, kann der Verwirrte seinen Wunschträumen nachgehen. Wenn der Verwirrte abends sagt, „Gleich kommt meine Mutter!", können Pflegende versuchen, sich einzufühlen, z. B.: „Sie sehnen sich danach, daß Ihre Mutter noch einmal kommt!" Der Verwirrte darf die Realität leugnen, die für ihn unerträglich ist, solange er sich selbst und andere nicht schädigt. Folgende Verhaltensweisen von Pflegenden halte ich für ungeeignet: 1. Bestätigen des Irrtums: „Wenn Ihre Mutter kommt, dann freuen Sie sich doch! Ich zieh Sie schon an!" 2. Ignorieren, wenn Pflegende nicht antworten. 3. Eingehen auf der Verstandesebe-

ne: „Überlegen Sie doch mal, wie alt müßte Ihre Mutter sein!" Der Kranke ist mit Rechnen überfordert, er braucht Verstehen seiner Gefühle, seiner Sehnsucht. 4. Konfrontieren mit der harten Realität: „Ihre Mutter ist tot!" 5. Sich-lustig-Machen über den Verwirrten.
Wie im Umgang mit Wahnkranken können Pflegende sagen: „Ich glaube, daß Sie das so sehen, ich sehe das nicht" oder „Ich höre nicht, was Sie hören!" Realitätsbezug wird hergestellt durch Echtsein und Wahrhaftigkeit des Pflegenden.

4. Verwirrtheit als Folge unterschiedlicher Wertvorstellungen

Wenn Ältere glauben, eigene Ideal- und Wert-Vorstellungen ihrer Eltern als Aufträge nicht erfüllt zu haben, fühlen sie sich schuldig. Schuldgefühle werden mit Depression oder Verwirrtheit abgewehrt, besonders wenn eigene Kinder und jüngere Pflegende andere Wertvorstellungen vertreten. Der verwirrende Wertepluralismus stellt auch überlieferte Werte in Frage.
Wenn Pflegende zusätzlich unterschiedliche Normen durchsetzen wollen, d.h., wenn der eine etwas erlaubt, was der andere verbietet, oder wenn die Heimordnung etwas anderes vorschreibt als praktiziert wird, geraten gewissenhafte Ältere durcheinander.

5. Verwirrtheit als Folge eines mehrdimensional bedingten geistigen Abbaus

Ein seniler Abbau bis zur Verwirrtheit ist multifaktoriell und komplex bedingt. Nach Lehr ist ein früher Abfall der Intelligenz nachweisbar, wenn folgende Faktoren wirkten:

5.1. Geringe Ausbildung.

5.2. Geringes Training, geringe Herausforderung im Erwachsenenalter, z.B. weibliche Rolle, negatives Altersstereotyp.

5.3. Anregungsmangel, Reizverarmung: langjährig Hospitalisierte in Heimen, Gefängnissen, Landeskrankenhäusern hatten um so eher eine Hirnatrophie, je weniger sie psychosozial stimuliert waren, so wie auch Muskeln schrumpfen, die nicht bewegt werden.

5.4. Geringe Sozialkontakte.

5.5. Subjektiver Gesundheitszustand: beeinträchtigt auch die Lernbereitschaft.

5.6. Subjektive Einschätzung (kognitive Repräsentanz), nicht objektive Belastungen, z. B. durch eine Krankheit. D. h., wie sich der Kranke in dieser Situation erlebt, führt bei negativer Selbsteinschätzung und mangelndem Zukunftsbezug zu geistigem Abbau.

5.7. Individuelle Unterschiede werden mit zunehmendem Alter immer größer: es gibt schon 40jährige, die interesse- und antriebslos sind infolge Erziehung, negativem Selbsterleben, mangelndem Training oder eingeschränktem Erleben oder Verhalten, weil Umstellungen wie Krankheit, Partnerverlust oder Umzug nicht vorwegnehmend geübt wurden.

5.8. Geistiger Abbau ist biographisch zu verstehen: Ledige Frauen entwickeln ihr Selbstverständnis aus dem Beruf, während Frauen, die ausschließlich für Mann und Kind lebten, bei Verwitwung eher intellektuell verkümmern als Frauen, die sich von den gesellschaftlichen Erwartungen abgrenzen und sich unabhängig halten. Frauen, die ihr Leben überwiegend negativ, eingeengt, als unbedeutsam, fremdbestimmt, als unabänderlich erlebten und mögliche Ereignisse nicht vorwegzunehmen lernten, die sich von der Umwelt abwandten und keine Daseinstechniken übten, waren durch ihren Lebenslauf eher geistig abgebaut als Frauen, die eine gegenteilige Einstellung hatten.
Daß der eine 75jährige geistig rüstig und der andere abgebaut bis verwirrt erscheint, beruht vorwiegend auf dem unterschiedlichen Lebenslauf, nicht so sehr auf der Ausgangsintelligenz. Nicht wieviele Belastungen ein Alternder durchgemacht hat und wie schwer sie waren, trägt zum geistigen Abbau bei, sondern wie er sich mit den Belastungen auseinandergesetzt und sie bewertet hat (kognitive Repräsentanz).

5.9. Ob es zum geistigen Abbau mit Verwirrtheit kommt, ist nicht nur vom vergangenen Lebenslauf, sondern auch von der gegenwärtigen Situation (Gesundheit, Erleben, Familiensituation, Wohnung usw.) und den Zukunftsperspektiven, z. B. auch der Sinnfrage („wozu das alles?"), und Befürchtungen abhängig.

5.10. Geistiger Abbau ist auch von den Erwartungen der Pflegenden, Angehörigen und Ärzte abhängig. Wenn sie Verwirrtheit in Pflegeheimen erwarten und deshalb alle Aktivierungsmaßnahmen für überflüssig halten, werden sich die alten Menschen genauso verhalten, d.h. verwirrt werden (sich selbst erfüllende Prophezeiung).

Altern ist mehrfach bestimmtes Schicksal (biologisch, biographisch, sozial, ökonomisch, ökologisch, epochal), geistiger Abbau bis zur Demenz ist kein unabänderliches Schicksal. Nach internationalen Angaben werden nur 5 bis 6% aller alten Menschen dement, d.h. eine Minderheit. Etwaiger geistiger Abbau (Hirnleistungsschwäche) kann, muß aber nicht schicksalhaft bis zur Demenz fortschreiten, ist also nicht passiv als irreversibel = nicht besserungsfähig hinzunehmen, sondern eine Herausforderung und Aufgabe. Sozialarbeiter, Pflegende, Angehörige, Psychologen und Ärzte könnten klären, welche Faktoren zur Hirnleistungsschwäche beitragen können, um gezielte Gegen- oder Interventionsmaßnahmen vorbeugend früh genug einzusetzen, denn geistiger Abbau ist kein Schicksal, sondern zu verhindern (siehe nachfolgende Tabelle 41).

Tabelle 41: Den geistigen Abbau fördernde Faktoren und Interventionsmaßnahmen

Altern als Schicksal	geistigen Abbau fördernde Faktoren	Interventionsmaßnahmen
biologisch	Krankheit Sinnesbehinderung Schlechter Gesundheitszustand beeinträchtigt Aktivität, Selbstbild	Gesundheitsvorsorge Pflege und Behandlung der Grundleiden, Hilfen für Sinnesbehinderung
biographisch	Mangel an Ausbildung, an Training und Anregung, negative Selbsteinschätzung, mangelnde Vorbereitung auf Umstellungen, mangelnder Zukunftsbezug	Fortbildung, Training der Realitätsorientierung, der Sinne, usw. Förderung geistiger Aktivität, Selbstbildtherapie
sozial	negatives Altersbild, Vorurteile, Mangel an sozialen Kontakten, Benachteiligung	Öffentlichkeitsarbeit, Gemeinwesenarbeit, Selbsthilfegruppen
ökonomisch	Mangel an Möglichkeiten bei Witwen und Sozialhilfeempfängern	Ausschöpfung finanzieller Ressourcen
ökologisch	Isolation durch Verkehrslage Einengung durch Wohnungssituation	Umzug, Vermittlung einer anregenden Umgebung
epochal	Ältere und Frauen werden bei wirtschaftlicher Rezession benachteiligt	Einstellungsänderung der Politiker

Je mehr Pflegende an den Erfolg ihrer Bemühungen glauben, um so mehr fördert ihre Erwartungshaltung die geistige und körperliche Aktivität des Kranken. Maßnahmen zur Aktivierung Dementer lohnen sich. Pflegende und Angehörige brauchen Training, um die eigene Einstellung zu Dementen zu ändern, um durch Wertschätzung, Anregung und Aktivierung geistigen Abbau rückgängig zu machen. Wer aber passive Teilnahmslosigkeit, dumpfes Dahindösen und schließlich Verwirrtheit erwartet, wird gerade dieses Verhalten verstärken.

6. Verwirrtheit als Ausweg aus unvereinbar erscheinenden Widersprüchen

6.1. *Gesellschaftliche Vorurteile:* z. B. von geistigem Abbau, Rückzug und Hilflosigkeit im Alter, nachdem ein Leben lang das Gegenteil, z. B. Leistung, erwartet wurde.

6.2. *Institutionell:* Ältere im Heim erhalten zwei widersprüchliche Botschaften von Menschen, von denen sie gefühlsmäßig abhängig sind, d. h., die Pflegenden verlangen einerseits, daß sie alles mit sich machen lassen, sich fügen, andererseits werden Rehabilitationsunwillige abgewertet; sie sind in einer Beziehungsfalle gefangen (double bind). Kranke, die stören, werden als Verwirrte in Heimen oder Landeskrankenhäusern isoliert und bis zum Hospitalismus inaktiviert.

6.3. *Familiär:* Kranke mit der einmal gestellten Diagnose Verwirrtheit werden in der Krankenrolle in starre Abhängigkeiten verstrickt.
Kommunikationsmuster, die einen offenen Konflikt vertuschen, verwirren: z. B. abwegige, schwer verständliche oder zweideutige Bemerkungen oder zerstreuendes, ablenkendes Reden oder widersprüchliche Kommentare oder abstrakte, vage, ausweichende oder undurchsichtige Erklärungen, wie z. B. „wenn aber“, „allerdings“. Besonders verwirrend sind Aussagen, denen die begleitenden nicht-sprachlichen Signale widersprechen, wie z. B. Kopfschütteln, Zucken der Mundwinkel, Heben der Augenbrauen, Handbewegungen, Körperhaltung.

6.4. *Partnerschaftlich:* Wenn zwei in einer Symbiose voneinander abhängig waren, wird der eine beim Tod des anderen so verunsichert und hilflos, daß er verwirrt reagieren kann. Oder wenn ein Älterer erlebt, wie die gleiche Bezugsperson nacheinander gut und schlecht sein kann; der Kranke empfindet es z. B. als unvereinbar widersprüchlich, wenn die Tochter, für die er alles getan hat, die Pflege ablehnt.

6.5. *Innerpsychisch:* Bei zunehmender Ich-Schwäche, etwa durch Abhängigkeit von Pflegenden, ist der Ältere Widersprüchlichkeiten nicht mehr gewachsen; z.B. kann er bisher beherrschte Gefühle wie Wut nicht mehr kontrollieren, obwohl er sie sich verbietet. Oder wenn er bei schlechtem Sehen oder Hören die Umwelt nicht mehr realistisch wahrnimmt und sich bei Aufgaben abgewertet fühlt, z.B. beim Spielen, Basteln zur zeitfüllenden Beschäftigung, ist er mit seinen bisherigen Bewältigungstechniken so überfordert, daß er verwirrt reagieren kann.

Verwirrtheit kann eine normale Reaktion sein. Wo ist z.B. der Realitätsbezug bei Verliebten, Jähzornigen, Fanatikern usw.? Der Verwirrte ist nicht ein unverständlicher, unberechenbarer Fremder oder „Verrückter“, sondern ein feinfühliger, verletzlicher oder kränkbarer alter Mensch, der mit dem Streß der ihn überfordernden Widersprüche nicht fertig wird, besonders wenn die Widersprüche gefühlsgeladen sind, z.B. mit Angst oder Wut. Er fühlt sich so unklar, hilflos, unsicher oder enttäuscht von sich und anderen, daß er in eine Wunschwelt regrediert oder seine Gefühle nach außen mit Verwirrtheit abwehrt. Der Streß wird unerträglich durch das Zusammenspiel vieler Widersprüche: gegensätzliche Gefühle, die im Widerspruch zum Denken und zu den Vorstellungen von sich selbst stehen, Unsicherheit durch erschwerte Wahrnehmung, wechselnde Beziehungen, widersprüchlich erlebtes Verhalten der Umwelt und gegensätzliche Normen und Werte verstärken sich gegenseitig, spitzen sich krisenhaft zu bis hin zu Angst, Verwirrtheit und Realitätsverlust im Wahn.

7. Verwirrtheit als Sinnkrise – innere Ziellosigkeit

1.	Wert-Krise	– alte Werte fallen weg
2.	Identitäts-Krise	– Selbstentfremdung bei Sinnleere
3.	Kommunikations-Krise	– Beziehungsstörung bei Affektpumpen
4.	Wandlungs-Krise	– Gedächtnis und Kräfte lassen nach
5.	Nihilitäts-Krise	– Gefühl, bedeutungslos zu sein
6.	Bedrohungs-Krise	– bedroht von Krankheit und Tod
7.	Diskrepanz-Krise	– bisherige Sicht widerspricht der Realität
8.	Vertrauens-Krise	– Vertrauen zu Mitmenschen schwindet
9.	Verwirklichungs-Krise	– eigene Vorstellungen nicht realisierbar
10.	Bewußtseins-Krise	– vorweggenommene Katastrophen

Wenn ein Verwirrter nicht mehr einsieht, wofür, für welche Ziele, Werte oder welchen Sinn er noch lebt, oder welchen Sinn sein Leiden hat, so wird er noch verwirrter. Diese Un-Ordnung der Verwirrtheit zu ordnen, in Be-Sinnung dem Verwirrten einen neuen Sinn zuzuordnen, ist auch Sinn der Gespräche, die Pflegende mit Verwirrten führen.

III. Verwirrtheit als Folge von Kommunikationsstörungen – Sozialpsychologische Entstehungsbedingungen

Für den Umgang mit Verwirrten brauchen Pflegende kommunikative Kompetenz, d. h. Verwirrte verstehen und sich selbst verständlich machen können. Jede Pflegehandlung ist kommunikativ. Isoliert lebende Ältere, inaktivierte Heimbewohner und Verwirrte haben oft einen so geringen Wortschatz, daß sie das, was sie möchten, nicht differenziert ausdrücken können (restringierter Code).

Jeder Pflegende sollte die Kommunikationsgesetze von Watzlawick kennen:

1. Wir Menschen können nicht nicht kommunizieren. Auch Schweigen eines Verwirrten ist Kommunikation.

2. In jeder Kommunikation werden Inhalte vermittelt und Beziehungen gestiftet. Bei jeder Pflegehandlung teilt der Pflegende zweierlei mit: eine inhaltliche Sachinformation und eine soziale Beziehung. Dabei bestimmt der Beziehungsaspekt den Inhalt, nämlich wie das, was mitgeteilt wurde, zu verstehen ist, ob er den Kranken mag, ablehnt oder ob er ihm gleichgültig ist.

3. Interpunktionsregel: Jeder nimmt sein eigenes Verhalten nur als Reaktion auf das Verhalten des anderen wahr. Jeder interpunktiert aus seiner Sicht, d. h. setzt den Punkt, den Anfang oder das Ende einer Kommunikation fest und sieht das Verhalten des anderen als ursächlich an. Wenn z. B. ein Verwirrter sagt, „Ich schimpfe nur, weil Sie mich ablehnen", und der Pfleger reagiert mit, „Ich mag Sie nicht, weil Sie immer schimpfen!" befinden sich beide in einem Clinch, einem kreisförmigen Prozeßgeschehen mit der unlösbaren Frage: Wer hat hier angefangen? Beide Gesprächspartner erkennen nicht, daß jeder einen anderen Anfang setzt. Sie können sich aus dem Clinch befreien, wenn sie über ihre Kommunikation sprechen (metakommunizieren) und dabei ihre Gefühle direkt äußern.

Abbildung 40: Die Kreisförmigkeit verfestigter Kommunikation

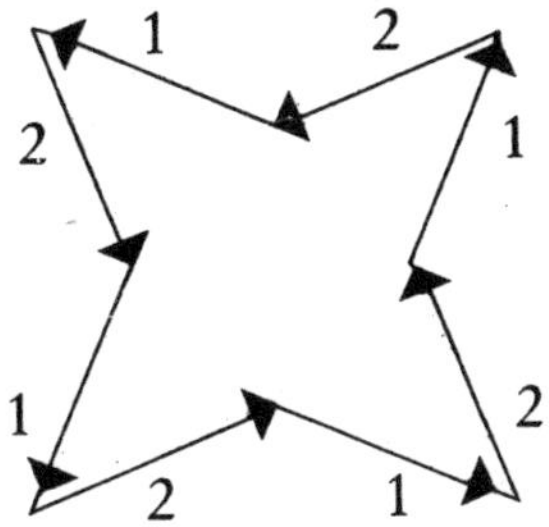

1: Ich schimpfe, weil Sie ...
2: Ich mag Sie nicht, weil Sie ...

4. Der Inhalt einer Kommunikation wird gewöhnlich sprachlich (verbal), die Beziehung nicht-sprachlich (non-verbal) ausgedrückt.

Nicht-sprachliche Signale der Kommunikation sind:

4.1. Redeweise: Stimmqualität, Tonfall, Sprechtempo, Lautstärke, Stimmlage, Sprechpausen und Sprechmelodie.

4.2. Mimik und Gestik drücken Gefühle aus.

4.3. Geruch: „Ich kann dich nicht riechen!“, z. B. bei Inkontinenz.

4.4. Blickkontakt sagt oft mehr über Nähe oder Distanz aus als der Inhalt des Gesprächs.

4.5. Körperkontakt: Die in der Pflege nötigen Berührungen lassen den Verwirrten spüren, ob er gemocht oder abgelehnt wird (vgl. Störung der Berührungsempfindung, S. 160f.). Verwirrte, die sich nicht mit Worten verständlich machen können, teilen sich nicht-sprachlich mit, z. B. durch Blickkontakt oder Gesten. Da non-verbale Äußerungen vieldeutig sind, wird die Kommunikation besser, wenn über Gefühle gesprochen wird.

Tabelle 42: Kommunikationsformen

	Sprachliche Kommunikation	Nicht-sprachliche Kommunikation
Inhaltliche Sachebene	mit Sprache mitgeteilte sachbezogene Inhalte	sachbezogene Kommunikation mit Blickkontakt, Mimik, Gestik
Soziale Beziehungsebene	sprachliche Beziehungsklärung	nicht-sprachlicher Ausdruck der Beziehung

5. Kommunikation kann symmetrisch oder asymmetrisch verlaufen: Folgende Interaktionsformen zwischen Pflegenden und Kranken sind möglich:

5.1. Wechselseitige, symmetrische oder partnerschaftliche Kommunikation ermöglicht echten zwischenmenschlichen Austausch, d. h. beide gehen aufeinander ein.

5.2. Reaktive Kommunikation heißt, daß beide aufeinander reagieren ohne eigenständiges Verhalten. Gewöhnlich reagiert der eine gefühlsmäßig auf die Gefühlsäußerung des anderen, z. B. schreien sich beide im Streit an.

5.3. Asymmetrische oder komplementäre oder Einbahn-Kommunikation liegt vor, wenn Pflegende sich überlegen fühlen, befehlen, vor sich hin schimpfen, mit Floskeln wie „Ist ja gut!“ beruhigen oder den Kranken duzen.

5.4. Schein- oder Pseudokommunikation ist rituell; so bleibt z. B. beim Grüßen oder bei Höflichkeitsfloskeln die Begegnung oberflächlich.

Kommunikation kann auch als Informationsaustausch zwischen Sender und Empfänger gesehen werden mit vier Anteilen:

a) Der Sender verschlüsselt seine Mitteilung in Worte oder Gesten.

b) Die Mitteilung, Nachricht oder Botschaft kann vier Aspekte beinhalten:

inhaltliche Sachebene = was mitgeteilt wird;
Beziehungsaspekt = wie es mitgeteilt wird;
Appell = was der Sender beim Empfänger bewirken will;
Selbstoffenbarung = wie der Sender etwas mitteilt – sagt etwas über seine Gefühle aus. Wenn z. B. ein Verwirrter Angst hat, kann er es mit Worten verschleiern, aber nicht-sprachlich drückt er sie aus, indem er zittert oder schwitzt.

c) Der Empfänger muß fähig sein, die Botschaft wahrzunehmen, zu entschlüsseln und sie zu verstehen.

d) Die Rückmeldung (Feedback) hilft Kommunikationsmißverständnisse vermeiden, wenn der Empfänger mitteilt, was er verstanden hat.

Für die Beziehung zwischen Pflegenden und Verwirrten ist es besser, nach dem Wie statt nach dem Was und Warum zu fragen. Gegenseitiges Verstehen und genaue Wahrnehmung sind hilfreicher als Übereinstimmung oder Durchsetzung der eigenen Meinung, d.h., den Verwirrten zu verstehen hilft ihm mehr als ihn zu überzeugen, daß heute seine Mutter nicht kommen kann.

Abbildung 41: Kommunikationsmodell: Kommunikation ist von Wahrnehmung abhängig

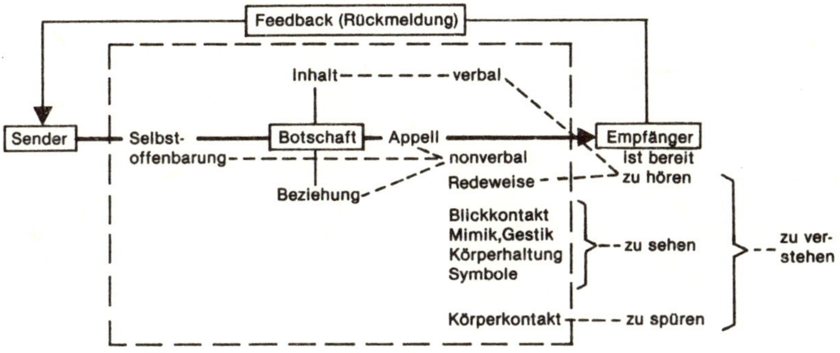

aus: Deutsche Krankenpflegezeitschrift, 11, 1982

Pflegende können Verwirrte besser verstehen, wenn sie exakt wahrnehmen, sich klar werden, was sie vermuten, was sie selbst fühlen und möchten oder beabsichtigen nach dem Bewußtseinskreis nach Miller (zitiert nach Heinerth, 1979, S. 253).
Verwirrtheit ist ein Teufelskreis bei gestörter Kommunikation:

Abbildung 42: Bewußtseinskreis nach Miller

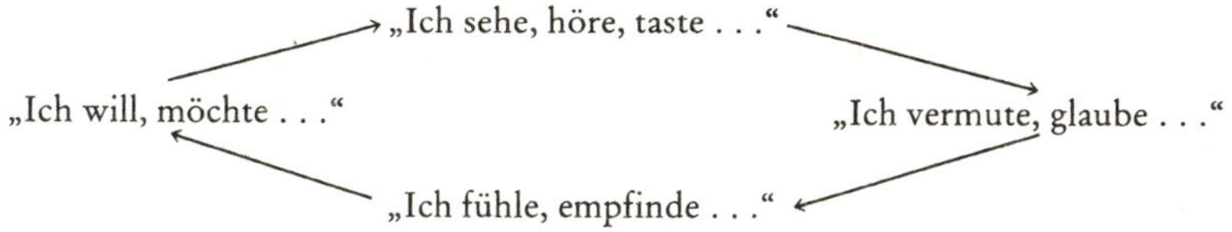

Abbildung 43: Der Teufelskreis gestörter Kommunikation

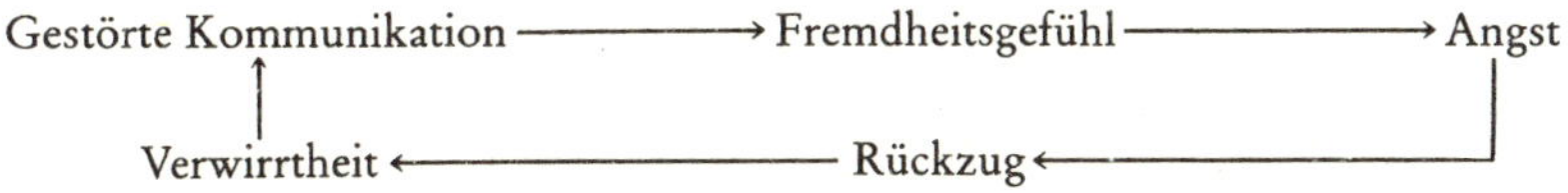

Verwirrtheit durch gestörte Kommunikation kann bedingt sein:

Durch körperliche Faktoren:
Kommunikationsstörungen durch Sprachbehinderung: Hirnbedingte Sprachstörungen werden durch Schlaganfall, Hirn-Durchblutungsstörungen, -Verletzungen oder -Tumoren verursacht. Die Sprachunfähigkeit (Aphasie) ist entweder eine motorische (der Kranke kann

Worte nicht aus- oder nachsprechen), eine sensorische (der Kranke kann Sprache und Schrift nicht verstehen) oder eine amnestische, d.h. der Kranke kann Wörter nicht finden, aber verstehen.

Tabelle 43: Aphasieformen

Aphasie	motorische	sensorische	totale
Sprechen	–	gestört	–
Verstehen	+	–	–
Fingersprache	+	gestört	–
Schriftverständnis	+	–	–
Lautlesen	–	–	–

Zur Aphasie kann die Unfähigkeit kommen, etwas zu erkennen (Agnosie), wenn der Verwirrte die Bedeutung von Gesehenem nicht erfaßt (Seelenblindheit) oder nicht lesen (Wortblindheit) oder die Bedeutung von Gehörtem nicht verstehen kann. Wenn der Kranke keine gezielten Bewegungen ausführen kann, kann er sich auch durch Gesten oder Fingersprache nicht mehr verständlich machen. Diesen Kranken kann durch Sprachtherapie, z.B. mit audiovisuellen Sprachübungsgeräten, geholfen werden.
Die Sprachstörung bei Demenz ist eine Wortfindungs- und Verständnisstörung und erheblich verzögertes Antworten. Bei Depressiven ist die Stimme monoton und leise. Ausgezehrte Verwirrte sprechen hauchend, leise. Nach langem Schreien redet ein Verwirrter heiser, wie gepreßt, kaum verständlich.
Wahnkranke und Verwirrte im Endzustand der Demenz ziehen sich soweit auf sich selbst zurück, daß sie das Sprechen zu verweigern scheinen (Mutismus).
Kommunikationsstörungen durch Wahrnehmungsbehinderung: vgl. Schwerhörigkeit und Sehbehinderung, S. 151ff.
Kommunikationsstörung durch Mehrfachbehinderung: Wenn z.B. ein Sehbehinderter einen Schlaganfall mit Sprachstörung erleidet, kann er nicht-sprachliche Signale nur über das Hören und Berühren wahrnehmen. Wenn ein Schwerhöriger einen Schlaganfall mit totaler Sprachlähmung hat, bleibt er ausschließlich auf die Berührung angewiesen, um die Beziehung zum Pflegenden oder Angehörigen zu erkennen.
Kommunikationsstörungen bei Bewußtseinsveränderungen: Ein Bewußtseinsgetrübter ist schläfrig, sieht nichts, hört aber schwach. Nach dem Erwecken reagiert er oft verwirrt, weil für die Zeit der Benommenheit eine Erinnerungslücke besteht.

Bewußtlose sollten mit Namen angesprochen und berührt werden, weil die Tiefe der Bewußtlosigkeit schwer einzuschätzen ist.
Durch Beruhigungs- und Schlafmittel wird das Bewußtsein so gedämpft, daß die Kommunikation eingeschränkt wird.

Durch psychische Faktoren:
Mangel an Kommunikation trägt zur Verwirrtheit bei. Wer bei fehlenden Außenkontakten nicht mehr angesprochen wird, verliert seine Orientierung. Wenn wortkarge Bewohner kaum Rückmeldung geben, halten Pflegende zunächst eine einseitige Kommunikation aufrecht, bis auch sie aufhören zu sprechen.
Persönlichkeitseigenschaften: Immer schon introvertierte, leicht Depressive und Antriebsarme sprechen weniger.
Mangel an kommunikativer Resonanz: Wenn ein Verwirrter spürt, daß seine Gefühlsäußerungen nicht ernst genommen werden, d.h. nicht zum Mitschwingen anregen (Resonanz), wird er in der Beziehung noch stärker verunsichert, verwirrt.
Ausweichende Kommunikation: Wenn Pflegende ablenken, irrelevant, nichtssagend, ausweichend antworten oder verallgemeinern („man“, „Leute“, „alle“, „jeder“ usw.), verwirren sie.
Widersprüchliche Kommunikation (Doppelbindung, Zwickmühle, Beziehungsfalle) liegt vor, wenn sich sprachliche und nicht-sprachliche Kommunikation widersprechen. Wenn ein Pflegender zum Verwirrten z. B. sagt: „Ich tue ja alles für Sie!“, aber aus dem, wie er es sagt, zu spüren ist, daß er es widerwillig oder abweisend meint, so kann der Kranke verwirrt reagieren. Oder wenn Pflegende fordern, daß der Kranke aktiv wird, ihm aber alles abnehmen, sitzt der Kranke in einer Beziehungsfalle, d. h., egal wie er reagiert, es ist falsch, und er ist vom Pflegenden emotional abhängig. Pflegende brauchen Supervision, um eigenes widersprüchliches Verhalten zu erkennen.
Bei Angst, Seh- oder Hörbehinderung ist die Wahrnehmung so eingeengt, daß er nicht realitätsgerecht kommunizieren kann.
Ein Dementer kann Botschaften kaum entschlüsseln, so daß er falsche Rückmeldungen gibt und verwirrter erscheint, als er ist. Wer bei Hirnleistungsschwäche die Worte nicht mehr finden kann und sich anders ausdrückt, als er es meint, gilt als verwirrt. Wenn Demente konfabulieren, d. h. Gedächtnislücken mit Einfällen ausfüllen, werden sie oft beschuldigt, zu lügen. Bei der Körperpflege geben Verwirrte noch eindeutige Rückmeldung durch Mimik oder Gestik, auch wenn sie durcheinander sprechen. Die zuerst erworbene Kommunikationsfähigkeit – Körperkontakt beim Neugeborenen – bleibt auch bei schwer Dementen bis zuletzt erhalten. Ich habe eine 79jährige

Demente gesehen, die nur noch „ja“ oder „nein“ sagte, aber durch regelmäßiges Streicheln noch vor dem Tode anfing, wieder kurze Sätze zu sprechen und nicht-sprachlich „vernünftig“ zu reagieren. Meine Mutter konnte ich durch Streicheln und Umarmen immer wieder aus ihrer Verwirrtheit in die Realität zurückholen und dann mit ihr sprechen.

Ein Kranker reagiert um so eher verwirrt, je zweideutiger die Kommunikation, je gespannter die Beziehung, je vieldeutiger die Umgebung und je weniger er selbst belastungsfähig ist.

Tabelle 44: Kommunikatives Verhalten Verwirrter

	selbstsicher	unsicher	aggressiv
sprachlich	äußert Wünsche, echt, ehrlich, Ich-Botschaften, äußert sich direkt	entschuldigt sich, verschleiert, Wir-Botschaften, indirekt, „Sie wissen schon“	klagt an, befiehlt, Du-Botschaften, beschuldigt
nicht-sprachlich	hört zu, tritt sicher auf	handelt, anstatt zu reden, Gesicht widersprüchlich	demonstriert Stärke, Überlegenheit
Stimme	warm, laut, entspannt	schwankend, leise, zögernd	kalt, hart, schreit, erregt, bebend
Blick	offen, frei, direkt, hält Blickkontakt	abgewandt, gesenkt, bittend	kalt, anstarrend, durchblickend
Hände	entspannte Gesten, harmonische Gesten	unruhig, nervös, fahrig	geballte Faust, schlägt auf den Tisch, abrupt
Haltung	aufrecht, gerade	gebeugt, nickt mit dem Kopf	steif, herrisch, Hände in den Hüften

Durch Umweltfaktoren:

Wegen Personalmangel wird die Pflege rationalisiert, so daß für Gespräche mit Verwirrten keine Zeit bleibt. Auf Grund der Rolle sind Pflegende gegenüber Kranken in der überlegenen Position, so daß sie einseitig kommunizieren. Fachsprache verwirrt und schließt auch Nicht-Verwirrte aus. Je seltener die Besuche, um so weniger sprechen Verwirrte, die als kommunikationsunfähig gelten. Monotoner Lärm erschwert die Kommunikation. Wer jahrelang nicht mehr liest, weil

Zeitungen fehlen, kann auch als Rüstiger die passenden Worte nicht finden.

Wie verbessern Pflegende die Kommunikation mit Verwirrten?
Nur Ich-Aussagen sind unverfälscht. Du-Aussagen werden leicht zu Projektionen (Zuschreibungen) oder Vorwürfen („Sie haben aber...“). Wir-Aussagen vereinnahmen den anderen. Duzen macht den Verwirrten zum Kind. Wer in Gegenwart des Verwirrten über ihn, statt mit ihm spricht, ignoriert ihn.
Alltagsgespräche: Pflegende sollten einfühlend, nicht-wertend, warmherzig, wertschätzend, echt, offen und partnerschaftlich Gefühle und Bedürfnisse ansprechen.
Soziale und Umwelt-Faktoren können die Kommunikation fördern: z.B. mehr Zeit für Verwirrte, Abbau von Vorurteilen gegen Demente durch Öffentlichkeitsarbeit, Vermeiden der Fachsprache, Lärmeindämmung, wohnliche Atmosphäre, Respektieren der Intimität, Besuche durch Ehrenamtliche, Teamgespräche, Fortbildung u.a.
Pflegende wenden sich dem Verwirrten zu, indem sie zulächeln, ihm zuhören, auch wenn er „Unsinn“ sagt, ihn berühren, streicheln. Dazu brauchen sie Zeit. Sie sprechen ihn mit Namen an, geben ihm die Hand zum Gruß, lassen ihn erzählen, betrachten mit ihm sein Fotoalbum, um seine Biographie zu aktivieren.
Pflegende kommunizieren mehrkanalig mit Sehen, Hören, Berühren, Riechen, wenn sie mit Verwirrten tanzen, spielen, singen, beten.
Pflegende bemühen sich, Kommunikationsstörungen untereinander zu bereinigen, weil Kranke auf Familien-/Mitarbeiterstreit mit Verwirrtheit reagieren können. Gefühle direkt auszudrücken, hilft, Konflikte zu lösen. Streitende neigen dazu, Gefühle indirekt, d.h. anklagend zu äußern. Negative Gefühle sind unvermeidbar, zu ihnen zu stehen ist besser als sie zu verbergen.
Es ist nicht immer angebracht, Gefühle auszusprechen, es kann aber nie falsch sein, ein Gefühl zu haben. Gefühle nicht mit Tun ausagieren, sondern aussprechen, um den anderen an dem, was ich fühle, teilhaben zu lassen. Jeder kann gleichzeitig verschieden starke und widersprüchliche Gefühle haben. Pflegende, die sich selbst erlauben, ihre unerklärlichen und negativen Gefühle auszusprechen, erlauben es auch Verwirrten.

Basale Kommunikation nach Mall verbessert die Beziehungspflege

Pflegende wenden immer wieder ein, daß eine Beziehung zu einem Verwirrten nicht aufzubauen sei, weil er sich nicht mitteilen könne, weil er Sprache nicht verstehe, auf Lächeln, Blickkontakt und Berührungen nicht reagiere. Der Verwirrte/Demente lebt wie in einer Glocke, Kommunikation ist nicht möglich, Dementer und Pflegender können sich nicht wechselseitig austauschen.

Der Verwirrte oder „Pflegefall" bleibt oft unverstanden, er erhält Stereotypien:

„typisch..."	→ fühlt sich allein
wird etikettiert: „verhaltensgestört, aggressiv"	→ läuft weg, beißt
wird gezwungen zum Essen, Baden usw.	→ wehrt sich
wird manipuliert	→ wird passiv, apathisch
wird beschimpft, beschuldigt	→ verzweifelt, autoaggressiv

Die basale Kommunikation nach Mall dient der persönlichen Begegnung mit schwerst geistig Behinderten (Dementen). Basal bedeutet: ohne Voraussetzungen, Bedingungen von seiten des Dementen. Mall erweitert die üblichen Kommunikationskanäle wie Blickkontakt, Sprache, Mimik, Gestik um die vom Dementen ausgehenden Kommunikationskanäle Atemrhythmus, Lautäußerungen, Berührungen, Bewegungen.
Inhalt der basalen Kommunikation ist Verbesserung der Beziehung. Ein vorsprachlicher Austausch ermöglicht, Verständnis, Angenommensein, Zuneigung und Interesse zu erfahren, die Stimmung, Bedürfnisse und Wünsche des Dementen zu erspüren, Angst, Unverständnis, Verspannung und Panik auf beiden Seiten abzubauen und sich für die Beziehung zu öffnen. Die basale Kommunikation ist mehr als Methode, der Pflegende muß sich selbst einbringen, d.h. die Begegnung muß echt sein. Dazu braucht der Pflegende täglich 1–2mal 10 bis 20 Minuten Zeit. Er setzt sich mit dem Kranken auf eine Couch, neben oder hinter ihn, spricht wenig, behutsam, leise und ruhig nur von dem, was er gerade tut, erzwingt keinen Blickkontakt, fühlt sich in den Atemrhythmus des Kranken ein, z.B. mit der Hand auf seinem Bauch, und versucht seinen Rhythmus mitzuatmen, begleitet das Ausatmen immer wieder 2–3mal geräuschvoll mit Brummen, Summen, Tönen, ahmt Lautäußerungen des Kranken nach und spiegelt sie so wider, versucht vorsichtig Körperkontakt, streicht beim Ausatmen rhythmisch über Kopf, Arme, Rücken, Bauch oder Beine, je nachdem wie der Kranke reagiert. Er umfaßt den Kranken an den Schultern und bewegt sich mit ihm, wiegt ihn vor und zurück, hin und her oder im Kreis z.B. im Atemrhythmus, rüttelt leicht die Schultern oder die Wirbelsäule mit dem eigenen Körper und erkundet den

Spielraum aller Gelenke. Wenn der Pflegende Abwehrbewegungen des Kranken wahrnimmt, läßt er ihn vorübergehend los. Solange der Kranke noch ruhig und gelöst ist, zieht sich der Pflegende zurück nach dem Umgangsprinzip der „liebevoll sensiblen Aufdringlichkeit". Basale Kommunikation soll nicht auf bestimmte Sitzungen begrenzt bleiben. Solange es für den Kranken ungewohnt ist, kann der Pflegende sich statt einer Begrüßung mit Worten nahe an den Kranken stellen, ihn spüren lassen, einige Atemrhythmen mit ihm schwingen und ihn streicheln.
Pflegende können basale Kommunikation in Kursen erlernen, vor allem die dazu nötige Selbsterfahrung. Nach Mall heilt basale Kommunikation nicht die Demenz, sondern die Beziehung, um auch dem schwerst Dementen zu sagen, „Ich bin dir gut!", auf eine Weise, die er versteht.
Nach Mall kann basale Kommunikation den Schwerstbehinderten verändern: Problemverhalten wie Aggression geht zurück, er wird offener für Kontakt, toleranter für schwierige Erfahrungen, entspannter und gelöster. Auch die Bezugsperson ändert sich: sie wird interessierter, belastbarer, zufriedener bei der Arbeit und verständnisvoller für die Gründe seines Verhaltens: Was löste sein Verhalten aus? Was nimmt der Pflegende wahr? Welches Ziel verfolgt er?

IV. Umweltfaktoren, die zur Verwirrtheit beitragen

Wohnungsbedingungen zu Hause

Ältere werden passiv, antriebslos und erscheinen geistig abgebaut, wenn Anregungen aus der Umgebung fehlen. Ein Älterer, der unter dem Dach mit steiler Treppe oder in einer Sozialwohnung ohne Bad wohnt, ausreichende Beleuchtung, Radio, Fernsehen oder Zeitung entbehrt, keinen Telefonanschluß hat, wird nicht nur vereinsamen, sondern auch die Realitätsorientierung verlieren. Wer mitten im Geschäftsviertel wohnt und nicht spazierengehen kann, z. B. weil die Grünphase der Verkehrsampel zu kurz ist, wer das Gemeindezentrum nicht erreichen und an Veranstaltungen nicht teilnehmen kann, weil er die hohen Stufen von Bahn oder Bus nicht bewältigen kann, wird sich isolieren. Jeder Kommunikationsmangel trägt zur Verwirrtheit bei. Ferner tragen zur Verwirrtheit bei:
Verlust der Bezugsperson (vgl. S. 205, 207);
familiäre Störungen (vgl. S. 207f.);
mangelhafte Unterstützung durch ambulante Dienste (vgl. S. 209f.).

Ausstattungsmängel im Heim

Lange Flure, gleichartige Etagen, einheitliche Zimmer, Uniformen (weiße Kittel, einheitliche Hemden, Trainingsanzüge für Inkontinente), einheitliches Eßgeschirr, weiße Wäsche, Aussicht auf einen leeren Innenhof sind nicht anregend, sondern eher verwirrend. Wenn auf der Station keine Zeitung ausliegt, keine Uhr, kein Kalender, keine Orientierungstafel hängen, Zimmer und Personal keine Namensschilder haben, der Toilettenweg nicht durch Pfeile oder Zeichen markiert ist, Farbsystem oder Zeichen fehlen, wird die zeitliche und räumliche Orientierung schwierig. In einer eigenen Untersuchung in sieben modernen Pflegeheimen stellte ich fest, daß nur 1/3 der Bewohner eine gut sichtbare Uhr im Zimmer oder auf der Station, nur 1/5 einen gut erkennbaren Kalender hatten, und eine Orientierungstafel fand ich nur in einem Heim. Die Etagen waren durch große Stationsnummern gekennzeichnet, die Toiletten gut erkennbar. Einen Stadtplan mit Markierung des Heims fand ich nur in einem Heim. Von 60 Verwirrten in den verschiedenen Heimen hatten nur zwei persönliche Fotos zur Erhaltung der Orientierung und Identität über ihrem Bett.

Unfreiwillige Krankenhaus- oder Heimeinweisung

60% der Älteren kommen gegen ihren Willen ins Heim, darauf reagiert ein Drittel der unfreiwillig Eingewiesenen mit Verwirrtheit. Gründe für die Heimaufnahme sind schlechter Gesundheitszustand, schlechte Wohnverhältnisse, Familienkrise, z. B. wegen Verwirrtheit, fehlende Unterstützung der Familie durch ambulante Dienste oder überhaupt fehlende Versorgung durch Angehörige.

Warum werden die gegen ihren Willen Eingewiesenen verwirrt?
1. Weil sie das Heim als letzte Station fürchten, d. h. die Heimeinweisung wird als endgültig erlebt, denn die Wohnung wird bald aufgelöst, Möbel und Hausrat verkauft, Ersparnisse für die Pflegekosten eingezogen, die Möglichkeit, eine neue Wohnung zu suchen ist ausgeschlossen.
2. Weil sie sich von der Familie abgeschoben oder zumindest losgelöst empfinden, die Unterstützung von Verwandten oder Nachbarn entbehren, sich überflüssig vorkommen, sich verbittert abkapseln und in die Verwirrtheit flüchten.
3. Weil sie sich als minderwertig erleben, weil sie über sich bestimmen lassen müssen, wann sie Hunger haben, gebadet werden, angezogen werden, ins Bett müssen.

4. Weil sie keine Rolle mehr spielen, ihre Unabhängigkeit und Freiheit zu verlieren fürchten, sich von persönlichem Eigentum trennen müssen.
5. Weil sie ihre bisherigen Lebensgewohnheiten aufgeben müssen, ihre Identität verlieren.
6. Weil ihre Intimität im Mehrbettzimmer mißachtet wird oder unter totaler Aufsicht der Pflegenden oder der Mitbewohner steht.
7. Weil sie sich einer fremden Wertewelt, den Normen der Heimordnung widerspruchslos fügen müssen.
8. Weil sie immer weniger besucht werden und im Kontaktbedürfnis nur noch vom Wohlwollen der Pflegenden abhängen.
9. Weil sie die Heimeinweisung als persönliches Scheitern erleben.

Es werden immer mehr Heimplätze benötigt, weil die Zahl der Hochbetagten und der Singles zu- und die der Familien abnimmt.

Interaktionsstörungen durch 1. Mangel an Kooperation; 2. Zielkonflikte; 3. Hospitalismus.

1. Mangel an Kooperation zwischen:
den Bewohnern
Bewohnern und Pflegenden
Stationsleitern/Bewohnern/Pflegenden
Heimleiter/Heimbeirat/Pflegedienstleistung/Pflegenden/Angehörigen
Arzt/Seelsorger/Paten/Pflegenden/Praktikanten
Träger/Heimleiter
Heim/Nachbarn/Gemeinde usw.
(Vgl. C. Knobling: Konfliktsituationen im Altenheim. Freiburg: Lambertus 1985.)

2. Zielkonflikte, die Bewohner verwirren:
(a) Bewohner möchten Bedürfnisse nach Geborgenheit, Anerkennung usw. befriedigen
(b) Pflegende wollen gut pflegen, manche verstehen darunter, den Bewohner „satt, trocken, still" zu halten oder Geld zu verdienen.
(c) Pflegedienstleiter vermitteln, um Ausfälle durch Urlaub oder Krankheit auszugleichen oder Konflikte zwischen den Pflegenden zu schlichten.
(d) Mancher Heimleiter möchte ein ruhiges, ordentliches und sauberes Heim vorzeigen oder die Heimordnung z. B. mit langen Nächten durchsetzen.

(e) Träger wollen z. B. weniger Geld für Inkontinenzmaterial ausgeben und einen „reibungslosen Ablauf des Heimbetriebes“ (nach Knobling) erzielen.
(f) Pflegesatzkommissionen wollen Personal und Kosten sparen.

Abbildung 44: Das Heim als Kooperationssystem

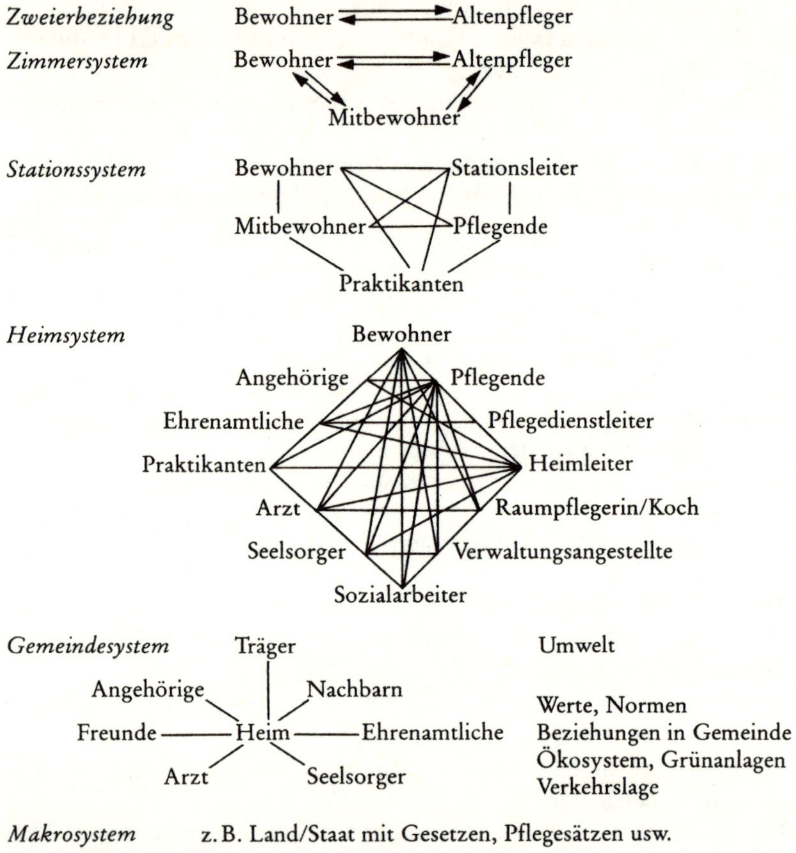

3. Hospitalismus fördert Verwirrtheit:
(a) Bewohner, Pflegende und Angehörige erwarten Ruhe und Versorgung.
(b) Kontakte zur Außenwelt und Kommunikationsmöglichkeiten schwinden.

(c) Pflegeheime sind oft totale Institutionen: alle täglichen Aktivitäten werden nach einem autoritären Plan ausgeführt, möglichst „pflegeleicht“. Die Macht der personellen Hierarchie steigt, die Rechte der Bewohner werden bis zur Ohnmacht / Hilflosigkeit eingeschränkt.
(d) Bewohner werden nicht genügend angeregt, zur Langeweile gezwungen.
(e) Neu Aufgenommene verlieren Rolle, Kontinuität, Besitz, Handlungsspielraum, Identität, Privatheit und Intimität.
(f) Bewohner haben keine Aussicht, das Heim zu verlassen.
(g) In einigen Heimen werden Bewohner mit Beruhigungsmitteln diszipliniert.

Pflegemängel in Heimen

Faktoren der gefährlichen Pflege, die Verwirrtheit mitbedingen können, vgl. Tabelle 53, Stufen der Pflegequalität, S. 246f.
Auch in überdurchschnittlich gut eingerichteten Pflegeheimen finden sich einzelne Pflegemängel:
(a) Personal- und Zeitmangel werden durch Arzneimittel ersetzt. Bei einem Personalschlüssel von 1:3 entfallen auf jeden Pflegebedürftigen 90 Pflegeminuten, bei 1:4 69 Minuten und bei 1:5 nur 55 Pflegeminuten täglich.

(b) Qualifikationsmängel: frei werdende Altenpflegerstellen werden nicht mehr oder durch Aushilfskräfte besetzt. Neue Mitarbeiter werden aus Zeitmangel nicht angeleitet, die Nachtwache ist gewöhnlich nicht ausgebildet.

(c) Die Sorge für Sicherheit, Ordnung und Ruhe ist vorrangig, unterdrückt aber Bedürfnisse der Bewohner.

(d) Zeit ist nur für körperliche Pflege, nicht für Gespräche, Beratung oder Realitäts-Orientierungs-Training vorhanden. Wenn ein Bewohner Zuwendung wünscht, muß er sich hilfloser, z.B. verwirrter stellen als er ist. Grundloses Klingeln ist oft nicht Zeichen von Verwirrtheit, sondern verzweifelter Ruf nach mehr Zuwendung. Dadurch wird der Pflegende gereizter, hektischer, d.h. er „hilft“ mit Beruhigungsmitteln.

(e) Die Kommunikation ist gestört, z.B. einseitig, Fachsprache mit „man“ oder „wir“, oder es wird über statt mit dem Kranken gesprochen, oder die Kommunikation ist ausweichend oder wird ganz aufgegeben: „Der kriegt doch nichts mit!“

(f) Wenn die Kommunikation mit den Kollegen, mit Angehörigen oder mit dem Heimleiter gestört ist, wird die gespannte Atmosphäre den Kranken verwirren, weil er fürchtet, daran schuld zu sein. Der mangelnde Informationsaustausch z. B. bei Schichtwechsel kann Verwirrtheit verschlimmern.

(g) Autoritärer und kontrollierender Führungsstil des Heimleiters verwirrt genauso wie ein Laisser-faire-Stil.

(h) Zielkonflikte verwirren: der Heimleiter vertritt die Ziele des Trägers, z. B. reibungslosen „Betriebs"-Ablauf mit Konfliktvermeidung (Heim als Ersatz einer „Fassadenfamilie"). Erfahrene Pflegende resignieren oft, Anfänger wollen aktivieren. Diese Konflikte stören die Kooperation zu Lasten des Verwirrten.

(i) Vorurteile gegen Verwirrte wie z. B.: Pflegefälle werden immer verwirrt! Verwirrten ist nicht mehr zu helfen! Behandlung Verwirrter lohnt nicht! Mit Verwirrten kann man nicht sprechen! Verwirrte sind wie böse Jungen oder ungezogene Mädchen!

(j) Erziehung zur Unselbständigkeit, Totalversorgung z. B. mit Füttern, um sich in der Helferrolle zu bestätigen, ist um so verwirrender, je mehr einige noch aktivieren wollen!

(k) Verstärkung der Inkontinenz: „Lassen Sie es laufen!" Mit Dreieckstüchern befestigte „Windeln" drücken – Dekubitus – Juckreiz – Verwirrte zerren den Zellstoff heraus – verschmutzen den Boden und werden unruhig – werden fixiert!

(l) Fixieren der Verwirrten: Warum werden sie gefesselt? – Weil sie weglaufen, andere belästigen (um sich Zuwendung zu holen), sich selbst befriedigen könnten, über das Bettgitter steigen und fallen, die feuchte Unterlage oder den Katheter wegziehen und sich beschmutzen könnten, weil sie wund sind und die Pflegenden keine Zeit haben!

(m) Einsperren ins Zimmer: Abmontieren der Fenstergriffe – zum Schutz des Verwirrten oder geschlossener Strafvollzug?

(n) Mißbrauch von Psychopharmaca, die für manche Ärzte immer noch die „einzige Waffe" darstellen. Die „chemische Zwangsjacke" verstärkt Schlaflosigkeit und Demenz.

(o) Lange Nächte mit einer unausgebildeten Nachtwache für mindestens 50 Bewohner (davon 1/3 bis 1/2 verwirrt), so daß nur durch Schlafmittel Ruhe erzwungen werden kann.

(p) Heimordnung: Unbedingte Ruhe von 19.00 Uhr bis 7.00 Uhr bei einem durchschnittlichen Schlafbedarf von 6 Stunden. Oder Abendessen um 17.00 Uhr und Frühstück um 8.00 Uhr (15 Stunden ohne Essen führt zur Unterzuckerung mit Verwirrtheit). Oder Wecken um 4.00 Uhr.

(q) Bettlägerige gelten als nur gering besserungsfähig. In einigen Pflegeheimen halten sich 1/5 im Bett, 2/5 nur im Zimmer und 2/3 nur auf der Station auf.

(r) Mangel an Sozialarbeitern, Psychologen und Psychiatern in Heimen, um z. B. Demenz oder Depression früh zu behandeln und Fehlplazierungen z. B. im Landeskrankenhaus zu verhindern, Krisenintervention, Rehabilitation und Nachbehandlung sicherzustellen.

(s) Verwirrende Pflege, weil Pflegende z. B. durch die Abfertigungsmaschinerie gestreßt sind: Verwirrte werden für den Tag fertiggemacht, „abgetopft", „durchgebettet", „durchgebadet", „durchgefüttert" usw.

„Wanderlustige" Verwirrte werden beruhigt durch Festbinden am Stuhl oder im Bett, Einsperren ins Zimmer, Medikamente oder durch Androhung von Schlägen?!

Für Sauberkeit zu sorgen scheint wichtiger zu sein als menschliche Nähe (Pfleger als Putzkolonne). Persönliche Kontakte werden unterbunden. Wer einen Verwirrten umarmt, löst Eifersucht bei Mitbewohnern und Mitarbeitern aus. Sympathie zu einem Bewohner zu bekunden heißt, sich der Gefahr eines „Tratsches" auszusetzen. Weil persönliche Beziehungen unerwünscht sind, müssen sich Pflegende, die Beziehungspflege für wichtig halten, anpassen oder kündigen. Der nach Zuwendung hungrige Verwirrte wird mit kurzem Kopfstreichen oder einem Klaps abgespeist.

Überforderte Pflegende werden hektisch, gereizt. Kranke spüren das und werden verwirrt. Je größer der Streß der Pflegenden, um so größer der Beruhigungsmittelverbrauch. Wenn Pflegende Wut empfinden, äußern sie diese oft nicht aus Schuldgefühlen, weil z. B. alte Konflikte mit den Eltern wiederbelebt werden. Pflegende verstärken, was sie selbst fürchten: Verwirrtheit. Sie sind gestreßt durch ihre Macht: Der Verwirrte ist total abhängig von ihrem Wohlwollen. Selbstverständlichkeiten, wie z. B. Wahl des Brotaufstrichs, werden für den Kranken zum Privileg. Da Pflegende Autorität und gleichzeitig einzige Quelle der Zuwendung sind, können sie Verwirrte wie Kinder behandeln, verkindlichen, anweisen, z. B. „Sie müssen jetzt ins

Bett!", oder mit Kinderspielen beschäftigen. Verwirrte, die sich so nicht beachtet fühlen, können mit Inkontinenz reagieren, um Aufmerksamkeit zu provozieren.

Dritter Teil: Zuständigkeit für die Pflege Verwirrter

Wer ist zuständig für die Pflege Verwirrter?

1. Die Familie = primäre Grundversorgung
2. Sozialstationen = sekundäre Grundversorgung
3. Pflegeheime = tertiäre Grundversorgung

Von den 12,4 Millionen der über 60jährigen in der BRD leben 95 % in ihrer Wohnung und nur etwa 5 % in Einrichtungen der stationären Altenhilfe. Von den 2,5 Millionen Pflegebedürftigen in der BRD sind ca. 1,9 Millionen über 60 Jahre alt. Nur etwa 14 % aller Pflegebedürftigen werden stationär, 86 % in der offenen Altenhilfe versorgt. Von den zu Hause lebenden Hilfebedürftigen erhalten Hilfe:

60 % von im Haushalt Lebenden;
24 % von außerhalb des Haushalts Lebenden;
17 % von Freunden oder Nachbarn;
12 – 20 % von Sozialstationen, je nach Ort;
5 % von teilstationären Einrichtungen;
1 % von Selbsthilfe- oder Alternativgruppen.

Von den Pflegebedürftigen in der offenen Altenhilfe leben 33 % im Ein-Personen-, 52 % im Zwei-Personen- und 15 % im Mehr-Generationen-Haushalt. 2 bis 5 % der Hilfebedürftigen leben mit einem ebenfalls pflegebedürftigen Partner zusammen. Diese gegenseitige Hilfebeziehung bricht bei geringer Mehrbelastung zusammen.

Nach Mikrozensus 1987 lebten von allen über 80jährigen im:

	1-Personen-Haushalt	2-Personen-Haushalt	3-Personen-Haushalt
Frauen	87,5 %	10,2 %	1,7 %
Männer	14,8 %	67,8 %	12,4 %

Partnerpflege heißt, Frauen pflegen häufiger ihren Mann. Nur 15 % der über 75jährigen Frauen haben noch einen Partner.

I. Primäre Grundversorgung durch die Familie

Kann die Kernfamilie die schwere Pflege Verwirrter noch leisten? Das Töchter- und Ehemänner-Pflegepotential schrumpft, das Ehefrauen-Pflegepotential nimmt zu durch sozialen Wandel:
(1) Von den über 60jährigen Frauen sind nur 39 % verheiratet (50 % verwitwet), von gleichaltrigen Männern 80 % (14 % verwitwet), ledig sind 10 % der älteren Frauen, 4 % der Männer.
(2) 21 % der älteren Frauen (14 % der Männer) haben keine Kinder.
(3) Heiratswilligkeit und Zahl der Kinder nehmen ab, Zahl der Scheidungen zu. Immer mehr Familien sterben aus.
(4) Ältere wollen ihre Kinder nicht belasten, nehmen ihre Hilfe ebenso ungern an wie Hilfen nach dem BSHG.
(5) Ältere wollen unabhängig von den Kindern bleiben: Intimität auf Abstand wegen unterschiedlicher Normen.
(6) Hilfe zwischen Geschwistern funktioniert als Tauschbeziehung, Hilfe durch Seitenverwandte nimmt zu.
(7) Mehrgenerationenhaushalte nehmen ab oder entstehen aus Not, d.h. in unteren Sozialschichten mit Konfliktspannungen.
(8) Produktionsfamilien gibt es nur noch in der Landwirtschaft, wo Alte bis zuletzt in die Arbeit einbezogen werden.
(9) In der Kernfamilie haben Alte ihre Funktion verloren; Erfahrung und Hausarbeit zählen nicht mehr, Babysitting manchmal.
(10) Wer in der Kleinfamilie für Kranke sorgt, beeinträchtigt seine berufliche Konkurrenzfähigkeit.
(11) Politiker nutzen Familienpflege als billigste aus.
(12) Der heutigen Familie fehlt es nicht an Bereitschaft zur Pflege, sondern an Voraussetzungen; z.B. sind die Wohnungen zu klein, die Vorbereitung auf die Pflege fehlt usw.
(13) Welche Familie Pflege Älterer übernimmt, hängt von der Haushaltsgröße ab: Ledige mit Kindern sind kaum, Ehepaare mit nur einem Kind am ehesten zur Pflege bereit.

Wer übernimmt die Pflege? In 30 % der Partner (auch Männer), in 50 % die Tochter, in 10 % die Schwiegertochter, nur in 3 % der Sohn und in 10 % andere. Pflegende Männer erhalten eher fremde Hilfe als Frauen, die meist allein pflegen.
19 % der Pflegenden sind unter 50, 32 % 50 bis 64 Jahre, 24 % 65 bis 74, 22 % 75 bis 85 Jahre und 3 % sogar über 85 Jahre alt. Diese selbst alternden Frauen sind an der Grenze ihrer Belastbarkeit,
(1) weil sie den Ablösungsprozeß der eigenen Kinder – die mit ihren Haushalts- und Eheproblemen kommen – gerade verarbeiten;

(2) weil sie die eigene Großmutterrolle übernehmen;
(3) weil sie als ideale Hausfrau und Mutter den Haushalt weiterführen;
(4) weil sie die Midlife-crisis des Ehemannes verstehen sollen;
(5) weil sie auf Berufserfolg verzichten müssen, dem alten Beruf nicht nachgehen oder einen neuen nicht aufgreifen können;
(6) weil sie durch Geburtenrückgang allein für Eltern und Schwiegereltern zuständig sind;
(7) weil sie manchmal zwei Generationen pflegen sollen, eigene Eltern und noch einen hochbetagten Großelternteil;
(8) weil sie sich mit dem eigenen Altern auseinandersetzen in einer Zeit, in der die Eltern mehr Zuwendung und Hilfe erwarten.

Diese Vielfachbelastung überfordert Frauen bis zur Selbstzerstörung. Die familienzentrierte Frau zeigt nach Lehr eher Abbauerscheinungen als außerhäuslich orientierte: die ausgenutzte Tochter von heute ist der vorzeitig abgebaute Pflegefall von morgen.

Pflegekarriere der Frau:

25 — 35 — 45 — 55 — 65 →

pflegt 1. Kind, 2. Kind	*hilft* bei der Pflege der Großväter / Großmütter des Vaters / Schwiegervaters	*pflegt* Mutter / Ehemann Schwiegermutter

Nach Brody hilft fast die Hälfte der Frauen bei der Pflege des Vaters und ein Drittel bei der Pflege anderer Verwandter. Frauen leisten mindestens 80 % der Pflege.

Welche familiären Faktoren können zur Verwirrtheit beitragen?

1. Tod oder Trennung

Die häufigste familiäre Gleichgewichtsstörung, die zu einer Erkrankung eines Mitgliedes, z. B. zu Verwirrtheit führen kann, ist der *Tod eines Partners oder die Trennung von einem Partner.* Der Tod bedeutet für den Überlebenden Trauer, Einsamkeit, Identitätsverlust, Aufgabe bisheriger Gewohnheiten oder des Lebensstils, Hilflosigkeit und Unfähigkeit, das Leben allein zu bewältigen, bis hin zu einer Erkrankung. Auch die Kinder, die ihren Vater oder ihre Mutter verloren haben, müssen die Trauer verarbeiten und werden durch den hilflosen

Abbildung 45: Altern als biographisches Schicksal

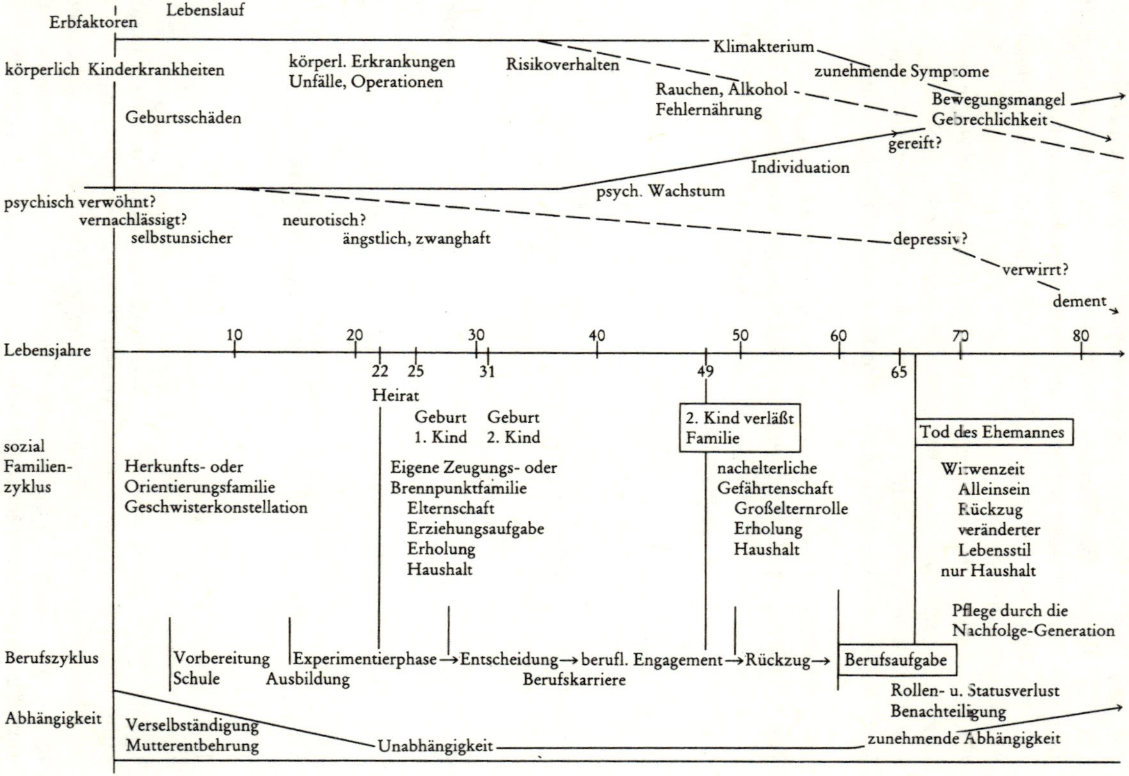

überlebenden Elternteil aus der Kind- in die Elternrolle gedrängt. Wenn sich die Tochter in ihrer Trauer der Mehrbelastung nicht gewachsen fühlt, die Pflege des Überlebenden zu übernehmen, so erleidet dieser einen weiteren enttäuschenden Verlust, der in eine Krise bis zur Verwirrtheit führt.

Der Tod des Partners bedeutet auch Übergang in den Einpersonenhaushalt mit geringerem Einkommen und meist Umzug in eine kleinere Wohnung. Die Einpersonenhaushalte der über 60jährigen stellen die Hauptzielgruppe für Hilfe- und Pflegeleistungen dar. Wenn die Nachkommenschaftsfamilie in einer halben Stunde (unabhängig vom Verkehrsmittel) zu erreichen ist, ist die Chance des Überlebenden groß, Hilfe durch die Kinder zu erhalten. Bei größerer Wohnentfernung sinkt die Chance deutlich. Am größten sind die Hilfschancen dort, wo Ältere im Haushalt oder im selben Haus wie die Kinder wohnen. Die soziale Risikogruppe der kinderlosen Singles steigt und beträgt 1/4 bis 1/5 der über 65jährigen. Sie können sich nicht in die Geborgenheit einer Familie fallenlassen, sind auf entferntere Verwandte, Freunde oder Sozialstationen angewiesen.

Die Wahrscheinlichkeit, daß der Überlebende verwirrt reagiert, wenn der Partner stirbt oder sich trennt, ist um so größer, je mehr die beiden in einer verklammerten Symbiose gelebt haben. Wenn beide auf gegenseitige Bestätigung angewiesen waren, oder wenn der eine – häufig die Frau – immer aktiv mütterlich-hegend den anderen betreut hat, kommt der passive, bisher umsorgte Partner allein nicht mehr zurecht, wird hilflos bis verwirrt. Wenn der aktive Partner überlebt, ist er verunsichert, selten verwirrt. War der Verstorbene lange verwirrt, so wird es auch der Hinterbliebene, wenn er sich mit ihm identifiziert, oder wenn er Wut oder frühere Todeswünsche gegen den Verwirrten unbewußt sühnen will.

2. Familiäre Störungen

Alternde Eltern versuchen ihre Kinder auf drei Ebenen an sich zu binden:

auf der *Gefühlsebene* durch Verwöhnung;

auf der *Verstandesebene* sind die Eltern der Meinung, die Pflege durch die Tochter/Schwiegertochter sei rationell und am sinnvollsten; dafür erhält sie finanzielle Zuwendung oder das Versprechen einer Erbschaft;

auf der *Gewissensebene* wird das Pflichtgefühl, die Treuebindung (Loyalität) von den Eltern ausgenutzt. Kinder seien undankbar, wenn sie die Pflege nicht auf sich nähmen. Heutige Ältere stehen noch unter dem Einfluß generationenalter Vorstellungen, daß eine Tochter – die dann auch nicht heiraten durfte – zur Pflege auserwählt, d.h. festgehalten wurde. Die aus der Familie entlassenen Geschwister fühlten sich für die Pflege nicht verantwortlich.

Wenn eine Tochter trotz Heirat auf der Gewissensebene durch das Verpflichtungsgefühl von den Eltern abhängig ist, sich nicht gelöst hat, sich unter dem Druck der Überlastung aber endlich lösen möchte, bekommt sie Ausbruchs-Schuldgefühle, die sie von dem Elternteil abhängig halten. Für den Elternteil stimmt die Welt nicht mehr, es widerspricht seinen Vorstellungen und Erwartungen. Das allein kann schon verwirren. Mutter und Tochter oder Vater und Tochter sind in einem Clinch, in einer gegenseitigen Abhängigkeit gefangen. Die Mutter sagt: „Ich kann ohne Dich nicht leben", was unbewußt soviel heißt wie: „Ich bin ohne Dich nicht mehr liebenswert!" Schon das drohende Ende einer solchen abhängig machenden Beziehung kann wie bei anderen Abhängigkeiten Entzugssymptome, z.B. Verwirrtheit, auslösen.
Nicht nur der hilflose Kranke braucht den Pflegenden, sondern dieser den Kranken, um sich in seiner selbstlosen, hingebenden Helferrolle zu bestätigen. Beide können sich nicht voneinander trennen, obwohl sie sich mit gegenseitigen Vorwürfen „die letzten Nerven rauben".
Ich habe eine 50jährige halbtags berufstätige Frau gesehen, die nachmittags auf ihr Enkelkind aufpaßte, den Haushalt allein versorgte und sich ständig Vorwürfe ihrer Mutter anhören mußte, weil sie sich zuwenig um sie kümmere. Um mehr Zuwendung zu erzwingen, wurde die 74jährige Mutter verwirrt. Darauf reagierte die Tochter psychosomatisch mit einem Magengeschwür und mußte ins Krankenhaus. Ihr Mann brachte die Schwiegermutter sofort in ein Altenheim, in dem sie nach kurzer Zeit aufklarte und unauffällig blieb.
Die Abhängigkeit kann auch Mutter-Sohn-Bindungen betreffen. Ein 54jähriger Ingenieur war so an seine Mutter gebunden, daß er sie täglich ein bis zwei Stunden besuchte. Als er unter dem Druck der eigenen Familie seine Mutter seltener traf, wurde er so von ihr beschimpft, daß er depressiv bis zu einem Suizidversuch erkrankte. Darauf wurde die Mutter verwirrt und starb.

3. Gestörtes Familiengleichgewicht

Die Familie kann aus dem Gleichgewicht geraten, wenn das letzte Kind verspätet auszieht, besonders wenn die Eltern nur für ihre Kin-

der lebten und nur als Eltern, nicht als Partner miteinander sprachen. Wenn die so vernachlässigte nachelterliche Partnerschaft auch nach 30jähriger Ehe zu zerbrechen droht, kann ein Partner seine Kränkung mit Verwirrtsein ausdrücken.
Auch wenn der vorzeitig pensionierte Ehemann zu Hause so tonangebend sein möchte wie im Beruf, kommt sich die Frau überflüssig vor und kann in Krankheit, z. B. Verwirrtheit flüchten. Ein einsamer, z. B. verwitweter Elternteil ist – wenn er nur ein Kind hatte – oft so mit der Nachfolgefamilie verbunden, daß er Gleichgewichtsstörungen in dieser spürt, z. B. wenn ein Enkelkind in der Schule versagt oder wenn er fürchtet, daß die Ehe seines Kindes scheitert. Er kann verwirrt reagieren, auch wenn er entfernt wohnt, um die Nachfolgefamilie zusammenzuhalten, weil er überfürsorglich bei unausgesprochenen starren Familiengesetzen („in unserer Familie darf Scheidung nicht sein") helfen will. Unbewußt glaubt er, mit seiner Verwirrtheit das Gleichgewicht der Nachfolgefamilie erhalten zu können.
Unverheiratete leben oft noch im System ihrer Herkunftsfamilie; z. B. wurde eine 70jährige Lehrerin verwirrt, als ihre fünf Jahre ältere Schwester in einer anderen Stadt starb.
Wenn Angehörige einen Älteren nicht mehr begreifen, als fremd erleben, wenn sie ihn nicht mehr ertragen zu können glauben, wenn ihre Toleranzschwelle überschritten wird, erklären sie ihn für verwirrt, weil sie das familiäre Gleichgewicht durch ihn gestört erleben. Zur Wiederherstellung des Gleichgewichts wird er für krank, verwirrt gehalten.

Abbildung 46: Verwirrtheitsdiagnose durch die Umgebung bei Überschreiten ihrer Toleranzschwelle

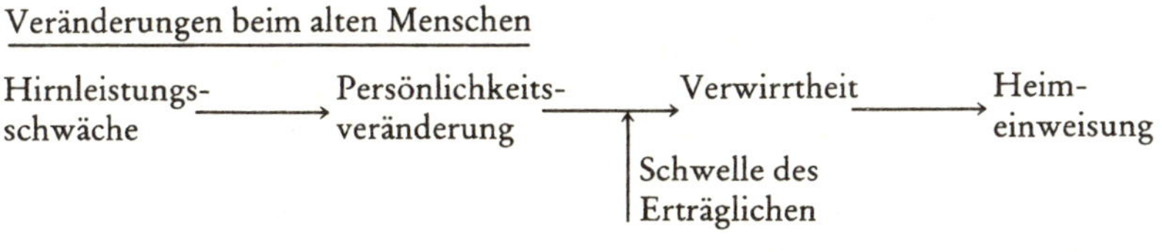

4. Mangelhafte Unterstützung durch ambulante Dienste fördert Verwirrtheit

4.1. Introvertierte, Alleinlebende, Bewegungsbehinderte, Depressive, Wahnkranke und Demente isolieren sich selbst, besonders wenn sie pflegebedürftig und/oder verwirrt werden.

4.2. Eine Familie, die sich schon immer gegen außerfamiliäre Kontakte abkapselte, ist weniger informiert über Hilfsmöglichkeiten oder schämt sich des Verwirrten oder empfindet es als eigenes Versagen, fremde Hilfe anzunehmen. Durch dauernde Aufsichts- oder Anwesenheitspflicht überforderte Angehörige mangelt es an Kraft, sich um außerfamiliäre Hilfen zu bemühen.

4.3. Inaktive Gemeinden bauen ambulante Dienste nicht aus: es fehlen noch Sozialstationen, fast immer Tagespflegeheime oder Pflegestellen zur Entlastung der Familie, mobile soziale Dienste wie z. B. Fahrtendienste, Beratungsstellen bei Armut im Alter oder für familiäre Krisen, sozialpsychiatrische Dienste an den Gesundheitsämtern oder auch Fortbildung der Fachleute.

Welche Folgen hat Verwirrtheit für die Familie?

1. *Das familiäre Gleichgewicht* wird gestört, die Familie gerät in eine Krise. Ob sie diese Krise bewältigt, hängt ab vom Krankheitsverlauf, von Kommunikationsmustern, Stellung des Kranken in der Familie, von der Integrations- und Kooperationsfähigkeit der Familie und ihrer wirtschaftlichen Lage.

2. *Verwirrte üben* mit der Verwirrtheit *Macht aus*. Unbewußt halten sie sich für narrenfrei, glauben, sich unkontrolliert verhalten zu dürfen oder Sonderrechte zu haben.

3. *Die Identitätskrise* des Verwirrten überlastet die Beziehungen.

4. *Der Identitätsverlust* des Verwirrten verunsichert die Identitätsgewißheit der ganzen Familie, weil Verwirrtheit gesellschaftlich, z. B. als geistige Umnachtung, abgewertet wird.

5. *Rollenwechsel und Rollenverunsicherung*

Wenn ein Elternteil verwirrt ist, wird er zum Index- oder identifizierten Patienten in der Familie mit der Gefahr, zum Sündenbock für familiäre Beziehungsstörungen zu werden, d. h. die Familienmitglieder schieben ihm eigene ungute Gefühle zu. Das beschrieb Richter als familiäre Symptomneurose. Die Patientenrolle zu übernehmen hat Folgen für alle Beteiligten:

5.1. *Für den Verwirrten:* Er wird von Schuld und Verantwortung, aber auch von bisherigen Rollenverpflichtungen befreit, d.h., er ist nicht mehr tonangebende(r) Vater/Mutter, sondern hilflos wie ein Kind. Je mehr Rollen er durch seine Krankheit verliert, z.B. Partner-, Hausherren-, Hobbygärtnerrolle usw., um so mehr wird er in seiner Identität verunsichert bis verwirrt.

5.2. *Für die pflegende Tochter:* Sie wechselt nicht nur von der Kind- in die Elternrolle, sondern auch von der Verwandten- in eine berufsähnliche Pflegerolle. Das verunsichert sie, weil sie Macht über eine Person erhält, an die sie sich bisher selbst vertrauensvoll wandte, weil sie einen Elternteil erziehen soll, der sie erzogen hat, weil sie abwägen muß, für wen sie mehr Mutter ist, für die eigenen Kinder oder z.B. für den Vater. Ein Dementer, der jahrelang Autorität hatte, muß z.B. einmal eingeschlossen werden. Das löst bei der Tochter, die keine filiale Reife hat, Schuldgefühle aus, die der Kranke ausnutzen kann. Wenn bei der pflegenden Tochter ungelöste Konflikte eigener Abhängigkeit aktualisiert werden, muß sie die Ablösung zur eigenen Unabhängigkeit (filiale Reife) nachholen. Wenn der Kranke nur vorübergehend verwirrt ist, kann die Tochter die verkindlichende Haltung länger als nötig beibehalten.
Wenn verwirrte Perioden unvorhersehbar sind, erhöhen sich Angst und Spannung in der ganzen Familie, die aus der Aufregung nicht mehr herauskommt.
Starre familiäre Rollenvorschriften sind lange festgelegt, z.B., wer später die Pflege zu übernehmen hat; wenn sich die Schwiegertochter weigert, tragen die enttäuschten Erwartungen zur Verwirrtheit bei. Familienmythen, wie z.B. die Totalpflege, die Eltern ihren Kindern gaben und die als Dankesschuld zurückgezahlt werden soll, führen zu Schuldgefühlen der pflegenden Angehörigen: „Obwohl ich alles für meine Mutter tue, fühle ich mich schuldig.“

5.3. *Für die anderen Familienmitglieder:* Wenn die pflegende Tochter in der Pflege überfordert ist, müssen andere Familienmitglieder einen Teil ihrer bisherigen Aufgaben mit übernehmen. Diese neue Rollenverteilung in der Familie verunsichert, labilisiert das familiäre Gleichgewicht, d.h. die Familie wird empfindlicher gegen alle Störungen. Nicht selten wird der Ehemann eifersüchtig auf die Zuwendung, die seine Frau dem Verwirrten zukommen läßt. Das führt entweder zu einer Koalitionsbildung mit einem Teil seiner Kinder oder auch mit dem einzigen Kind gegen die pflegende Frau, die sich ihrerseits durch die Pflege wieder mehr mit ihrer Herkunftsfamilie identifiziert, d.h.

regrediert, oder der Ehemann fühlt sich aus der Familie verdrängt und kompensiert seine Frustration durch Flucht in Arbeit, Hobby oder Alkohol.

Abbildung 47: Verschiebung des familiären Gleichgewichts in der Nachfolgefamilie durch den Tod eines Elternteils

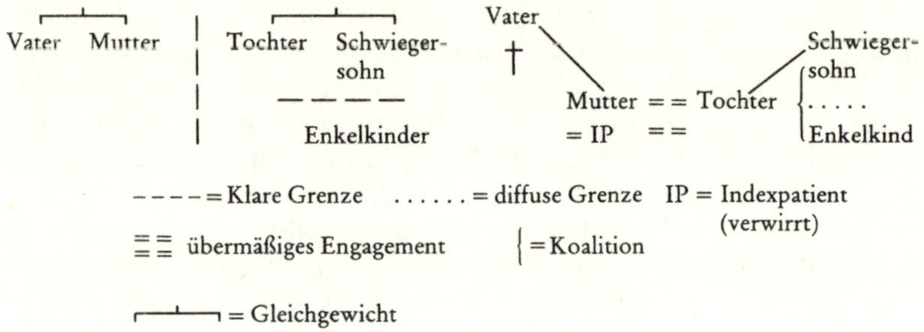

6. *Verunsichernd für den Pflegenden* können auch nicht-sprachliche Signale des Verwirrten sein, die unbewußt und unverändert wie früher von ihm ausgesandt werden. Ich habe selbst erlebt, wie mich meine Mutter in ihrer Verwirrtheit ohne Worte nur mit einem bestimmten strafenden Blick anzusehen brauchte, und ich kam mir wieder wie ein Kind vor, das etwas verkehrt gemacht hat, und dafür von seiner Mutter gerügt wird, d. h. der Verwirrte behält seine Elternrolle trotz Hilflosigkeit bei und nutzt damit alte Schuldgefühle aus. Zahlreiche Gespräche mit pflegenden Angehörigen bestätigen meine Beobachtung. Eine 60jährige Frau erzählte von ihrer Mutter: „Sie braucht nur eine bestimmte Handbewegung zu machen, dann komme ich mir vor als wäre ich zehn Jahre alt. Mir gehorcht sie nicht, der viel jüngeren Gemeindeschwester sofort."

Welche Gefühle löst die Verwirrtheit bei den Angehörigen aus?

(1) Angst, im Alter selbst verwirrt oder schwachsinnig oder verlassen (alte Trennungsängste leben auf) oder ausgelacht zu werden.

(2) Scham, Trauer und große Enttäuschung, daß die bisher geschätzte Person an einem gesellschaftlich diffamierten Leiden erkrankt: „Unser Vater ist verrückt!"

(3) Hilflosigkeit und Ohnmacht, nicht helfen zu können: „Ich weiß nicht weiter!"

(4) Wunsch nach Anerkennung und Stolz, eine so schwere Pflege zu leisten: „Ich wachse über mich selbst hinaus."

(5) Wut und Aggressionen gegen das aufdringliche, anklammernde, unkontrollierbare oder unvorsehbare Verhalten des Verwirrten. Wegen seiner Hilflosigkeit wird die Aggression gegen sich selbst gerichtet bis zu Aufopferung oder Depression. Wut löst Spannungen aus und kann zu gegenseitigen Beschimpfungen führen.

(6) Ungewißheit, weil der Verwirrte unberechenbar erscheint: „Was kommt noch auf uns zu?"

(7) Hoffnungslosigkeit, weil Besserung auf sich warten läßt.

(8) Ambivalenz: einerseits fühlt sich die Tochter den hinfälligen Eltern gegenüber verpflichtet, andererseits wirken ungelöste Kindheitsprobleme, nämlich Ablehnung der Eltern, unbewußt fort. Das verstärkt aber ihre Schuldgefühle.

(9) Schuldgefühle werden oft nicht geäußert. Die Angehörigen fühlen sich zu Dankbarkeit und Treue verpflichtet. Sie wollen die Pflege, die sie als Kind von ihren Eltern erhielten, als Dankesschuld zurückzahlen. Schuldgefühle entstehen aus der Befürchtung, etwas falsch gemacht oder versäumt zu haben. Die pflegende Tochter fühlt sich bestraft, wenn sich der Zustand des Verwirrten verschlimmert, obwohl sie sich ganz aufopfert. Die Vorwürfe des Verwirrten, wenn sie sich z. B. über verlegte Sachen streiten, können alte Schuldgefühle aus der Kindheit wiederbeleben. Wenn die pflegende Tochter durch die Vorwürfe selbst gereizt und aggressiv reagiert, fühlt sie sich noch schuldiger, weil der Verwirrte ja krank ist. Verwirrte können die Schuldgefühle, auch die aus der Vergangenheit, unbewußt ausnutzen. Dann werden auch unbewußte Aufträge der Eltern an die Kinder, Verdienstkonten und alte Schuldzuweisungen oder -verstrickungen wirksam.

Schuldgefühle entstehen auch, wenn durch die Pflege andere Familienmitglieder vernachlässigt werden. Wenn der Verwirrte mehr auf die Gemeindeschwester als auf die Tochter hört, glaubt letztere, daß sie die schlechtere Bezugsperson sei. Die Schuldgefühle werden verstärkt durch die Vorwürfe anderer Verwandter, Nachbarn und Freunde oder durch die Kritik der Fachleute.

Wenn die pflegende Tochter so überfordert ist, daß sie die Pflege nicht mehr leisten kann und Heimeinweisung nötig wird, dann zieht sie sich aus Schuldgefühlen depressiv zurück, besucht den Kranken immer weniger oder beschimpft Pflegende im Heim und verlangt bessere Versorgung oder Verlegung. Wenn sich Pflegende angegriffen oder angeklagt fühlen, werden sie so verletzt, daß sie sich schämen ob der vermeintlichen Schande und sich sozial isolieren, d. h. Kraftquellen für die schwere Aufgabe verlieren.

Pflegende Angehörige beruhigen ihre Schuldgefühle, indem sie z.B. Hilfe von außen ablehnen, sich nicht über die verschiedenen ambulanten Hilfsdienste informieren oder sie nicht in Anspruch nehmen. Die Pflege allein zu bewältigen, dient dem Pflegenden, sich als fürsorglich zu bestätigen. Aufgrund dieser „Autarkie-Ideologie“ nach Bruder erhält nur jeder achte Pflegebedürftige in der Familie zusätzliche Hilfe von ambulanten Diensten.

Abbildung 48: Reaktionen der Familic auf Verwirrtheit

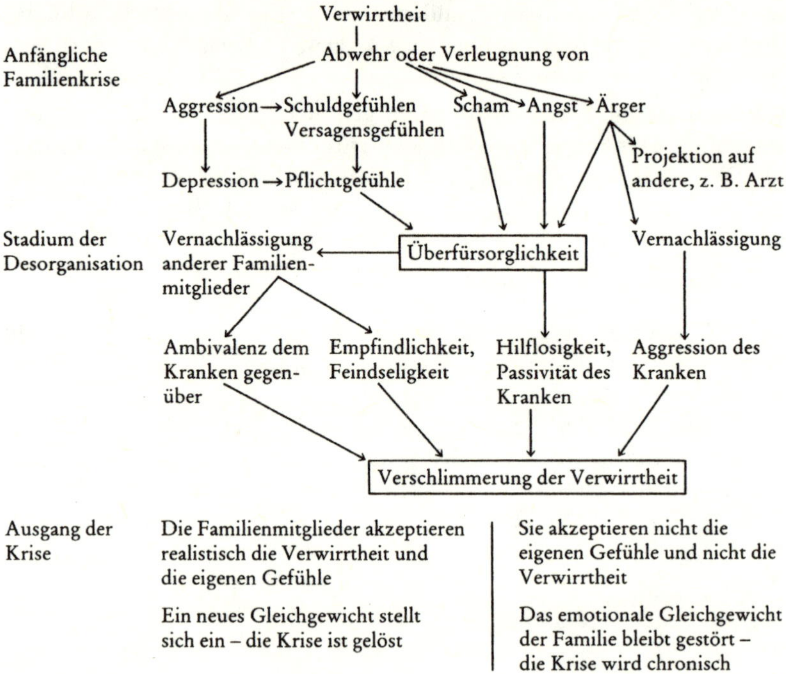

(10) Versagens- und Überlastungsgefühle, wenn der Verwirrte wegläuft, schreit, nachts stört oder unter sich läßt. Außenstehende merken die Überlastung eher, weil Angehörige sie verleugnen oder abstreiten.

Welche Abwehrformen gegen Verwirrtheit hat die Familie?
(1) Der Verwirrte verleugnet, regrediert in eine Wunschwelt, projiziert eigenes Versagen auf andere, zieht sich zurück und appelliert an Angehörige, ihn nicht ins Heim abzuschieben.

(2) Angehörige erleben täglich den Persönlichkeitsabbau bei funktionierendem Körper wie verlängertes Sterben und können, wie bei Akzeptanz einer Behinderung, einen Bejahungsprozeß (nach Sporken) mit wechselnden Phasen durchmachen:
Ungewißheit: Die Angehörigen ahnen die Verwirrtheit.
Implizite Leugnung: „Das ist nicht schlimm, geht vorüber."
Wahrheitsmitteilung: Die Diagnose Demenz, die als aussichtsloses Leiden gilt, klingt wie ein Todesurteil.
Explizite Leugnung: „Das darf doch nicht wahr sein!"
Auflehnung: „Warum gerade meine Mutter?"
Verhandeln mit dem Schicksal: „Wenn es mit meiner Mutter noch einmal besser wird, dann mache ich..."
Gram, Depression ist vorwegnehmende Trauer über den Verlust.
Rückzug, Resignation: „Alle Mühe ist zwecklos!"
Bejahung wird selten erreicht. „Ich nehme ihn, wie er ist."

(3) Abwehr in der Beziehung zum Verwirrten.
Projektion: Eigenes Versagen wird dem Kranken zugeschrieben.
Abwertung: Wenn der Verwirrte konfabuliert, wird er als Lügner, wenn er gereizt ist, als absichtlich bösartig verurteilt.
Abhängigkeit: Kranke bestätigen Pflegende in der Helferrolle.

(4) Abwehr der Gesamtfamilie gegen Verwirrtheit.
Perfektionistische Familien bemühen sich um genaue Einhaltung aller Verordnungen. Tabletten-Einnahme wird zum Ritual. Der Verwirrte wird gedrillt. Kleine Erfolg scheinen zu beweisen, daß er könne, wenn er nur wolle.

Sozial indolente Familien unterschätzen den Kranken, geben ihn auf, vernachlässigen ihn, weil sie resigniert haben. Am Sozialprestige orientierte, angepaßte Familien erleben Verwirrtheit als Kränkung ihres Selbstwertgefühls, suchen nach immer neuen Behandlungsmethoden oder verstecken den Kranken, weil sie sich seiner schämen.

Die überbehütende Familie opfert sich selbstlos auf, unterfordert den Kranken und macht ihn hilflos und passiv. Die einverleibende Familie identifiziert sich mit dem Verwirrten, kapselt sich nach außen ab, vermeidet Konflikte. Die intellektualisierende Familie sucht nach medizinischen Erklärungen und spaltet dabei die Gefühle ab.
Die ambivalente Familie verstärkt Verwirrtheit, weil sie inkonsequent heute erlaubt, was sie gestern verboten hat.

(5) Gesellschaftliche Abwehr: Verwirrte werden diffamiert, für verrückt erklärt und als gefährlich abgesondert.

Der Kleinfamilie fällt es schwer, sich gegen gesellschaftliche Vorurteile abzugrenzen und zu wehren (siehe Tabelle 45, S. 216).

Tabelle 45: Familiäre Reaktionsphasen, Hindernisse und Maßnahmen

Kranker	Reaktion der Familie	Reaktionsphasen	familiäre Hindernisse	Maßnahmen – Förderung von
wird sich seines Abbaus bewußt, depressiv, später verwirrt	stellt sich auf Hirnleistungsschwäche ein – lebt damit	Schock	Verzweiflung	Hoffnung
		Spaltung	Isolation	Zusammenhalt
		Bedeutungssuche	Kränkbarkeit	Selbstwertgefühl
		Informationssuche	Rückzug	Mut, Zuversicht
		Gefühlsbetonung	Hilflosigkeit	Problemlösung
verliert seine Rollen, wird pflegebedürftig	Rollenübernahme	Organisationserneuerung	Rivalität	Kooperation
		Leben in Erinnerung	Anonymität	Identität
stirbt	Krise, Verlust	Trennungsschmerz	Selbstbezogenheit	Vertrautheit
	Trauerarbeit	Trauer	Schuldgefühle	Schuldentlastung
	Wiederherstellung	Soziales Netz	Entfremdung	Verwandtschaft

nach P.W. Power und A.E. Dell Orto, Rule of the Family, Baltimore 1980

Die Belastung und Überlastung pflegender Angehöriger

1. Psychische Erschöpfung belastet am stärksten; die Pflegenden sind:

(a) emotional erschöpft durch Gefühle wie Angst und Enttäuschung darüber, ausgenutzt zu werden, Ärger, Gram, Trauer, Hilflosigkeit, Depression/Aggression, Resignation, quälende Ratlosigkeit und Scham darüber, daß die eigene Mutter „verrückt" reagiert und inkontinent ist und Scham, selbst nicht mehr belastbar zu sein und Hilfe annehmen zu müssen. Angst vor eigener Verwirrtheit überschattet die Pflege. Die Zukunftsperspektiven sind ungewiß: „Wie lange noch? Ich kann nicht mehr!" Der geistige Abbau bedeutet Trauer und Abschied von den Eltern als Ratgeber.

(b) Moralisch erschöpft durch Schuldgefühle („Was habe ich versäumt, daß sie schon wieder naß ist"). Verantwortungs- und Verpflichtungsgefühl im Widerstreit mit Ekel, Macht und Ohnmacht, schlechtes Gewissen („Sie muß ins Heim, obwohl ich ihr versprochen habe, sie zu pflegen."); Mitleid und Rücksichtnahme lassen Pflegende „ausbrennen".

(c) Geistig erschöpft durch ständige Konfrontation mit Abbau und der Frage: Wozu, welchen Sinn hat dieses Leid? In der Sinnfrage fühlen sich Pflegende oft alleingelassen.

(d) Zwischenmenschlich unverstanden und einsam durch Beziehungsstörungen: Die Beziehung wird auf die Rolle einer austauschbaren Pflegekraft reduziert, wenn die Mutter die Tochter nicht wiedererkennt. Wenn der Kranke unvorhersehbar aggressiv wird, Vorwürfe macht, die Tochter verdächtigt, ihm etwas weggenommen zu haben, oder wenn er Macht durch Schwäche ausübt, tyrannisiert, wird die pflegende Tochter ängstlich, ärgerlich, überfordert oder ratlos, wenn der Verwirrte wegläuft. Je passiver der Kranke um so aktiver muß die Pflegende reagieren.
Partner und Kinder fühlen sich vernachlässigt. Wenn andere Verwandte zu Besuch kommen, alles besser wissen und mit dem Kranken koalieren, fühlt sich die Pflegende als Versagerin abgewertet, auch wenn Nachbarn oder Fachleute Vorwürfe machen. Wenn beruflich Pflegende mit dem Kranken konfliktärmer umgehen, entwickelt die Tochter Neid-, Rivalitäts- und Versagensgefühle, wenn der Kranke die Fremden vorzieht. Dabei wird die Tochter von diesen abhängig.

(e) Fachlich in der Pflege inkompetent zu sein, überfordert.

2. Körperlicher Dauerstreß macht krank. Die Hälfte der pflegenden Angehörigen begab sich in ärztlicher Behandlung wegen Nervosität, Rückenschmerzen oder psychosomatischer Leiden.

3. Zeitliche Überlastung: Der Pflegezeitaufwand pro Tag beträgt bei 40% bis zu 4 Stunden, bei 58% 5 bis 8 Stunden und bei 2% über 9 Stunden (MAGS 1989). Die Inkontinenzpflege nimmt 1/3 der Pflegezeit in Anspruch. 25% der Angehörigen geben ihre Urlaubspläne auf. Bei aufsichtsbedürftigen Kranken fühlen sich 50% der Angehörigen in ihrer Freizeit eingeengt, wagen es nicht, für 2 Stunden in eine Selbsthilfegruppe oder einkaufen zu gehen.
Pflegebedürftigkeit dauert im Durchschnitt 6 Jahre, von den über 80jährigen Pflegebedürftigen sind 42% seit 5 Jahren, 35% 6 bis 12 Jahre, 14% über 13 Jahre lang pflegebedürftig (MAGS).

4. Sozial benachteiligt sind Pflegende in mehreren Bereichen: Soziale Isolation: die Hälfte der Pflegenden schränkt Kontakte zu Freunden ein, zieht sich in Selbstmitleid zurück.
Noch berufstätige Frauen geben ihren Beruf auf, ohne in der Sozialversicherung abgesichert zu sein.
Finanziell sind sie belastet, wenn Hausärzte Inkontinenzmaterial nicht verordnen.

5. Technisch nicht pflegegerecht ausgestattet sind die Wohnungen: Türen zu eng, Betten zu niedrig, eigenes Zimmer fehlt, so daß Privatsphäre verlorengeht. Und bei Pflege außerhalb der eigenen Wohnung belasten Fahr- / Wegzeiten und die bange Sorge: „Was kann sie anstellen?"

6. Rechtlich ungeklärt sind für den Verwirrten Gebrechlichkeitspflegschaft, Schuld- und Geschäftsfähigkeit, für die Pflegenden die eigene Altersvorsorge.

7. In Gemeinden werden Pflegebedürftige und Helfer vernachlässigt.

8. In der Öffentlichkeit werden Verwirrte und Inkontinente diskriminiert, in gerontopsychiatrischen Stationen abgesondert.

Wann wird die Belastung durch Pflege zur Überbeanspruchung? Wenn Pflegende keine Zeit für sich, für Erholung, Hobbies und soziale Aktivitäten haben, Privatheit und persönliche Freiheit abnehmen, Beziehungen zur Familie und zu Freunden leiden, Gesundheit und Zufriedenheit sinken, Arbeitsweise und Tagesplan von der Pflege bestimmt werden.

Abbildung 49: Erdrückende Belastung pflegender Angehöriger

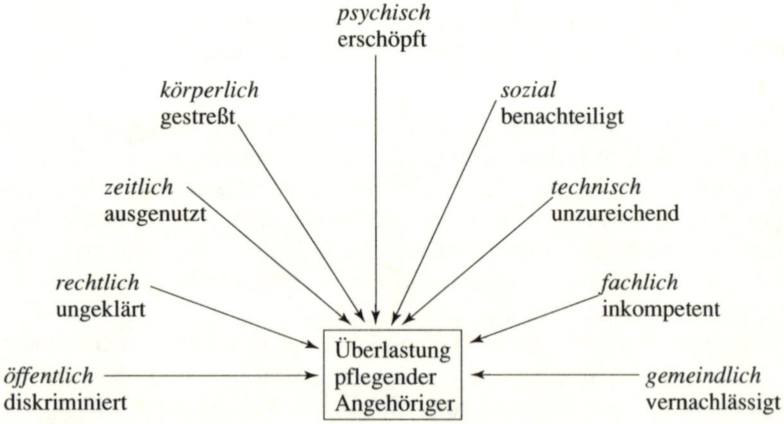

Was bewerten pflegende Angehörige als belastend?

Rabins (in: Mace/Rabins) gibt Gedächtnisstörungen, Gewalttätigkeit, Explosivreaktionen, Inkontinenz, Wahnideen, Schlagen, Vorwürfe, Verdächtigungen, Bade- und Kommunikationsprobleme, forderndes Verhalten, Verlegen und Entlaufen als Probleme des Kranken an. Nach Urlaub erleben 72 % der Ehepartner und 47 % der Töchter die Pflegebelastung als hoch. Er ermittelt im Belastungsstatus Beziehungsbeeinträchtigungen, Leid- und Konflikterleben, Hoffnungslosigkeit und Akzeptanz von Persönlichkeitsveränderungen. Belastend sind m. E. noch Wechselbäder unvorhersehbarer Aggressivität, die bange Frage „kann er oder will er nicht?“, Essensverweigerung, mangelnde Hygiene und Apathie.

Abbildung 50: Wechselwirkung von Verwirrtheit und Überbeanspruchung des Pflegenden

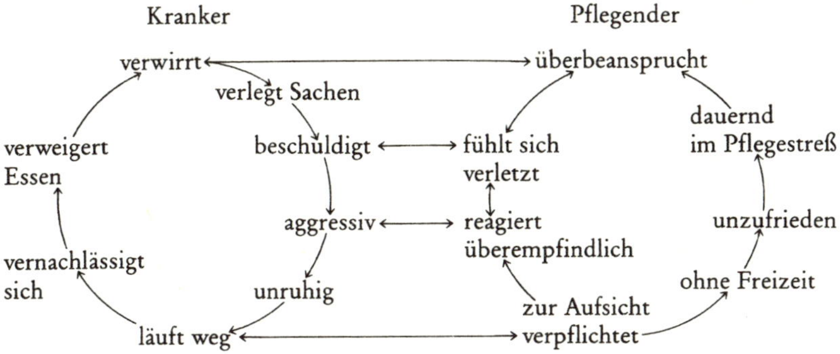

Was motiviert Angehörige, die Pflege zu übernehmen?
(1) Die Tradition, den Familienmythos, die Tochter müsse die Mutter pflegen und ihre Karriere aufgeben, loyal zu erhalten.
(2) Versprechen, Vertrag oder Pflichtgefühl einzulösen.
(3) Anerkannt zu werden, wenn sich die Tochter gegenüber den Geschwistern benachteiligt fühlte.
(4) Befriedigung von Liebesbedürfnissen nachzuholen; aber Wut des Verwirrten aktualisiert das Gefühl, abgelehnt zu sein.
(5) Schuldgefühle wiedergutzumachen, eigene Wut zu sühnen oder sich selbst zu bestrafen.
(6) Dankbarkeit, innere Verbundenheit, Mitleid auszudrücken.

(7) Selbstbestätigung in selbstloser Nächstenliebe, in der Mutter-/ Helferrolle, in einer sinnvollen Aufgabe zu finden.
(8) Durch den Machtzuwachs eigene Minderwertigkeitsgefühle zu bewältigen oder um sich an der Mutter rächen zu können, denn aufopfernde Pflege beschämt den Kranken.
(9) Angst abzuwehren, selbst einmal hilfebedürftig zu werden.
(10) Finanzielle Vorteile (Rente, Erbschaft) einzustecken.

Welche Vorteile bringt die Familien- / Tochterpflege?
(1) Der Kranke wird ganzheitlich, in familiärer Geborgenheit gestützt, Lebenskontinuität und Selbständigkeit zu erhalten.
(2) Pflegende erleben Genugtuung, Befriedigung, Gratifikation.
(3) Sie entlasten das Gesundheitssystem, weil Frauen aus Liebe still und unbezahlt arbeiten.

Wann lehnen Angehörige die Pflege ab?
(1) Wenn die Wohnung zu klein ist.
(2) Wenn sie als Berufstätige nicht ständig anwesend sein können.
(3) Wenn sie erschöpft oder krank sind.
(4) Wenn sie resignieren, die Pflege als sinnlos bewerten.
(5) Wenn sie keine emotionale Gratifikation (Dank) erhalten.
(6) Wenn sie die Mutter / den Vater unsympathisch finden.
(7) Wenn Partner und Kinder die Pflege für unzumutbar halten.
(8) Wenn sie mit Aggressivität, Verwirrtheit oder Inkontinenz weder umgehen noch sie ertragen können.

Urlaub beschreibt die Konfliktbewältigung in familiären Pflegebeziehungen als Prozeß: Zur Orientierung suchen Pflegende nach Informationen und finden sie selten, so daß sie Konflikte befürchten oder erwarten. Die Entscheidung, wer pflegt, ist durch Rollen oder durch Eltern- oder Geschwisterdelegation bestimmt. Das familiäre System gerät aus dem Gleichgewicht. Die Pflegende soll die Pflegebeziehung (von Urlaub Pflegedual genannt) und zusätzlich die Beziehungen zu Ehemann und Kindern emotional stabil halten. Der Pflegebewältigungsprozeß entwickelt sich in drei Phasen:

Anfangsphase der Pflegebeziehung: Die Pflegende ist überfordert durch fehlende Kompetenz bei gleichzeitigem Handlungsdruck und Zeitmangel. Sie reagiert aufopferungsbereit, spontan, oft chaotisch, aber hilflos, und droht zusammenzubrechen, weil sich bisherige Lösungsmuster auflösen.

Umstellungsphase: Neue Regeln sind im Pflegedual zu finden, z. B. in welchem Rhythmus der Kranke versorgt, ob er gefüttert, ob getrennt oder zusammen gegessen wird, ob er sich nachts melden darf, wer mithilft usw. Die veränderte Tagesstruktur erleben Pflegende als Verluste oder Konflikte, so daß ihre Angst wächst, versagen zu können, wenn sie Ressourcen nicht mobilisieren. Von alten Dominanzkonflikten in der Familienbiographie hängt ab, wer entscheidet, wann und wie etwas gemacht wird. Die Pflegende sieht die Rollenumkehr ein, aber nicht die verwirrte, immer noch herrschen wollende Mutter. Selbst die Partnerpflege (etwa die Hälfte der Pflegebeziehungen) wird durch Pflegerolle und Abhängigkeit zu einer einseitigen Beziehung, aus der Partnerkonflikte entstehen.

Auseinandersetzung mit neuen Strukturen: Wenige Pflegende erleben sie als befriedigende Bewältigung, wenn sie eine Balance zwischen den unterschiedlichen Erwartungen und dem Eigenbereich herstellen können. 76 % der pflegenden Partner und 55 % der Töchter beklagen eine Einengung durch Kontakt- und Erlebnisentbehrungen. Eingeschränkte Austauschbeziehungen gaben 47 % der Töchter und 76 % der Partner an (Urlaub).

Tabelle 46: Familiärer Pflegeprozeß nach Urlaub

Pflegephasen	Probleme	Erlebnisse	Reaktionen
1. Anfangsphase der Pflege-Beziehung	überfordert durch fehlende Kompetenz Handlungsdruck Allein-Pflege Zeitmangel	aufopferungsbereit hilflos schlaflos	psychosomatisch krank depressiv bricht zusammen
2. Umstellungsphase	Rollenwechsel in Familie, Beruf Tagesstruktur Ressourcen	überfordert erlebt Verluste Konflikte Krisen	Angst, Kontrolle zu verlieren zu versagen
3. Phase der neuen Struktur	Einengung der Bedürfnisse Kontakte Erlebnisse Isolierung	Konflikt um Pflegestatus Tagesrhythmus Ressourcenverteilung: Kraft	Identitätskrise psychosomatisch krank depressiv / aggressiv

Wie bewältigen pflegende Angehörige die Belastungen?
Urlaub ermittelte drei Hauptgruppen:
(1) Wenigen Pflegenden gelingt eine Balance zwischen Pflegenotwendigkeiten und eigenen Bedürfnissen.
(2) Eine kritische Gruppe schottet den eigenen Lebensbereich ab bis zur Vernachlässigung oder Aggressivität. Überforderte Angehörige drohen mit Heimeinweisung oder Liebesentzug, schreien den Kranken an, geben zuviel Medikamente, sperren ihn ein, entziehen die Pflege, schlagen ihn oder fliehen in Alkohol- oder Tablettenmißbrauch.
(3) Die größte Gruppe müht sich intensiv um gute Pflege. Die Pflegenden grenzen den eigenen Bereich aber nicht ab. Sie können ihre Rolle aufblähen, sich aufopfern oder den Kranken infantilisieren und hilflos machen oder aggressiv reagieren.

Maiwald (persönliche Mitteilung) führt als negative Folgen der Familien- / Tochterpflege Familienkrisen bis zur Scheidung, psychosomatische Leiden, Auffälligkeit von Kindern und Enkeln und Altenmißhandlung an. Nicht anerkannt, verlieren Pflegende ihr Selbstwertgefühl: „Wer will hören, daß ich eben meine Mutter gewindelt habe?"

Bruder u. a. untersuchten die Umgangsformen mit dementiven Störungen in der Familie bei 140 Familien, von denen 45 einen über 70jährigen verwitweten Angehörigen mit Demenz betreuten. Die Pflege übernahmen in 70 % der Fälle die Töchter, in 22 % die Schwiegertöchter. 45 % der Dementen zeigten verwirrte Handlungen, 93 % waren mittel- bis schwer hilfebedürftig, die durchschnittliche Pflegezeit betrug mehr als zwei Stunden täglich. Die Angehörigen zeigten folgende Reaktionsweisen:
a) Verwöhnungsbereitschaft hatten 62 % der Familien, z. B. beim sorgfältigen Frisieren. 40 % unternahmen noch Aktivitäten mit den Alten zusammen außer Haus, z. B. Verwandtenbesuche.
b) 71 % aktivierten den Dementen noch körperlich, d. h. sie holten ihn zu Spaziergängen aus dem Bett.
c) 65 % bezogen die Kinder in Kontakt und Betreuung mit ein.
d) 60 % zeigten Einfühlungsbereitschaft in das Erleben des Leistungsverlustes, d. h. sie bemühten sich um Empathie.
e) 57 % akzeptierten die Anwesenheit der Alten beim abendlichen Zusammensitzen, 40 % lehnten es ab, in 31 % wurde das Zusammensein gemieden.
f) 52 % zeigten erregte oder zornige Verzweiflungsreaktionen auf die Verwirrtheit; d. h., die Angehörigen verlieren ihre Beherrschung und

fühlen sich am Ende ihrer Geduld und Kraft zum nachträglichen Bedauern (Schuldgefühle) und gegen neu gefaßte Vorsätze.
g) Bei 38 % lösten ungehemmte Demente neurotische Reaktionen bei den Angehörigen aus, die zwischen erregter Verletzlichkeit und Ratlosigkeit schwankten, ob sich die Dementen nun absichtlich verletzend verhielten. Die Aufregung dauert also permanent an. Dementes Verhalten und familiäre Situation sind verhakt, der Demente erhält viel „aggressiv-bekümmerte Zuwendung“, besonders bei mittelgradiger Demenz.
h) 29 % bemühten sich pädagogisch, die Fähigkeiten Dementer zu verbessern. Sie korrigierten systematisch Fehler, übten Gedächtnisinhalte ein, gezielte Aufträge auszuführen, gaben Merkhilfen mit Zetteln, Aufklebern und Warnungen.
Keiner der Untersuchten war vernachlässigt. Diese Untersuchung von Bruder beweist, daß sich die meisten Familien mit großem Aufwand, viel psychischer Energie und Verzicht bewundernswert für Demente einsetzen und sie nicht abschieben!
Bruder unterscheidet in der Pflege autonome Familien, kindlich abhängige (Pflegende erkranken oft psychosomatisch), unersetzliche, sich aufopfernde Pflege, ambivalente mit der Folge einer Heimunterbringung und die Pflege bei chronischen Zerwürfnissen.

Wie können pflegende Angehörige entlastet werden?

1. *Psychische Entlastung:* Gespräche mit pflegenden Angehörigen bei Hausbesuchen, in Beratungsstellen und in Selbsthilfegruppen können entlasten, weil

1.1. Gespräche informieren über
(a) die Krankheit, Symptome, chronischen Verlauf, Gefährdungen, medikamentöse Hilfen, über das Nicht-mehr-Können des Kranken, d.h. daß er nicht absichtlich „bösartig“ ist;
(b) technische, finanzielle, rechtliche Hilfen und Pflegeheime.

1.2. Gespräche ermöglichen, sich auszusprechen darüber,
(a) daß sich Pflegende überfordern, sich aber unersetzlich fühlen;
(b) daß sie Schuldgefühle haben, wenn sie wegen Überlastung dem Kranken den Tod gewünscht haben;
(c) daß sie Schuld, Scham, Angst und Wut verdrängen;
(d) daß sie sich fürchten, versagt oder etwas versäumt zu haben;
(e) daß sie selbst gereizt, verletzlich, resigniert reagieren;
(f) daß sie Kinder oder Partner vernachlässigen;

(g) daß sie Anerkennung, Lob, Belohnung und Erholung brauchen.

1.3. Gespräche ermutigen dazu,

(a) selbstaufopfernde Überfürsorglichkeit in Frage zu stellen;

(b) Gehorsamserwartungen zu klären;

(c) zu akzeptieren, daß der Kranke ängstlich, undankbar, verlangsamt ist, im Gefühl schwankt, unkontrolliert und unvorhersehbar aggressiv sein kann.

(d) Beziehungen zu klären und fortzusetzen, wenn Verwirrte ins Krankenhaus oder Heim kommen. Nach Bruder beeinträchtigt eine spannungsreiche, ablehnende und ausgrenzende Familienatmosphäre die geistigen Fähigkeiten des Dementen. Wer Trennungs- und Abhängigkeitsängste, Geschwisterrivalitäten bearbeitet und Mißverständnisse klärt, erträgt die Pflegebelastung eher;

(e) die filiale Reife zu entwickeln, d.h. die pflegende Tochter muß sich von der starken Mutterbindung emotional lösen und verselbständigen, sie muß lernen, die Umkehr von Macht und Autorität zu verarbeiten und der Mutter ohne Schuldgefühle Grenzen zu setzen, ihr gegenüber liebevoll autoritär das Notwendige durchzusetzen. In der Partnerpflege ist „Partnerreife" zu entwickeln, d.h. die Partner sollten so eigenständig sein, daß sie auch ohne den anderen zurechtkommen;

(f) für eigene Bedürfnisse zu sorgen, sich zu entspannen, zu erholen und eigene Ressourcen auszuschöpfen, um dem Kranken in gelassener Distanz gegenübertreten zu können;

(g) Hilfe annehmen zu können. Warum lehnen Angehörige Fremdhilfe ab? Weil sie sich schämen, es nicht allein zu schaffen, weil sie fürchten, versagt zu haben, weil sie in der Pflege die Selbstbestätigung und den Gewinn finden, der Leidtragende zu sein, weil sie in enger Bindung an den Elternteil seine Zuwendung suchen, weil sie alte Schuldgefühle durch Überfürsorglichkeit sühnen oder die Dankesschuld gutmachen wollen, bevorzugt gewesen zu sein, weil sie sich vor Fremden in den Privaträumen schämen, weil sie Abhängigkeit, Einschränkung und Rivalität durch Schwestern und Kosten fürchten. Da die Pflege Verwirrter mehr Kraft und Geduld fordert, als die Pflege körperlich Kranker, überfordert die ausschließliche Familienpflege ohne Fremdhilfe die ganze Familie als Notgemeinschaft. Pflegende Angehörige brauchen nicht nur emotionale Unterstützung, sondern Hilfe, eigene Grenzen zu akzeptieren, sich und die Situation zu ändern. Das ist schwierig, weil die Mehrzahl der Pflegenden zu spät Hilfe sucht, wenn die Strukturen verfestigt und kritisch bewältigt werden. Fachlich geleitete Gruppen und Beratungsstellen können dazu beitragen, Hilfe durch Sozialstationen früh genug in Anspruch zu nehmen.

1.4. Gespräche sind Kraftquellen, um
(a) sich in Angehörigengruppen zu solidarisieren, zu erfahren, wie andere mitfühlen, tägliche Probleme mit Dementen lösen, mit den gleichen Schwierigkeiten nicht allein zu sein;
(b) sich von Schuldgefühlen frei zu sprechen. Wenn der Arzt die Verwirrtheitsursache in einer Krankheit findet, fühlen sich die Angehörigen von Schuld befreit. In Selbsthilfegruppen können sich Pflegende öffnen, ihre Furcht aussprechen, etwas versäumt oder versagt zu haben. Infolge der Schuldgefühle leiden sie mehr als der Kranke, dessen Selbstkritik schwindet. Sie lernen, Dankesverpflichtungen zu hinterfragen, sich mit Tadel von Verwandten, Nachbarn oder Fachleuten auseinanderzusetzen. Je weniger sich Angehörige stressen lassen, um so weniger lassen sie sich von Verwirrten provozieren, d. h. sie können Schuldgefühlen indirekt vorbeugen. Manchem hilft der Hinweis, daß niemand über sein Können hinaus verpflichtet ist und andere Mitverantwortung tragen;
(c) Lob und Anerkennung für die schwere Pflege zu erhalten; sich gegenseitig mit Ärger, Frust und Aggressionen zu akzeptieren, um mit gelassener Distanz länger durchhalten zu können;
(d) Sinn in der Pflege der Mutter / des Vaters zu suchen. Pflegende brauchen Gespräche über Sinnfragen. Wer einen Sinn in der Pflege findet, erträgt fast alles.

Was erwarten Pflegende von der Gruppenarbeit? Nach Schmidt und Keyes erwarten sie Hilfe bei der Entscheidung bezüglich einer Heimeinweisung, Geduld, Schutz vor Erschöpfung, besseres Verstehen und Akzeptanz der Demenz und ihrer Folgen, Unterscheidungshilfen, was der Kranke nicht kann oder was er nicht will.
Nach Bruder wird in Angehörigengruppen berichtet, „was unsere Oma wieder angestellt hat“. Das beruhigt, macht betroffen, stolz auf das Einmalige, zuversichtlich, von anderen Tips zu erhalten, auch verzweifelt, was noch alles kommen kann. Sie tauschen sich aus, wie sie mit Frust und Ärger bei Beschimpfungen umgehen.
In der Gruppe erkennen Angehörige objektiver, was sie allein dadurch leisten, daß sie dem Kranken die gewohnte Umgebung erhalten. In der Gruppe dürfen sie sich als Helfer hilflos erleben. Sie erfahren die Pflege als Prozeß mit Entwicklungsmöglichkeiten, auch wenn der Tod die Pflege vollendet. Überfürsorgliche Pflege eines Gruppenmitglieds macht die anderen aggressiv. So lernt die bemutternde Tochter, eigene Grenzen zu akzeptieren, sich vor Überlastung und damit den

Kranken vor Gefährdung zu schützen, sich von der Abhängigkeit von einem Elternteil zu lösen, gegenseitige Erwartungen realistisch einzuschätzen und Beziehungen zu klären. In der Gruppe können sie angstfrei wenigstens die Möglichkeit einer Heimaufnahme ansprechen, auch wenn sie beteuern: „Unser Opa kommt nie ins Heim."
Im Heim sind Angehörigengruppen dringend notwendig, damit die Angehörigen aufhören, eigene Schuldgefühle auf die Pflegenden zu projizieren. In diesen Gruppen befreien sie sich vom Stigma, versagt und ihre Mutter abgeschoben zu haben. Trennungsängste bei der Heimaufnahme verstehen sie untereinander am besten. Die Gruppe als „Ersatzfamilie" gibt die Kraft, den Verwirrten zu besuchen, ihm Zuwendung zu schenken, den Pflegenden zu helfen und Mißverständnisse zu klären.
Angehörige von psychisch Kranken in Gruppen sollen (Angermeyer):
(1) unempfindlich werden, Hilflosigkeit, Schuld- und übermäßige Verpflichtungsgefühle abbauen, die emotionale Bindung lockern und selbstsicherer im Umgang werden;
(2) empfindlich werden für die Grundbedürfnisse, Verständnis entwickeln, Restfähigkeiten wahrnehmen, eigene Probleme erkennen und die Kommunikation verbessern;
(3) Rückfällen vorbeugen, sich über Krankheit und Medikamente informieren, Verschlechterungen erkennen, Krisen bewältigen.

Wer dominiert in den Gruppen:	Fachleute	Angehörige
Familienarbeit / -Therapie	maximal	minimal
patientenzentrierte Angehörigengruppe	stark	gering
geleitete angehörigenzentrierte Gruppe	gering	stark
Angehörigen-Selbsthilfegruppe	minimal	maximal

2. *Fachliche Entlastung.* Pflegende Angehörige brauchen:

2.1. Medizinische, psychiatrische und pflegerische Informationen über Demenzfolgen in Kursen für häusliche Krankenpflege, um Probleme in Teilschritte aufgliedern zu können.

2.2. Schwestern der Sozialstationen zur Grund- und Behandlungspflege, zum Gesprächsaustausch, zur Ermutigung und zu Umgangshilfen bei störendem Verhalten: z. B. Weglaufen siehe S. 277f., etwa wenn der Demente Sachen verlegt / versteckt und Pflegende beschuldigt, sie ihm gestohlen zu haben. Der Demente will sie nicht ärgern, sondern vergißt alles. Schwestern erklären, wie die Umgebung zu vereinfachen ist und wie ein Verwirrter um so mehr tyrannisiert, je hilfloser er sich fühlt und je mehr die Tochter dem Kranken gehorcht wie früher. Aggression siehe S. 278f., Schlafumkehr siehe S. 131, Nahrungsverweigerung siehe S. 133f., Inkontinenz siehe S. 134f., Kommunikationsstörungen siehe S. 186ff., Apathie im Spätstadium der Demenz siehe S. 124.

2.3. Anregungen, die Aktivitäten des täglichen Lebens, Realitätsorientierung, Gedächtnis und Sprache zu trainieren.

2.4. Kriseninterventionszentren für Krisen des Kranken und der Familie.

2.5. Krankengymnasten und Masseure, die auch zu Hause die Beweglichkeit des Kranken verbessern.

2.6. Fuß-, Zahn- und Haarpflegedienste, die ins Haus kommen.

2.7. Zusammenarbeit mit dem Krankenhaussozialdienst, um die Krankenhausentlassung – nicht am Wochenende – vorzubereiten.

2.8. Supervision oder angeleitete angehörigenzentrierte Gruppen sollten unentgeltlich angeboten werden, wie Fortbildung auch.

3. *Zeitliche Entlastung.* Zur Erholung von der ständigen Aufsichtspflicht brauchen pflegende Angehörige:

3.1. Familienentlastungsringe.

3.2. Stundenweise Betreuung durch Ehrenamtliche, Nachbarn oder Absolventen des freiwilligen sozialen Jahres oder Ältere, die so ihrer Aufgabenleere (Depression) vorbeugen könnten. Die Helfer müssen auf Abruf verfügbar und verläßlich sein.

3.3. Pflegenotfalldienste für die Nächte oder Wochenenden.

3.4. Tagespflege in Tageskliniken oder in Tages-Pflegeheimen, dafür muß der Hin- und Rücktransport gesichert sein.

3.5. Kurzzeitpflege in Heimen, Gästehäusern, Urlaubsbetten oder in privaten Pflegenestern.

4. *Körperliche Entlastung*

4.1. Haushaltshilfen besonders für Alleinlebende, weil Angehörige 94% der Haushaltsarbeiten leisten (nach Hooyman).

4.2. Pflegende Angehörige können Reinigungs-, Einkaufs-, Wäsche-, Reparatur- und Mahlzeitendienste in Anspruch nehmen.

5. *Technische Entlastung*

5.1. Technische Hilfsmittel wie Geh-, Hebehilfen, Rollstuhl und Krankenbett können die Pflege erleichtern.

5.2. Zimmer, Bad und WC sind pflegegerecht umzubauen.

5.3. Hausnotrufsystem gibt Kranken und Angehörigen Sicherheitsgefühl, wenn die Tochter nicht in ihrer Wohnung pflegen kann.

6. *Soziale Entlastung und Hilfen*

6.1. Kontakt- und Gesprächskreise verhindern soziale Isolation.

6.2. Telefonketten, Besuchsdienste machen den Kranken unabhängiger.

6.3. Mobile soziale Hilfsdienste durch Zivildienstleistende können Fahr-, Einkaufs- und Reparaturdienste durchführen.

6.4. Sozialpädagogische Familienhilfen können für die mehrfachbehinderten Betagten eingesetzt werden.

6.5. Die sozialen Hilfen sollten den Kranken und die ganze Familie, weitere Verwandte und Nachbarn mit berücksichtigen. Außer der krisen- oder problemzentrierten Arbeit braucht die Familie einen stützenden Langzeitkontakt, der Defizite lindert, Beziehungen klärt und Ressourcen der Selbsthilfe mobilisiert.

7. *Rechtliche Hilfen:* Schuld- und Geschäftsfähigkeit und die Einrichtung einer Gebrechlichkeitspflegschaft sind zu klären.

8. *Finanzielle Hilfen*

8.1. Der Pflegebedürftige hat Anspruch auf Verordnung von häuslicher Krankenpflege (§ 37 SGB V) und von Hilfsmitteln (§ 33 SGB V).

8.2. Schwerbehindertenausweis ist beim Versorgungsamt zu beantragen.

8.3. Nach dem Gesundheitsreformgesetz erhält die Vertretung der Pflegeperson für 4 Wochen pro Jahr 1.800 DM von den Kassen. Ab 1. 1. 1991 wird bei Schwerpflegebedürftigkeit der Pflegehilfe eine Sachleistung von 750 DM für 25 Stunden im Monat gewährt oder für die Pflegeperson 400 DM monatlich. Die Kassen zahlen nur, wenn dauernd erheblicher oder außergewöhnlicher Pflegeaufwand nachzuweisen ist.

Abbildung 51: Entlastung für pflegende Angehörige

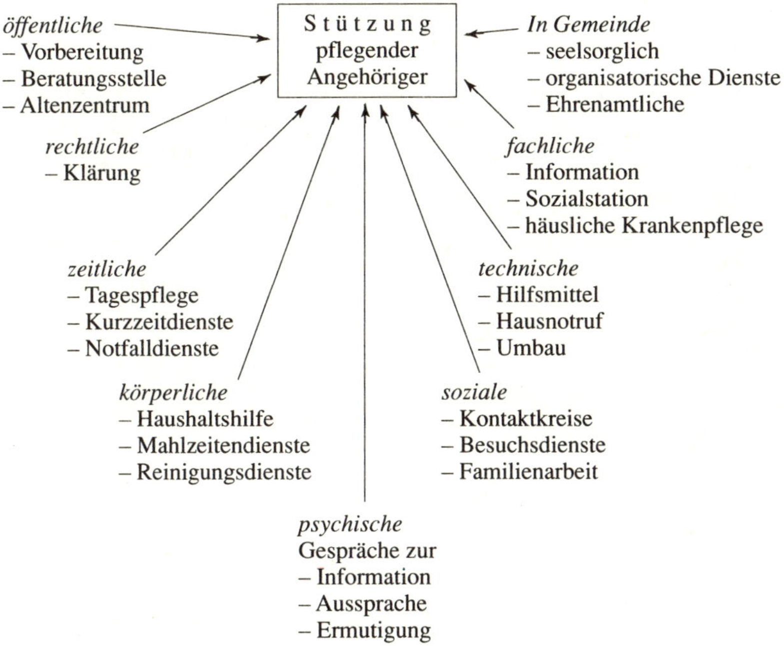

8.4. Eingliederungshilfe und Hilfe zur Pflege (§ 68f) nach BSHG.

8.5. Steuerermäßigung kann in Anspruch genommen werden.

8.6. Familienzusatzdarlehen kann beantragt werden.

9. *Öffentliche Hilfen*

9.1. Pflegende brauchen Aufwertung, Lob in der Öffentlichkeit.

9.2. Pflegevereine, Alternativprojekte, Bürgerinitiativen könnten gefördert werden.

9.3. Beratungsstellen in Altenheimen oder Gesundheitsämtern für Betagte und pflegende Angehörige sind auch Kontaktstellen.

9.4. Ein Altenzentrum im Altenheim könnte Beratungsstelle, Tagesstätte, Tagespflegeheim und Sozialstation koordinieren.
In dem stadtteilbezogenen Koordinationszentrum könnte ein interdisziplinäres Team überlegen, welche Dauerlösung für den Pflegebedürftigen und die Angehörigen am besten wäre.

Abbildung 52: Je mehr ein Alterskranker allein ist, um so eher wird er verwirrt (Isaacs und Neville, S. 18–21)

	allein → verwirrt	Alterskranker	tagsüber allein	nachts allein
	minimal	lebt mit Partner/ Tochter zusammen	weniger als 2 Stunden z. B. Ehefrau kauft ein	nie
	gering	lebt mit Partner/ Tochter zusammen	2 – 10 Stunden z. B. Tochter berufstätig	nie
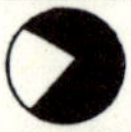	stark	lebt allein	2 – 10 Stunden Tochter besucht täglich	immer
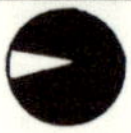	maximal	lebt allein	mehr als 10 Stunden Sohn besucht für Minuten	immer

10. *Seelsorgliche Hilfen*

10.1. Seelsorger können mit dem Verwirrten beten und den verzeihenden Gott verkünden, wenn er sich nicht steuern konnte.

10.2. Sie können Helfergruppen und Ehrenamtliche motivieren.

10.3. Sie können Pflegebedürftigen und Angehörigen Sinn aufzeigen und im Sinne der Hospizbewegung Sterbende und Trauernde begleiten.

Angehörige werden nach Bruder vorbeugend unterstützt, wenn sie:
die Beziehung zum Dementen und soziale Erwartungen klären;
sich emotional verselbständigen;
es wagen, sich liebevoll-autoritär durchzusetzen;
seine Defizite und Verluste einsehen;
seinen Kontrollverlust und eigene Verwundbarkeit akzeptieren;
eigene Machtimpulse nach Autoritätsumkehr erkennen;
anerkennende Resonanz vom Kranken nicht erwarten;
Familienpflege als Chance zum Selbstverständnis nutzen.

Als Mitglied der Alzheimer-Gesellschaft, R.-Strauss-Str. 34, 8000 München 80, erhalten Sie aktuelle Informationen.

Koch und Sainer geben in ihrem Leitfaden zur Pflege von Alzheimer-Kranken u. a. folgende Ratschläge:
(1.) Informieren Sie sich über die Krankheit, einen erfahrenen Hausarzt, über Beratungsstellen, Hilfen durch ambulante und teilstationä-

re Dienste, Kurzzeitpflege, mögliche Heime, finanzielle und rechtliche Fragen usw.

(2.) Vereinfachen Sie alle täglichen Verrichtungen des Kranken! Er braucht Führung, Konstanz, Strukturierung, z. B. einen Tagesplan.

(3.) Sorgen Sie für sich selbst, z. B. durch genügend Entspannung! Entlasten Sie sich durch eine Vertretung, ein Tagespflegeheim, eine Selbsthilfegruppe oder eine Beratungsstelle!

(4.) Lernen Sie, mit störendem Verhalten umzugehen; z. B. wenn der Kranke wegläuft, unruhig wird, Sachen verlegt, Getränke verschüttet, depressiv, mißtrauisch oder überreizt reagiert. Er handelt nicht absichtlich, um Sie zu ärgern, sondern aus dem Gefühl heraus.

(5.) Verändern Sie die Umgebung des Kranken nach den Kriterien:
Sicherheit: Der Kranke kann sich oder andere gefährden, z. B. durch Streichhölzer, Medikamente, Elektrogeräte, Wasch- und Reinigungsmittel, giftige Pflanzen, Treppen ohne Geländer, rutschende Kleinteppiche, Mangel an Beleuchtung, an Haltegriffen oder an erhöhtem Toilettensitz, usw., wenn er in der Beweglichkeit eingeschränkt ist oder schlecht sieht.
Einfachheit: Bade- und Schlafzimmer können den Kranken durch unnötige Möbel, herumliegende Kleinigkeiten stressen.
Konstanz: Möbel und Gebrauchsartikel des täglichen Lebens müssen immer an derselben Stelle wieder zu finden sein.
Erinnerungshilfen: Außer großer Uhr und großem Abreißkalender hilft ein mit breitem Filzstift an die Tür geschriebener großer Tagesplan, die Orientierung zu erhalten. Die Türen von Toilette, Badezimmer, Küche könnten entsprechende große Aufschriften erhalten. Je nachdem, was der Kranke oft vergißt, können auch große Schilder (z. B. „Putz Dir die Zähne“ oder „Zieh’ Dich um!“) hilfreich werden. Pflegende können für jeden Kranken individuelle Erinnerungshilfen einfallsreich herausfinden.
Für diese Kriterien empfehlen die Autoren eine Checkliste für jedes Zimmer. Ein Notfallplan mit den wichtigsten Rufnummern nahe am Telefon beugt Panik vor. Nachbarn und Polizei sollten informiert werden, wenn ein Kranker wegläuft. Fotos aus dem letzten Jahr und die ins Armband eingravierte Anschrift helfen, ihn leichter wieder zu finden. Kranke, die sich oder andere gefährden können, dürfen auch nicht kurz ohne Aufsicht allein bleiben.

(6.) Verbessern Sie die Kommunikation! Brille und Hörgerät helfen dem Sehbehinderten und Schwerhörigen, Sie besser zu verstehen. Sprechen Sie ihn mit Namen an, berühren Sie ihn, sehen Sie ihm in die Augen, wenn Sie ihn ansprechen, schalten Sie Geräusche ab! Bei Wortfindungsstörungen kann der Kranke das Wort um- oder aufschreiben. Sprechen Sie langsamer, deutlicher, nicht lauter, mit einfachen Worten, konkret, in kurzen Sätzen und wiederholen Sie! Stellen Sie keine offenen Fragen, sondern solche, die er mit „ja“ oder „nein“ beantworten kann! Warten Sie geduldig auf seine Antwort, drängen und unterbrechen Sie ihn nicht. Sprechen Sie in ruhigem Ton! Ermutigen Sie zum Sprechen! Hören Sie aktiv zu! Wenn er scheinbar Unsinniges wiederholt, will er etwas mitteilen. Wenn seine Worte unverständlich sind, versuchen Sie sein Gefühl aus seinem Gesichtsausdruck zu verstehen. Sprechen Sie mit Worten an, was er non-verbal ausdrückt! Vermeiden Sie jeden Widerspruch zwischen dem, was Sie sagen, und dem, wie Sie es sagen! Lächeln Sie ihm zu! Erklären Sie, was Sie tun!

(7.) Erhalten Sie die Selbständigkeit in täglichen Verrichtungen!
Spaziergänge hängen von passenden Schuhen mit rutschsicheren Sohlen und Klett-Verschluß und vom Spazierstock ab.
Zur Körperpflege geben die Autoren einfache Anweisungen, in denen jeder Schritt z. B. bei Rasur, Zähneputzen und Gebißpflege genau beschrieben wird. Ein fester Wochenplan für routinemäßiges Baden, Haar- und Nagelpflege ist einzuhalten. Gepflegtes Aussehen fördert Selbst- und Fremdeinschätzung.
Kleidung, die zur Jahreszeit paßt, sollte in einem Schrank hängen, aus dem der Kranke auswählt. Knöpfe und hintere Reißverschlüsse sind durch Klett-Verschlüsse, Pullover durch Wolljacken zu ersetzen. Erinnern Sie ihn daran, sich an- oder auszuziehen!
Erleichtern Sie das Essen mit mehreren kleinen Mahlzeiten mit je einem Gang zu bestimmten Zeiten mit beruhigender Musik, ohne zu drängen, wenn er langsam schluckt. Plastikgeschirr im Farbkontrast zu ungemustertem Tischtuch und Schnabeltassen, Becher und Teller mit Saugnäpfen schützen vor Verschütten, wenn der Kranke mit den Händen ißt oder mit der Nahrung spielt. Wer nicht allein essen kann, braucht Hilfe, bevor er gefüttert wird. Bei Schluckschwierigkeiten und Würgreiz hilft Brei.
Toiletten-Benutzung wird erleichtert durch Wegmarkierung und Schild an der Toilettentür. Unruhe oder Zerren an der Kleidung können auf sein Bedürfnis hinweisen. Ein Nachtstuhl im Schlafzimmer hilft, wenn er die Toilette nicht findet, den Drang nicht spürt, zu langsam geht oder sich auszieht. Wenn er nicht weiß, was er auf der Toilette soll, braucht er Erklärungen. Haltegriffe, erhöhte Toilettensitze nehmen die Angst vor dem Hinsetzen und Wiederaufstehen. Der Kranke wird angehalten, alle 2 Stunden, nach dem Aufwachen, nach

den Mahlzeiten, vor dem Schlafengehen die Toilette zu benutzen. Zwei Stunden vor der Nachtruhe sollte er nichts mehr trinken, wenn er einnäßt. Inkontinenz demütigt den Kranken. Nehmen Sie ihn beruhigend an!

(8.) Halten Sie den Kranken beschäftigt, damit er sich nützlich fühlt, ruhiger wird und orientiert bleibt! Bitten Sie andere, den Kranken zu beschäftigen! Warum sollte er nicht dreimal hintereinander Socken sortieren oder Handtücher stapeln? Eine demente Hausfrau kann noch Staub putzen. Listen Sie alle früher erlernten Fähigkeiten auf, an denen er sich gefreut hat! Wählen Sie Wiederholungsaufgaben, die er für wichtig hält, ohne Entscheidungszwang! Experimentieren Sie! Wenn er sich nicht erinnert, kann er jeden Tag dasselbe tun. Wenn er ablehnt, versuchen Sie es nach 1/4 Stunde erneut, ohne zu drängen. Beenden Sie die Tätigkeit, wenn er gelangweilt oder unruhig reagiert. Bei fortschreitender Demenz sind die Aufgaben zu vereinfachen. Beispiele sind Gartenarbeit, Kochen, Tisch decken, Putzen, Versorgen von Wäsche und Kleidung, Schwelgen in Erinnerungen (Foto-Album), Bildbände, Hören alter Musik), Spielen, Malen, Basteln, Töpfern, Blumenpflege, Gymnastik, Sport.

(9.) Bewegungsübungen können Streß bewältigen, beruhigen, ermüden, Muskelkraft stärken, Koordination, Kreislauf, Appetit und Verdauung fördern, Gefühle ausdrücken, Lebensfreude und Erinnerung wach halten. Üben Sie täglich 1/2 Stunde regelmäßig zur gleichen Zeit! Hören Sie zusammen mit dem Kranken ein Musikstück, und wenn er sich nach dem Rhythmus bewegt, ahmen Sie ihn nach, nicht umgekehrt, damit er kreativ bleibt! Vermeiden Sie Anweisungen! Ein stabiler Küchenstuhl gibt den nötigen Halt. Arme, Kopf, Oberkörper und Beine sollten gedreht, gestreckt und nach vorn, hinten und seitwärts gebeugt werden. Nicht die Art der Übung, sondern die Selbständigkeit des Kranken ist wichtig.

(10.) Holen Sie sich Rat bei anderen Pflegenden!

II. Sekundäre Grundversorgung durch ambulante Pflege in Gemeindepflege- oder Sozialstationen

Sozialstationen koordinieren ambulante Dienste und setzen Pflegende zentral ein in Kranken-, Alten- und Familienpflege. Hilfe durch Sozialstationen ist nötig, weil die Kernfamilie mit der Pflege Verwirrter überfordert ist, weil gemeindenahe Pflege in der gewohnten Umgebung länger die Orientierung erhält, eine ganzheitliche, auch psychosoziale Pflege ermöglicht und stationäre Aufenthalte verkürzen oder vermeiden kann.

Aufgaben der Sozialstationen:

1. Ambulante Dienste:
1.1. Häusliche Krankenpflege, Alten- und Familienpflege umfassen ganzheitliche Grund- und Behandlungspflege.
1.2. Ambulante mobile Hilfsdienste wie Bring- und Abhol-, Mahlzeiten-, Besuchs-, Wäsche-, Handwerks-, Reparaturdienste.
1.3. Stationäre Dienste innerhalb der Sozialstation wie Mittagstisch, Beschäftigungs-, Bewegungstherapie, Fußpflege, Gymnastik, Massagen, Bäder oder Tagesstätte.
1.4. Organisation: Pflegedienstleistung, zentrales Bettendepot, Verleih von Pflege- und Hilfsmitteln, Berichte usw.

2. Anregung und Organisation der Nachbarschaftshilfe.

3. Beratung in Gesundheits-, Ernährungs-, psychosozialen, finanziellen, Rechts-, Wohnungs-, Pflegefragen usw.

4. Krisenintervention und Erste Hilfe in Notfällen.

5. Koordination anderer Helfer. Z. B. freiwillige und ehrenamtliche Helfer, Zivildienstleistende, Praktikanten, Helfer im freiwilligen Sozialen Jahr, Arbeitslose oder andere, wie z. B. Ärzte.

6. Zusammenarbeit mit Einrichtungen der
offenen Altenhilfe: mit anderen ambulanten Diensten wie Altenberatung, Altenerholung, mit Altenclub, -Zentrum, -Tagesstätte, Offener Tür, sozialpsychiatrischem Dienst usw.;
teilstationären Altenhilfe: Tagesheim, Tagespflegeheim;
stationäre Altenhilfe: Altenheim mit Pflegeabteilung, Alten-Pflegeheim und -Krankenheim, Rehabilitationszentrum;
mit *psychiatrischen Diensten:*
stationäre Landeskrankenhäuser, psychiatrische Kliniken, gerontopsychiatrische Abteilungen und Assessment-Units für psychisch kranke alte Menschen;
halbstationären Diensten: Tages- und Nachtkliniken;
ambulanten Diensten an Krankenhäusern: Polikliniken, Fachambulanzen;

komplementären Diensten: Übergangsheime, beschützende Wohngruppen, Wohnheime, Familienpflege, Tagesstätten, Patientenklubs;
niedergelassenen Psychiatern und Internisten;
mit *Verbänden,* z. B. Lebenshilfe für geistig Behinderte;
mit *Krankenkassen und Ämtern,* z. B. Sozial-, Gesundheitsamt usw.;
mit den Wohlfahrtsverbänden.

7. Zuweisung von Kranken und Angehörigen an Selbsthilfegruppen.

Tabelle 47: Soziale Systeme und Beteiligte

1. Soziale Systeme	Das Micro-System individualisierend je nach Situation	Das Mezzo- (mittleres) System verallgemeinernd, schematisierend	Das Macro-System übergreifend
2. Beteiligte der Einzelne	Kranker, z. B. Verwirrter		
den Kranken umgebende Gruppen	andere Kranke Partner Familie Helfer Gemeinde Abteilg. Station	Gemeinwesen, Verein Sozialstation Pflegeheim	Land, Staat
Pflegende	Grund- u. Behandlungspflege ambulant stationär Gesundheitsberatung	Pflegepolitik Planung von Heimen Organisation Verwaltung Gesundheitsvorsorge	Gesundheitspolitik Gesundheitsgesetze soziale Gesetze soziale Sicherheit
Sozialarbeiter	Soziale Einzelhilfe Soziale Gruppenarbeit Familienarbeit behandlungsorientiert entwicklungsorientiert	Gemeinwesenarbeit Koordination, z. B. Stellen für Pfleger	Aktion Gesamtkoordination
Aktionssysteme bilden diejenigen, die Veränderungen durchführen, z. B. die Gemeinde			

8. Lehre: Kurse in häuslicher Krankenpflege und Anleitung von Praktikantinnen im Umgang mit Verwirrten.

9. Teamarbeit in der Sozialstation ermöglicht gegenseitigen Erfahrungsaustausch und gegenseitige Unterstützung bei belastender Pflege.

10. Integration gerontopsychiatrischer Fachpflege.

Das Modell einer Bezirkspflegerin, die für den alten Menschen zur konstanten Bezugsperson werden kann, ihn bei Verwirrtheit und körperlichen Leiden ganzheitlich pflegen kann, ist m. E. menschlicher als der Einsatz von Pflegenden von einer Zentrale aus. Diese kann zwar spezialisierte Psychiatrieschwestern für psychisch Kranke zuteilen, sie übernehmen aber keine Körperpflege. Alle Pflegenden einer Sozialstation brauchen eine psychiatrische Zusatzausbildung und wiederholte Fortbildungen, weil die meisten Verwirrten auch körperlich krank sind. Die Arbeit in Sozialstationen erfordert selbständiges verantwortliches Handeln, das von Krankenschwestern, Altenpflegern und Sozialarbeitern, aber nicht von Kranken- oder Altenpflegehelfern zu leisten ist. Krankengymnasten können der durch Bettlägerigkeit bedingten Verwirrtheit vorbeugen. Da der hauswirtschaftliche Hilfebedarf etwa 2/3 des gesamten Hilfebedarfs ausmacht, sind Familien- oder Hauspflegerinnen so anzuleiten, daß sie während ihrer Tätigkeit Verwirrte auch beaufsichtigen können. Die Pflegenden der Sozialstationen sind von Verwaltungsaufgaben zu entlasten, um ausreichend Zeit für Gespräche mit psychisch Kranken zu haben.

Pflege ist Teil eines umfassenden Handlungs- oder Interventionsprozesses. Ebenen dieses Handlungsprozesses sind:

1. Soziale Systeme
2. Beteiligte
3. Institutionen:

Institutionen:	Träger:
Akutkrankenhaus	Zweckvermögen: „Anstalt“
Psychiatrische Klinik	Stiftung
Altenkrankenheim	Körperschaft
Rehabilitationszentrum	– privatrechtliche
Altenheim	– öffentlich-rechtliche
Altenwohnheim	Gemeinde

4. Lebensstufenübergänge: z. B. vom mittleren Alter ins höhere Lebensalter
5. Aufgaben und Probleme: z. B. Aufgaben mit Bezug auf Gesundheit und Krankheit oder für normale oder verwirrte Menschen in den verschiedenen Gruppierungen.

Abbildung 53: Sozialstation im Netz sozialer Beziehungen

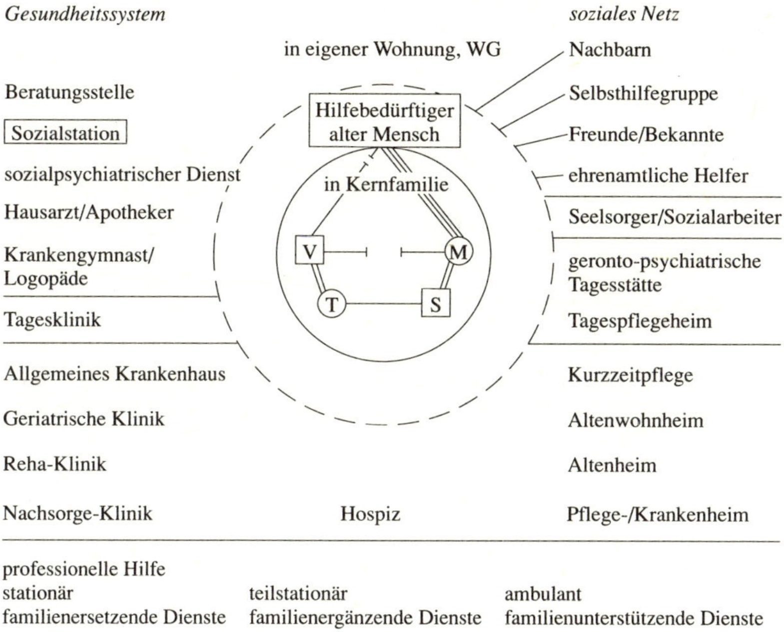

Tabelle 48: Bezug der verschiedenen Gruppen zu Gesundheit und Krankheit

Übergänge	Einzelner	Familie	Nachbarn, Helfer	Gemeinde, Vereine
gesund normal ↑	rüstig, fit	Gesundheitserziehung	Gesundheitsberatung Sport, Kontaktpflege	Gesundheitsvorsorge Altenheim, Altenwohnheim
↓ krank, z. B. verwirrt	Selbsthilfe	häusliche Krankenpflege	Nachbarschaftshilfe freiwillige Hilfsdienste	Sozialstation, Pflegeheim, Altenkrankenheim

In der ambulanten Krankenpflege sind drei Umweltkreise wichtig: *Institutioneller Kreis:* Familie, Nachbarn, Laienhilfsdienste, Sozialdienste, Sozialstation, Vereine, Pflegende, Sozialarbeiter, Ärzte, Seelsorger usw.

Klinischer Kreis: Akut- und psychiatrisches Krankenhaus, Altenkrankenheim, Altenpflegeheim, Rehabilitationszentrum, Altenheim und Altenwohnheim.

Instrumenteller Kreis: Krankenpflegematerial, Betten, Hausapotheke, Apotheke, Arztpraxis, Sozialstation zur Vermittlung von Hilfsmitteln usw.

Von Sozialstationen Betreute konnten nach Oesterreich in 50% der Fälle aus der Betreuung entlassen werden. 80–100% der Betreuten sind Ältere. Nach holländischen Berechnungen sind neben 31% Pflegebedürftigen weitere 69% nur deshalb im Heim, weil keine ambulanten Hilfen verfügbar sind.

Die häusliche Krankenpflege umfaßt fünf Dimensionen:
(1) *Zielgruppe* sind der Verwirrte und seine Familie.
(2) *Ziele* sind Heilen, Lindern, Fördern, Entwickeln und Vorbeugen.
(3) Der *Pflegeprozeß* verläuft in fünf Phasen: Eingangsphase oder Ist-Bestimmung, Soll oder Zielbestimmung, Planung, Ausführung und Auswertung (vgl. S. 24ff.).
(4) *Aktivitäten, Methoden und Techniken* sind Beziehungs-, Grund- und Behandlungspflege, Gesundheitsberatung und Stützung des Kranken und seiner Familie.
(5) *Rollen* der Gemeindeschwester sind Experte, Befähiger, Vermittler von Ressourcen, Anreger und Lehrender (vgl. Tabelle 49, S. 240).

Das Risiko Krankheit ist versichert, das Risiko Pflegebedürftigkeit nicht. Nach dem Urteil des Bundessozialgerichtes Kassel vom 10. 10. 1978 sind psychisch Alterskranke Behandlungs- und nicht Pflegefälle, Verwirrte sind psychisch Alterskranke! Die Abgrenzung von Behandlung und Pflege ist nicht klar. Die Kosten für Pflegebedürftigkeit werden von den Betroffenen, Angehörigen oder vom Sozialamt getragen. In Pflegeheimen werden pflegebedürftige Rentner zu Sozialhilfeempfängern. Pflegebedürftige sind benachteiligt, weil sie medizinisch und pflegerisch schlechter versorgt werden als z. B. Akutkranke in Krankenhäusern, weil sie fehlplaziert und oft nicht rehabilitiert werden und weil die familiären Beziehungen durch finanzielle Belastungen leiden.

Häusliche Krankenpflege
(Aus einem Rundschreiben der Kassenärztlichen Vereinigung, 1983):

„Die häusliche Krankenpflege wird wie die frühere Hauspflege anstelle einer an sich erforderlichen Krankenhauspflege gewährt. Aus welchen Gründen die häusliche Krankenpflege bevorzugt wird, ist unerheblich.

Voraussetzungen:
Die Versicherten der Krankenkassen erhalten gemäß § 37 SGB V häusliche Krankenpflege, wenn Krankenhauspflege geboten, aber nicht durchführbar ist oder
nicht erforderlich wird oder
Krankenhauspflege dadurch abgekürzt werden kann.
Häusliche Krankenpflege kann auch gewährt werden, wenn diese zur Sicherung der ärztlichen Behandlung erforderlich ist. Häusliche Krankenpflege wird nicht gewährt, wenn und soweit eine im Haushalt lebende Person die Pflege übernehmen kann. Der Begriff Haushalt ist auch dann erfüllt, wenn sich das Mitglied zum Zeitpunkt seiner Erkrankung bei Angehörigen aufhält oder wegen der notwendigen Pflege dort aufgenommen wird. Bei Aufenthalt in Altenkranken-, Pflege- und Altenheimen zahlen die Krankenkassen nicht.

Leistungsinhalt:
Die anstelle einer stationären Krankenhausbehandlung zu gewährende häusliche Krankenpflege umfaßt die Grund- und Behandlungspflege. Wird die häusliche Krankenpflege ausschließlich zur Sicherung der ambulanten ärztlichen Behandlung erforderlich, so werden nur die Leistungen der Behandlungspflege gewährt. Sie sind einzeln zu verordnen.

Eine Leistungspflicht der Krankenkassen besteht nicht, wenn neben der ärztlichen Behandlung lediglich Pflege notwendig wird. Die häusliche Krankenpflege umfaßt nicht häusliche Arbeiten wie Kochen, Einkaufen u. ä.

Pflegepersonen sind Krankenpflegepersonen mit einer staatlichen Erlaubnis oder andere zur Krankenpflege geeignete Personen, die hauptsächlich in Sozial- und Gemeindepflege-Stationen tätig sind. Die Leistungen der häuslichen Krankenpflege sind vom Kassenarzt zu verordnen, die Entscheidung trifft die zuständige Krankenkasse."
Anmerkung: Wenn Hilflosigkeit vom Arzt angekreuzt wird, werden die Kosten oft nicht übernommen.

Folgende Leistungen der psychiatrischen Behandlungspflege sollten nach dem Vorschlag des Berufsverbandes Westfälischer Nervenärzte von den Krankenkassen übernommen werden: Krankenbeobachtung durch kontinuierliche Besuche, Überwachung der Medikamenten-Einnahme und der -Nebenwirkungen, Erstellung eines Tages- und Wochenplanes, Anbringen optischer / symbolischer Hilfsmittel, Hilfen in Alltagstätigkeiten, Konzentrationsübungen, Gesprächstherapie, Begleitung bei Arztbesuchen und Krisenintervention bei Suizid-

Tabelle 49: Arbeit der Gemeindeschwestern mit verschiedenen Systemen (verändert nach G. Oswald, D. Müllensiefen: Psychosoziale Familienberatung. Freiburg: Lambertus 1985)

Arbeitsform	individuelles System	familiäres System	Umwelt-System
1. Krisenzentriert	Welche Konflikte lösten die Krise aus?	Wirkt die Familie mit? Ist sie betroffen?	Löst die Umwelt die Krise aus?
2. Problemzentriert	Wie reagiert der Kranke?	Die Familie?	Die Umwelt?
	Welche Einstellung hat der Kranke?	Die Familie? Sind die Grenzen diffus oder klar?	Die Umwelt? Bestehen Konflikte mit der Umwelt?
3. Stützender Langzeitkontakt			
– Defizitorientiert	Welche Konflikte hat der Kranke?	Erschweren Familienstrukturen die Konfliktlösung?	Erschwert Geldnot oder Isolation die Konfliktlösung?
– Ressourcenorientiert	Kann sich der Kranke selbst helfen?	Kann sich die Familie selbst helfen?	Kann die Familie Hilfe von außen annehmen?
– Beziehungsorientiert	Welche Gefühle löst der Kranke aus?	Wie geht der Pflegende mit den Angehörigen um?	Welche Erwartungen haben Träger und Nachbarn?

gefahr. Zu ergänzen sind: Entspannungsübungen, Training von Wahrnehmung, Sprache, Gedächtnis, Realitäts-Orientierung, Kontinenz und Bewegung, Anleitung zur täglichen Körperpflege, zur Toilettenbenutzung, zum An- und Ausziehen, zum Einkaufen und zur Zubereitung des Essens, zu Kontakten, Beschäftigung und Freizeitaktivitäten, zur Einteilung der Rente / Pension, zum Umgang mit Behörden, Vermittlung in Selbsthilfegruppen, Tagesstätten, Wohn- und Pflegeheime, Erhaltung verläßlicher Ordnung, Motivation zur Medikamenten-Einnahme, Früherkennung von Krisen und Verhinderung von Komplikationen. Bisher nicht vergütungsfähig ist der sozialtherapeutische Einsatz, d. h. die zeitaufwendigen Gespräche mit den Angehörigen, Nachbarn und Institutionen, die Erhaltung und Wiederherstellung des Kontaktes zur Familie während eines Krankenhaus-

oder Heimaufenthaltes, Beratung der Angehörigen bei Nahrungsverweigerung, Weglaufen oder aggressivem Verhalten des Verwirrten, Anleitung zu Pflegeleistungen und zu Sterbebegleitung.

Tabelle 50: Vor- und Nachteile der häuslichen und der Heimpflege

Häusliche Krankenpflege mit Unterstützung durch die Sozialstation	Pflege im Pflegeheim
Individuelle Pflege braucht viel Zeit, verhindert Bettlägerigkeit, vorwiegend Beziehungspflege	Routine- oder Einheitspflege braucht weniger Zeit, leistet Bettlägerigkeit Vorschub, vorwiegend körperliche Pflege
Konstante Bezugspersonen erhalten Orientierung	Wechselnde Bezugspersonen erschweren Orientierung
Umgebung vertraut	Umgebung fremd, steril
Kontakte zu Nachbarn und Bekannten bleiben erhalten	Absonderung fördert Verwirrtheit
Der Kranke bleibt selbstbestimmt, unabhängig	Der Kranke ist fremdbestimmt, wird abhängig
Er kann Bedürfnisse individuell befriedigen	Er muß sich der Heimordnung fügen
Intimität bleibt berücksichtigt	Fremde Pflegende und Mitbewohner dringen in die Privatsphäre ein
Ambulante Dienste und Sozialstationen reichen nicht aus, um die pflegende Tochter zu entlasten	Pflegende arbeiten im Dauerstreß Altenpflegerstellen bleiben unbesetzt oder Aushilfskräfte übernehmen die Pflege
Ambulante Dienste können täglich nur 1–2mal stundenweise die Pflege übernehmen und überwachen	Verwirrte werden 24 Stunden versorgt und überwacht
Die Angehörigen pflegen unentgeltlich aus Verpflichtungsgefühl	Der „Job“ wird entlohnt
Die Rente reicht. Angehörige verhindern manchmal eine notwendige Heimeinweisung aus finanziellen Gründen	Die Rente reicht nicht, viele Pflegeheimbewohner werden Sozialhilfe-Empfänger
Ambulante Dienste werden benachteiligt: sie erhalten nur 1/7 der Ausgaben bei Hilfe zur Pflege	Stationäre Pflege wird von der Hilfe zur Pflege (§ 68f BSHG) bevorzugt: erhält 6/7
Krankenkassen bezahlen häusliche Krankenpflege, außer bei Hilflosigkeit	Krankenkassen bezahlen nur ärztliche Leistungen
Altenselbsthilfe erwünscht zur Erhaltung der Identität	Altenselbsthilfe unerwünscht

Tabelle 51: Antrags- und Verordnungsvordruck für häusliche Krankenpflege

Antrag auf häusliche Krankenpflege

Ich beantrage häusliche Krankenpflege für

☐ mich ☐ meinen Familienangehörigen

☐ in meinem Haushalt

☐ im Haushalt des/der ______________________________

Name

____

Straße Ort

☐ Die häusliche Krankenpflege kann durch eine andere im Haushalt lebende Person nicht erbracht werden.

☐ Folgende Pflegeleistungen können von im Haushalt lebenden Personen erbracht werden: ______________

____

____

☐ Die übrige häusliche Krankenpflege könnte erfolgen durch

____

(Anschrift der Sozial-/Krankenpflegestation usw.)

____

____

Datum ______________________

____

Unterschrift des Versicherten

AOK	LKK	BKK	IKK	VdAK	AEV	Knappsch.	M	F	R
							Versichertengruppe laut Krankenschein kennzeichnen		

Verordnung häuslicher Krankenpflege

Name des Versicherten	Vorname	geb. am
Ehegatte/Kind/Sonst. Angeh.	Vorname	geb. am
Arbeitgeber [Dienststelle]/Mitgl.-Nr./Freiw./Rentner		
Wohnung des Patienten		

Diagnose/Befund: ______________________

____

____

voraussichtliche Dauer vom ____________ bis ____________

Bei Verlängerung

voraussichtlich weiterhin notwendig bis ____________

Häusliche Krankenpflege ist notwendig,

a) weil

☐ Krankenhauspflege geboten, aber **nicht ausführbar** ist

☐ Krankenhauspflege **dadurch nicht erforderlich** wird

☐ Krankenhauspflege **dadurch abgekürzt werden** kann

b) weil

☐ die ärztliche Behandlung dadurch gesichert wird.

☐ Arbeitsunfall, Arbeitsunfallfolgen, Berufskrankheit

☐ Sonstiger Unfall, sonst. Unfallfolgen

☐ Versorgungsleiden

Liegt Hilflosigkeit für notwendige tägliche Verrichtungen vor?

nein ☐ ja ☐

Folgende Leistungen sind neben der ärztlichen Behandlung notwendig:

☐ Verbandwechsel, ggf. einschl. Wundpflege / ____ x wöchentl.

☐ Katheterwechsel einschl. Spülung ____ x tägl. / ____ x wöchentl.

☐ Einläufe nach Bedarf / ____ x wöchentl.

☐ Wickel ____ x tägl. / ____ x wöchentl.

☐ Dekubitusversorgung

☐ Injektionen ☐ im. ☐ sc. ____ x tägl. / ____ x wöchentl.

Präparat: ____________ Dosierung: ____________

☐ ______________________

☐ ______________________

Besondere Anweisungen/Bemerkungen (z. B. Injektionen): ____________

____

Datum ____________ ____________

Unterschrift des Arztes

Kassenarztstempel

Ausfertigung für den Leistungserbringer

Muster 12 b (1. 1980)

III. Teilstationäre Einrichtungen der Altenhilfe

Tageseinrichtungen wie Tagesheime und Tagespflegeheime fehlen weitgehend. Sie entlasten nicht nur die Familie, sondern können Demente im Frühstadium wiederherstellen und eine vorzeitige Krankenhaus- oder Heimeinweisung verhindern und die in einer gerontopsychiatrischen Station begonnenen Rehabilitationsmaßnahmen durch Nachbetreuung verstärken.
Die Anreise sollte eine halbe Stunde nicht überschreiten, die Kranken brauchen nicht täglich in die Einrichtung zu kommen.
Entscheidend ist, daß Verwirrte in Tagespflegeheimen nicht nur verwahrt werden, sondern daß sie
sozial angeregt werden durch neue Kontakte,
Orientierung wieder erlernen, z. B. mit ROT (S. 179ff.),
Alltagsfertigkeiten üben, z. B. allein zu essen, sich zu waschen, an- und auszuziehen, Betten zu machen,
Kontinenz wieder zu gewinnen versuchen,
Gespräche zu führen als angenehm erleben.

Ein Tagesplan verbessert die Orientierung, realistische Aufgaben stärken die Selbstachtung. Wenn die Betreuer nicht zwingen oder kontrollieren, sondern geduldig anteilnehmend und individuell unterschiedlich immer wieder ermutigen, werden sie auch verwirrte Demente noch bessern können. Kleinste Schritte ermöglichen Erfolgserlebnisse, wenn verbliebene Restfähigkeiten verstärkt und nicht verlorene angegangen werden. Gruppenarbeit ist durch gegenseitige Anerkennung erfolgreicher als Einzeltraining. Es können z. B. Trainings-, Werk-, Koch-, Gesprächs-, Gymnastikgruppen und andere gegründet werden. Es kann Ablösungsschwierigkeiten geben, wenn der Verlust der stützenden Gruppe als existentielle Bedrohung im Sinne eines ambulanten Hospitalismus erlebt wird.
Wenn gleichzeitig Beratung, psychotherapeutische Gespräche und psychiatrische medikamentöse Behandlung möglich wird, ist der Übergang in Tageskliniken fließend. Angehörige sollten die angewandten Methoden kennenlernen und zu Hause am Wochenende kontinuierlich fortsetzen.
Ältere meiden Tagesheime, weil sie für eine Tagesversorgung nicht Sozialhilfe-Empfänger werden wollen; die Krankenkassen übernehmen die Pflegekosten nicht.
Festgefahrene Beziehungsstörungen mit dem Partner können sich im Tagesheim oder Pflegeheim widerspiegeln und die Pflege durch Übertragung auf Pflegende erschweren.

IV. Tertiäre oder stationäre Grundversorgung in Heimen

Tabelle 52: Die Qualität der Pflege Verwirrter in Heimen

	Fördernde Pflege	Routine-Pflege	Verwahrende Pflege
Pflegeziele	Wiederherstellung	Besserung	rationelle Arbeit
Deutung der Verwirrtheit	psychosozial und körperlich	körperlich	körperlich
Annahme über Heilung	veränderbar	besserungsfähig	unheilbar
Behandlung	ergänzend	zentral	sporadisch
Krankenrolle	zwischenzeitlich	vorübergehend	dauernd
Motivation des Kranken	selbstverantwortlich	will gesund werden	gehorcht
Institution	Rehabilitationszentrum	Akutkrankenhaus	Pflegeheim
Erwartung des Pflegenden	Kranker ist aktiv	Bettruhe	Ruhe, Sauberkeit
Beziehung	persönlich	vorübergehend	fehlt oder gering

Die Pflege Verwirrter in Heimen wurde in folgenden Abschnitten ausführlich beschrieben: Beurteilung der Pflegebedürftigkeit (S. 52), Pflege dementiell erkrankter Menschen (S. 123ff.), Pflege verwirrter Inkontinenter (S. 137ff.), Pflege bei Wahrnehmungsstörungen (S. 151ff.), Verwirrtheit als Folge von Identitätsverlust (S. 173ff.), von unterschiedlichen Wertvorstellungen (S. 181), von unvereinbaren Widersprüchen (S. 184), als Kontaktmangelsyndrom (S. 191ff.), als Folge von Umweltfaktoren (S. 195), von unfreiwilliger Heimaufnahme (S. 196) und als Folge von Pflegemängeln (S. 199ff.).

Einige Vorschläge zur Vorbeugung gegen Verwirrtheit in Heimen:

1. Vorgesetzte loben und anerkennen die Pflegenden;
2. sie setzen sich ein für Supervision, um Spannungen abzubauen;
3. sie ermöglichen Fortbildung, um z. B. ROT, Kontinenz- oder Gedächtnistraining oder Gesprächsführung zu erlernen;
4. sie beseitigen Ausstattungsmängel (vgl. S. 196).
5. Zimmerpflege. D. h., ein Pflegender sorgt für ein bis zwei Zimmer, führt dort alle Pflegetätigkeiten durch, um persönliche Beziehung, Intimität und Individualität zu erhalten.
6. Besuche dürfen bis spät abends empfangen werden.
7. Wohngemeinschaften von vier bis fünf Bewohnern, die sich selbst versorgen und einen Verwirrten dabei helfen lassen, sind in einzelnen Heimen bereits erfolgreich.

Tabelle 53: Stufen der Pflegequalität bei der Pflege Verwirrter in Heimen

Qualitätsstufen	Optimale Pflege	Angemessene, gute Pflege	Sichere, ausreichende Pflege	Mangelhafte, gefährliche Pflege
Rehabilitation und Pflege	Verwirrter bestimmt mit	Dem Verwirrten angepaßt	Routineversorgung	Verwahrende Pflege
Materielle Voraussetzungen	Pflegehilfsmittel ausreichend	ebenso	Wäsche, Einwegartikel zuwenig	Einwegartikel fehlen, zuwenig Pflegehilfsmittel
Möblierung	optimal für Pflegende und Verwirrte, z. B. Farbsysteme	entspricht individuellen Bedürfnissen, Kalender, Uhr	einheitlich, erschwert Orientierung, keine Uhr	einheitlich, weiß, glänzend, keine Uhr
Organisation und Pflegeplanung	alle Mitarbeiter, Verwirrter u. Angehörige planen	nur Pflegende planen systematisch alle Maßnahmen	Pflege nach Routine, ärztlicher Verordnung, schnell	jeder pflegt nach seinem Stil, möglichst rationell
Grundpflege	Verwirrter entscheidet mit, ist aktiviert, darf gehen	wird informiert, es wird etwas getan an ihm	Information = Anweisung, er hat tun zu lassen	Information = Befehl, er hat sich anzupassen
Mitarbeiter	Angelernte unter Aufsicht	Angelernte ohne Aufsicht	Unausgebildete	Unqualifizierte
Behandlungspflege	Verwirrter kooperiert, ist motiviert, kennt den Sinn der Maßnahmen	patientenbezogen, Verwirrter ist informiert, berücksichtigt Hygiene	stationsbezogene Pflege sichert Versorgung und peinliche Sauberkeit	sicherheitsbezogen, Behandlung fehlerhaft, Schäden sind möglich
Berücksichtigung psychischer und sozialer Bedürfnisse	beachtet Selbstwert- und Schamgefühle, Gewohnheiten, Wünsche	beachtet Schamgefühl und Sicherheitsbedürfnis, Gewohnheiten	beachtet Sicherheit, Wünsche nur, wenn sie die Routine nicht stören	keine Zeit für Bedürfnisse, nur für Sicherheit

Außenkontakte	werden gefördert	werden ermöglicht	werden nicht gefördert	werden erschwert
Ehrenamtliche	besuchen regelmäßig	sporadisch Alleinstehende	fehlen	unerwünscht
Kommunikation	achtet auf Beziehung: „Ich“	„Ich“-Botschaften	vereinnahmendes „Wir“	Duzen, oder in 3. Person
Beantwortung von Fragen	achtet auf Gefühle	sachliche Antwort	stereotype Antwort	abweichende oder keine Antwort
Wertschätzung des Verwirrten	als Person	als Patient	als „Fall“	als „Verrückter“
Selbständigkeit	wird gefördert	wird erhalten	ist gefährdet	stört die Pflege
Vertrauen	wird gestärkt	wird erhalten	ist gefährdet	ist gestört
Gefühle des Verwirrten	frei, integriert, zufrieden	akzeptiert	abhängig, als Last	vernachlässigt, ängstlich
Realitätsorientierung	bei jeder Pflege	täglich	gelegentlich	nie, aus Zeitmangel
Sozialarbeiter	Einzelgespräche, Gruppen- und Öffentlichkeitsarbeit	ebenso	überlastet, allein für mehrere Heime	unbekannt, unerwünscht
Ärzte	nehmen am Team teil	zur Zufriedenheit des Kranken	Vertrag zwischen Arzt und Heim	erfüllen Rezeptwünsche
Beruhigungsmittel	überflüssig, weil Kontakt	nur bei Bedarf	nach Verordnung	reichlich, auf Wunsch der Pflegenden

verändert nach N.F. Exchaquet, L. Züblin und F. Oberin Buch, Frankfurt: Hufeland-Haus

8. Sozialarbeiter bauen durch Öffentlichkeitsarbeit Vorurteile gegen Verwirrte ab, stützen die Familien, um Fehlplazierung zu verhindern oder bereiten nötige Heimeinweisungen durch Probewohnen vor.

Förderpflege

Förderkonzepte wurden zur Förderung Schwerstbehinderter entwickelt. Demente im fortgeschrittenen Stadium sind mehrfach Schwerstbehinderte: Geistig-, Lern-, Körper- und Sinnesbehinderte, die ganzheitliche Förderung brauchen, um sich als Menschen angenommen und geachtet fühlen zu können, oder die ein Recht auf Eingliederungshilfe nach §§ 39ff. BSHG haben.

Die Erfahrungen der Förderpflege Schwerstbehinderter können für die Pflege Dementer genutzt werden. Fröhlich versucht, mit der basalen Stimulation Wahrnehmungskanäle zu öffnen und zu verstehen, wie Behinderte in ihrem Verhalten ungelöste psychische Probleme ausdrücken. Schmitz versucht, fehlgeleitetes Lernen durch gezielte Belohnungen umzustrukturieren, Feuser isolierende Umweltbedingungen umzugestalten, Fischer die Entwicklung ganzheitlich so zu fördern, wie es für den Behinderten sinnvoll ist. Demente werden um so eher zu „Pflegefällen“, je mehr sich die Zuwendung auf körperliche Versorgung beschränkt. Die Pflege Dementer ist noch weitgehend defizitorientiert, d.h. sie geht davon aus, was der Demente alles nicht mehr kann, um Pflegende in ihrer Resignation einerseits und ihrer Macht andererseits zu bestätigen und um sie von Schuldgefühlen zu entlasten. Die Förderpflege ist entwicklungs-, daseins-, bedürfnis- und beziehungsorientiert: sie fragt, welche Fähigkeiten der Demente noch hat und welche er noch verbessern kann, welche Hilfe er im „Hier und Jetzt“ braucht, welche von seinen Bedürfnissen vorrangig zu befriedigen sind und wie die Beziehungen des Dementen zu den Pflegenden / Angehörigen / Mitbewohnern verbessert werden können.

Basale Stimulation zur Förderung Dementer

Basale Stimulation bedeutet nach Fröhlich, einfachste Reize von außen zuzuführen. Sie beruht auf neurophysiologischen Grundlagen, physiotherapeutischen, psychologischen und pädagogischen Erfahrungen mit Schwerstbehinderten.

Tabelle 54: Grundlagen der basalen Stimulation

Physiotherapeutische Erfahrung	Neurophysiolog. Grundlagen	psychologisch-pädagogische Erfahrungen	Mangelsituation des Dementen
Wiederbelebung von Bewegungsabläufen durch passives Bewegen	Bewegungsfähigkeit ermöglicht	Bedürfnisbefriedigung durch konstante Bezugsperson	Entbehrung einer Bezugsperson
			Bettlägeriger „Pflegefall"
Selbstwahrnehmung	Wahrnehmung fördert	fähig, Sinn zu erfassen	sehbehindert schwerhörig
aktive Bewegung	Erinnern/neue synaptische Vernetzung von Neuronen	denkfähig	lernbehindert durch Anregungsmangel
Erhalten/Wiedergewinnen von Grundfertigkeiten (Greifen, Gehen)		empfindungsfähig	abgestumpft
		handlungsfähig	handlungsunfähig
		kommunikationsfähig	spricht nicht
		sozial kompetent	verhaltensgestört

Basale Stimulation ermöglicht, die Umwelt durch größere Beweglichkeit wieder wahrzunehmen, dadurch auf elementarer Stufe wieder zu lernen und den Anregungsmangel des Dementen auszugleichen. Erfolge sind nur zu erwarten, wenn die Beziehung zwischen dem fördernden Pflegenden und dem Dementen echt ist, d.h. jede basale Stimulation als positive Streicheleinheit / Zuwendung erlebt wird. Formen der basalen Stimulation, die beim Dementen anwendbar sind:

1. Körperstimulation:

Lernziel: Der Demente soll seine Haut wieder empfinden, um sich gegenüber der Umwelt als abgegrenzt zu erleben, um mit der Haut Kontakt aufzunehmen und so sein Körperschema wieder zu entdecken mit Empfindungen wie Berührung, Druck, Reibung, Wärme und Kälte. Wie kann die Haut stimuliert werden? Durch Baden mit Körperkontakt, durch Duschen mit verschieden starkem Strahl, unterschiedlich warm, durch Berieseln, Abfrottieren, Einschäumen, Eincremen, Abfönen (beugt Dekubitus vor), Abbürsten mit Fell-, Massagehandschuh oder Schwamm, Lagern auf Lammfell, barfuß gehen lassen auf Gras, Moos, Laub, Sand usw.

2. Vestibuläre (Gleichgewichts-)Anregung:
Lernziel: Der Demente soll seine Gleichgewichtsreaktionen stabilisieren, sich am Bewegtwerden und aktiven Bewegen freuen.
Wie kann der Gleichgewichtssinn angeregt werden? Im Schaukelstuhl, auf einer Wasser- oder Luftmatratze oder in einer Hängematte. In den Armen des Pflegenden, der sich mit ihm hin und her, vor und zurück oder kreisend bewegt, kann der Demente Schwindel besser ertragen und rhythmische Bewegungen als beruhigend und entspannend erleben, Aggressionen, vor allem seine Bewegungsunruhe und seinen Drang wegzulaufen, abfangen.

3. Vibratorische (Schwingungs-)Anregung:
Lernziel: Der Demente soll Schwingungen wieder körpernah fühlen.
Wie kann das Schwingungsempfinden stimuliert werden? Der Pflegende kann den Dementen ganz nah mit tiefer Stimme ansprechen, laut und nahe singen, eine tönende Stimmgabel an die Stirn halten, ihn in die Nähe einer Lautsprecherbox bringen, den Elektrorasierer spüren lassen oder mit einem Stethoskop die eigenen Herztöne hören lassen.

4. Orale (Mund-)Stimulation:
Lernziel: Parkinsonkranke, denen der Speichel aus dem Mund läuft, sollen das Schließen des Mundes und Schlucken wieder lernen, und Demente, die wahllos alles in den Mund nehmen und daran lutschen, sollen unterscheiden lernen, oder Demente, die nur passierte Kost zu sich nehmen, sollen wieder kauen lernen.
Wie ist der Mund anzuregen? Der Pflegende kann auf den Mund zustreichen, bis Saug-, Schluck- oder Lachbewegungen auftreten, mit einer weichen, vorher in Mundwasser getauchten Zahnbürste, mit einem mit unterschiedlichen Flüssigkeiten getränkten Schwämmchen, mit Kaugummi oder mit Speise-Eis zum Lutschen, mit Gummibärchen oder Bonbons, damit der Demente nicht fürchtet, daß Lutschen wie in der Kindheit als Unart bestraft wird. Der Parkinsonkranke lernt den Mundschluß besser, wenn er Flüssigkeiten mit dem Strohhalm trinkt. Wenn schwer Demente nicht trinken, wird der Saugreflex mit einer Babyflasche ausgelöst.

5. Geschmacksanregungen:
Der Demente kann die verschiedenen Geschmacksqualitäten salzig, süß, sauer und bitter durch verschiedene Flüssigkeiten wieder zu differenzieren sich erinnern.

6. Geruchsanregungen:
Der Demente kann Pflegende an ihrem Körpergeruch oder an ihrem Parfum zu unterscheiden lernen, Taschentuch, Wäsche und Kopfkissen mit eigenem Parfum identifizieren, verschiedene Seifen oder Badezusätze besonders bei Inkontinenz als erfrischend erleben, durch Küchendünste zum Appetit angeregt werden. Ekel durch Geruch nach Urin, Stuhl, Erbrochenem oder Schweiß kann Ausdruck einer Beziehungsstörung („Ich kann Dich nicht riechen!“) sein und durch Lüften, Desodorantien, Duftstoffe oder duftende Blumen vermieden werden.

7. Akustische Anregung:
Lernziel: Der Demente soll auf Laute, Töne und Geräusche als Orientierungshilfe reagieren und eigene Laute zur Kommunikation einsetzen.
Wie ist das Hören zu stimulieren? Pflegende können den Dementen zärtlich mit Namen anreden, jede Pflegehandlung mit Worten erklären, zu Bewegungen z. B. Tanz nach Schallplatten oder Musikkassetten anleiten, laute und leise, hohe und tiefe Töne aus unterschiedlicher Entfernung von verschiedenen Seiten und wechselnde Rhythmen mit Metronom oder Schlagzeug anbieten, und selbst Töne erzeugen lassen mit Singen, Flüstern, Summen, Pfeifen, Klatschen oder Fingertrommeln usw.

8. Visuelle Anregung:
Lernziel: Der Demente soll wieder Blickkontakt zum Gesprächspartner aufnehmen und sich an der Umgebung orientieren und freuen lernen.
Wie kann das Sehen gefördert werden? Pflegende können durch Farbgebung, Bilder in Wechselrahmen, fröhliche Ausstattung mit Mobiles, Wandschmuck, Postern, schönen Dias, Videofilmen von Pflanzen und Tieren, Bildbänden, Familienalben, Memory-Spielen, Lichtsignalen, Lichtspielen in dunklen Räumen den Dementen zu Orientierung, Konzentration, Gedächtnistraining und Freude anregen.

9. Haptische Stimulation:
Lernziel: Der Demente soll wieder gezielt greifen oder tasten lernen, um alte Handlungsschemata zu aktivieren.
Wie kann die Hand als Tast- und Greiforgan angeregt werden? Pflegende öffnen die Hände, bürsten oder cremen sie ein, geben Gegenstände unterschiedlicher Qualität (kalt, warm, hart, weich, flüssig, fest, spitz, stumpf, glatt, rauh usw.) in die Hände und lassen sie diese

festhalten, lassen die Hände in Sand, Erde usw. wühlen oder schütteln die Hände rhythmisch oder umschließen die Hand des Dementen für einige Minuten usw.

Die basale Stimulation entspricht der in der Interventionsgerontologie von Lehr beschriebenen Resensibilisierung und Revitalisierung. Auf die Wahrnehmungsanregung durch basale Stimulation folgt die Förderung der aktiven Bewegung, um elementares Verhalten oder Grundfertigkeiten wie An- und Ausziehen, Waschen, Kämmen, Essen, Toilettenbenutzung zu erhalten oder wieder zu beleben.

Indikationen zur basalen Stimulation in der Altenpflege sind:
(1) Akute und chronische (Demenz) Verwirrtheit.
(2) Mehrfachbehinderung im Alter: Lähmungen bei Sehbehinderten und Schwerhörigen.
(3) Bewegungsstörungen bei Lähmungen, Arthrosen und nach Brüchen.
(4) Bettlägerigkeit.
(5) Alterswahn und Apathie bei Altersdepression.

Voraussetzung für das Gelingen der basalen Stimulation ist Selbsterfahrung der Pflegenden: wie würde ich mich fühlen, wenn ich blind, schwerhörig, gelähmt wäre, mich nicht umdrehen könnte vor Schmerzen, gefüttert, gewaschen, an- und ausgezogen werden müßte und nasse Vorlagen zwischen den Beinen hätte? Kann ich negative Gefühle in Körperempfindungen wahrnehmen, mit Verspannungen umgehen, mich in den Dementen einfühlen?

Abbildung 54: Aspekte der Förderpflege

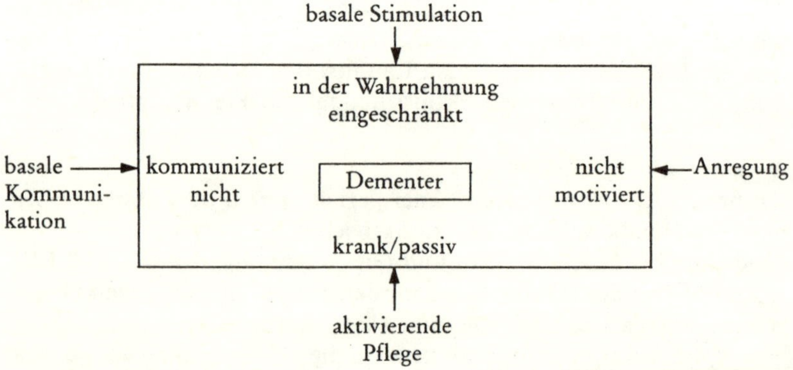

Vierter Teil: Betreuung Verwirrter durch andere Fachleute und Helfer

I. Sozialarbeiter

Sozialarbeit mit Verwirrten orientiert sich an den Grundwerten: Menschenwürde und Selbstbestimmung sind beim Verwirrten zu erhalten oder wiederherzustellen.

Ziele der Sozialarbeit mit Verwirrten sind:
1. Sozialarbeiter lindern psychosozial bedingte Verwirrtheit.
2. Sozialarbeiter beugen Verwirrtheit vor!
3. Sie fördern die Restfähigkeiten und problemlösenden Bewältigungsfähigkeiten des Verwirrten.
4. Sie erschließen Ressourcen (vgl. S. 167).
5. Sie beeinflussen die Umwelt:
sie gestalten sie um, um die Orientierung zu erleichtern,
sic verbessern die Organisation der Pflege in Familie, Sozialstation oder Heimen,
sie setzen sich in der Sozialpolitik ein für die Stärkung der pflegenden Familie, für bessere Planung, Organisation und Verwaltung von Heimen und Sozialstationen, für Gesundheitsgesetze zur Vorbeugung von Verwirrtheit usw.
6. Sie verbessern die Kommunikation zwischen dem Verwirrten und seiner Umwelt, d. h. sie berücksichtigen Probleme des Verwirrten mit seiner Umwelt (vgl. Lebensvollzugsmodell, S. 262) und fördern die Zusammenarbeit der Institutionen.

Handlungsfelder des Sozialarbeiters sind die Einrichtungen der offenen, teil- und stationären Altenhilfe (vgl. System der Hilfeleistungen, S. 54).

Sozialarbeit ist ein Handlungsprozeß; seine Ebenen sind auf S. 236 dargestellt. Der Handlungsprozeß ist, dem Pflegeprozeß (vgl. S. 24ff.) vergleichbar, ein Problemlösungs- und Beziehungsprozeß.

1. *Eingangsphase* oder Ist-Bestimmung, Problemanalyse

1.1. *Psychosoziale Anamnese:* Der Sozialarbeiter nimmt Kontakt mit Verwirrten auf. Oft ist nur non-verbale Kommunikation mit aktivem

Zuhören, Blickkontakt und Handhalten möglich. Zusätzlich bemüht er sich um Kontakt zur Familie und zu Pflegenden. Sozialarbeiter berücksichtigen folgende Faktoren (nach Lowy):

Der Kranke

Körperliche und geistige Funktionen: Unter welcher Krankheit oder / und Behinderung leidet er? Ist seine Willens- und Entschlußkraft erhalten? Kann er sich erinnern, geordnet denken, sich noch etwas konzentrieren? Kann er sehen und hören und die Umgebung noch richtig deuten? Kann er noch das Wesentliche erkennen?

Sozio-ökonomische Faktoren: Ist er mit seiner Rente / Pension zufrieden? Welchen Beruf hat er ausgeübt? Mit welchen Menschen identifiziert er sich? Bejaht er religiöse Werte?

Persönliche Werte und Ziele: Widersprechen sich seine Werte und Handlungen? Widersprechen seine Werte den Werten der Familie, des Heims? Stimmen die Wertvorstellungen des Sozialarbeiters mit seinen überein?

Anpassungsfähigkeit an die gegenwärtige Situation: Wie zeigt sich der Verwirrte anderen gegenüber? Wie ist seine Stimmung? Kann er sprechen, seine Gefühle ausdrücken oder redet er durcheinander? Fallen andere Symptome auf? Welche Beziehungen hat er? Wie nimmt er sich selbst wahr? Spielt er noch eine Rolle? Verhält er sich abhängig oder selbständig? Will er Macht ausüben mit seiner Verwirrtheit?

Entwicklungsfaktoren: Hat er frühere Rollen abgelegt? Nutzt er bisherige Erfahrungen? Wie wurde er bisher mit Konflikten fertig? Ist die Verwirrtheit erstmalig?

Die Familie

Familie als soziales System:

Familie als *echo- und beitragsfähige Einheit* innerhalb anderer sozialer Einheiten: Sind die Familiengrenzen starr oder durchlässig? Erhält sie Informationen von anderen? Ist sie integriert in kulturelle Erwartungen? Weicht sie gegenüber der Umgebung ab?

Rollen und Status der Familienmitglieder: Welche formale Rolle hat der Verwirrte (z. B. Vater), welche informelle, z. B. Sündenbock, Kontrolleur? Ist die Familie mit der Rollenverteilung einverstanden? Sind die Rollen angebracht?

Familiäre *Regeln:* Erhalten diese Regeln die Stabilität oder die Fehlanpassung oder die Anpassung an den Lebensstil? Sind die Regeln veränderbar? Werden Unterschiede gelten gelassen?

Kommunikationsnetz: Wer spricht mit wem? Wie? Sind die Botschaften unmißverständlich oder zweideutig, doppelbödig?

Entwicklungsstadium der Familie: Wie wurden Übergänge bewältigt, früher Probleme gelöst, wie Verantwortlichkeit verlagert?
Subsysteme (Untergruppen): Stehen elterliches und partnerschaftliches Subsystem z. B. im Konflikt oder unterstützen sie sich?
Physische und emotionale Bedürfnisse: Wie befriedigt die Familie körperliche Bedürfnisse, wie soziale und emotionale? Welche Kräfte hat die Familie zur Befriedigung? Klaffen die Bedürfnisse einzelner auseinander und ist die Familie bereit, sie zu befriedigen?
Ziele, Wertvorstellungen und Hoffnungen: Werden die Wertvorstellungen ausgedrückt und von allen akzeptiert? Drücken sie Resignation oder Kompromiß aus? Wie weit gestattet die Familie dem einzelnen, seine Ziele zu verfolgen, z. B. Pflege zu übernehmen?

Sozioökonomische Faktoren innerhalb der Familie
Kleingruppen: Gehört der Verwirrte noch einer Gruppe an?
Funktionale Merkmale: Wie ist die Gruppe entstanden, natürlich oder durch Intervention? Welche Ziele hat die Gruppe? Z. B. Freundschafts-, Nachbarschafts-, aufgabenorientierte oder Entfaltungsgruppen zur Freizeitgestaltung. Wie sieht sich die Gruppe selbst und wie wird sie von außen betrachtet? Welche Beziehung hat sie zu Nachbargruppen? Weicht sie von geltenden Werten ab?
Strukturelle Faktoren: Wie werden Mitglieder ausgewählt und wie gelangen neue in die Gruppe? Wird die Persönlichkeit der Mitglieder beachtet, z. B. ihre Bedürfnisse, Motivationen, Alter und Status? Welchen Zweck hat die Gruppe und welchen haben die Untergruppen? Wie entstehen Führungsrollen? Wer trifft Entscheidungen? Wer kontrolliert z. B. den Verwirrten in der Gruppe?
Interaktionsfaktoren: Welche Normen, Ansichten, Leitideen bestimmen die Mitglieder und damit den Verwirrten? Wie ist Qualität, Art und Tiefe der Beziehung? Wie engagieren sich die Mitglieder für Zwecke, Normen und Ziele der Gruppe?

Organisationen (z. B. Sozialstation)
Die Organisation als System mit bestimmtem Auftrag: Ist die Aufgabenstellung der Sozialstation klar? Wie sehen die Mitglieder die Aufgabe? Wer ist für die Ausführung verantwortlich? Stimmt das Rollenverhalten mit den Erwartungen des Trägers überein? Werden die Aufgaben angenommen, delegiert, erworben oder offiziell vergeben? Welche Stellung hat die Sozialstation im System der Organisationen? Für welche Probleme ist sie zuständig? Hängt sie mit anderen Organisationen zusammen? Wie interagiert sie mit ihnen?

Kultur der Organisation: Wie geht die Sozialstation mit den Ansichten der Mitarbeiter um? Welche Erwartungen und Einstellungen haben diese? Wie arbeiten sie mit anderen Gruppen zusammen? Welche Ressourcen hat sie? Mit welchen Methoden geht sie vor? Welche Kommunikationsformen sind gutgeheißen?
Kompetenz der Organisation: Ist die Sozialstation dafür ausgestattet (Räume, Mittel, Personal), Verwirrte ambulant zu pflegen? Welche Macht hat sie gegenüber dem Gemeinwesen? Ist sie flexibel, erfolgreich? Sind die Mitarbeiter engagiert?

Gemeinwesen
Gemeinwesen als soziales System: Welche Organisationen beeinflussen das Gemeinwesen? Welche Gruppen werden von Verwirrtheit betroffen? Wie groß ist das Interesse an Veränderungen und wie wirken sich diese auf andere Einheiten aus?
Gemeinwesen als organische Größe: Wie ist das Gemeinwesen eingestellt zur sozialen Kontrolle? Bestehen Chancen zur Veränderung? Wie definiert das Gemeinwesen Erfolg? Wer übt Kontrolle aus? Wer identifiziert Verwirrte? Wie etikettiert sie die Gemeinschaft? Welche Ressourcen zur Problemlösung hat sie?

Strukturen und Prozesse innerhalb des Gemeinwesens.
Der Sozialarbeiter versucht, eine helfende Beziehung zum Verwirrten nach den Grundsätzen von Biestek aufzubauen: Individualisieren, bewußter Ausdruck von Gefühlen, Annahme des anderen, nichtrichtende Haltung, Selbstbestimmung des Kranken und Verschwiegenheit. Lowy fordert Interesse am Mitmenschen, Engagement, Verpflichtung, Annahme, Empathie, Aufrichtigkeit, Autorität und Macht. Der Sozialarbeiter klärt folgende Fragen: Welche Rolle hat er in der Interaktion? Welches Ziel hat die Beziehung? Welchen Auftrag seiner Dienststelle hat er zu erfüllen? Welche Stellung haben andere, wie z. B. Familienmitglieder oder Pflegende? Welche Ziele haben diese? Wie wird kommuniziert? Wie interveniert der Sozialarbeiter?

1.2. *Psychosoziale Diagnose* ergänzt die Pflege- und die medizinische Diagnose und umfaßt die psychosozialen Faktoren beim Verwirrten, seiner Familie, seiner Bezugsgruppe (z. B. Nachbarschaft), der Organisation und des Gemeinwesens.

2. *Ziele des Problemlösungsprozesses* = Soll: Der Sozialarbeiter entwickelt Nah- oder Teilziele aus der psychosozialen Diagnose, überprüft die Durchführbarkeit, setzt Prioritäten, bespricht mit dem Team von Pflegenden, Angehörigen, freiwilligen Helfern, Arzt und

Seelsorger alternative Ziele und Folgen von Veränderungen für den Verwirrten und seine Umgebung.

3. *Die Planung der Sozialarbeit* berücksichtigt die Persönlichkeit des Verwirrten, die Wechselwirkung von psychosozialen Veränderungen auf das körperliche Wohlbefinden, die Möglichkeiten der Familie und der Organisation (Sozialstation, Heim). Die Planung ergänzt die Pflege- und Therapieplanung und klärt, wer, was, wie, wann und womit verändern soll, ob der Kranke und seine Familie mitarbeiten werden. Gegenseitige Erwartungen der Teammitglieder werden offen besprochen.

4. *Durchführung:* Bevor Maßnahmen wirksam werden, sind Widerstände zu beseitigen. Wenn ein Verwirrter nach Besserung aus dem Krankenhaus entlassen wird, braucht er umfassende, kontinuierliche und koordinierte Leistungen des sozialen Netzes, z. B. Pflege, Haushaltsführung, Essen auf Rädern, Bring- und Abholdienste, Besucher usw. Der Sozialarbeiter organisiert z. B. Sozialstationspflege, Rechtshilfe, Freizeitangebote, informiert, berät oder vermittelt finanzielle Hilfen.

Methoden der Sozialarbeit sind:

4.1. *Einzelhilfe:* Voraussetzung ist eine helfende Beziehung.

4.1.1. Beratung und Information der Angehörigen, der Institution oder des Teams, aber auch des Verwirrten.

4.1.2. Vermittlung von ambulanten Diensten, eines Tagespflegeheimes, einer Heimeinweisung, von Steuervergünstigungen oder eines Schwerbehinderten-Ausweises (GdB bei leichter Demenz 40–50 %).

4.1.3. Einleitung einer Pflegschaft, Führerscheinentzug bei Demenz.

4.1.4. Erschließen von Ressourcen im Kranken, in seiner Familie und Umwelt, in Organisationen, Gemeinde usw. (siehe S. 167).

4.1.5. Therapeutische Arbeit mit dem Verwirrten bedeutet, ihn zu stützen und zu ermutigen. Problemorientierte Hilfe heißt, dem Kranken zu helfen, Gefühle zu äußern, die Realität wahrzunehmen, sich zeitlich, örtlich und im Gestrüpp von Vorschriften zurechtzufinden, das Gedächtnis zu üben und Krisen zu bewältigen. Sozialarbeiter analysieren nicht die Vergangenheit, sondern fördern Restfähigkeiten im Hier-und-Jetzt.

4.1.6. Therapeutische Arbeit mit der Bezugsperson bedeutet, ihr zu helfen, Aufopferung aufzugeben, Schuldgefühle zu bearbeiten, Hilfe anzunehmen, sich selbst zu verwirklichen.

4.2. *Familienarbeit:* Sozialarbeiter besuchen die Familie, beobachten, ob die Familie vielleicht durch gestörte Kommunikation oder durch starre Bindungen oder durch überfürsorgliche Pflege zur Verwirrtheit beiträgt, ob der Verwirrte zum Sündenbock der Familie wurde, welche Rollenzuweisungen durch die Erkrankung erfolgten oder welche Auswirkungen die Verwirrtheit auf die Familie hat, z. B. Zerrüttung. Der Sozialarbeiter informiert, erschließt Ressourcen, ermutigt die Familie, Hilfe von ambulanten Diensten anzunehmen, baut Angehörigen-Selbsthilfegruppen auf und vermittelt Hilfen nach dem Bundessozialhilfegesetz (BSHG):

A. persönliche Hilfe = Beratung, § 72 BSHG
B. Geldleistungen
1. Hilfe zum Lebensunterhalt, §§ 12ff. BSHG
2. Hilfen in besonderen Lebenslagen
(a) vorbeugende Gesundheitshilfe, § 36 BSHG
(b) Krankenhilfe, § 37 BSHG
(c) Eingliederungshilfe für Behinderte, §§ 39ff. BSHG
(d) Hilfe zur Weiterführung des Haushalts, §§ 70, 71 BSHG
(e) Hilfe zur Überwindung besonderer sozialer Schwierigkeiten, § 72 BSHG
(f) Altenhilfe, z. B. Heimplatzbeschaffung, § 75 BSHG
(g) Hilfe zur Pflege, §§ 68, 69 BSHG (vgl. Tabelle 55)

4.3. *Soziale Gruppenarbeit* ist sinnvoll:
für die Integration von Verwirrten in Nicht-Verwirrten-Gruppen und für Altenselbsthilfegruppen;
für Angehörigen-Selbsthilfegruppen;
für Pflegende in Heimen oder in Sozialstationen;
für Leiter in Heimen oder Sozialstationen.
Der Anstoß zur Gruppenbildung geht vom Sozialarbeiter aus. Er informiert die Angehörigen, die Heimleitung, die Pflegenden, wenn er z. B. einen Verwirrten in eine bestehende Gruppe bringen will oder wenn er eine Mischgruppe aus vorwiegend Nicht-Verwirrten mit Verwirrten gründen will. Der Sozialarbeiter nimmt zu jedem einzelnen Gruppenmitglied eine Beziehung auf, bis sie Beziehungen untereinander aufbauen, er strukturiert anfangs die Gruppe, regt zu sinnvollen Beschäftigungen an, die den einzelnen befriedigen. Der Prozeß der Gruppenbildung dauert lange. Jede Gruppenaktivität beeinflußt das

Heimleben. Der Sozialarbeiter klärt, ob z. B. Verwirrte in der Gruppe abgelehnt werden, ob diese abhängig sind und ob dadurch die Beziehung zur Pflegenden gestört wird. Es können Club-, Familien-, Arbeits-, Freizeit-, Hilfs- oder Gesprächsgruppen, Beschäftigungs-, Hobby- oder kulturelle Gruppen sein, die in Einrichtungen der offenen, der teilstationären und der stationären Altenhilfe möglich sind.

Tabelle 55: Hilfe zur Pflege nach §§ 68f. BSHG

Pflegebedürftigkeit	§§ BSHG	ärztliches Gutachten	Muß-Hilfen	Kann-Hilfen
allgemeine	68, Abs. 1 69, Abs. 2	Patient ist so hilflos, daß er nicht ohne Pflege bleiben kann bei täglichen Verrichtungen	Erstattung von Aufwendungen für Pflegende wie Fahrtkosten, Kleidung	Gewährung angemessener Beihilfen, z. B. Taschengeld, Verdienstausfall, Übernahme der Alterssicherung
besondere = dauernd erhebliche	69, Abs. 3	mehrere Pflegeleistungen sind dauernd erforderlich	pauschaliertes Pflegegeld, Fahrtkosten, Verdienstausfall u. Kosten für Pflegekraft	Soll-Hilfen: Teilnahme an der Gemeinschaft
außerordentliche = außergewöhnliche	69, Abs. 4 S. 1, HS. 2	Zweite Pflegeperson erforderlich. Pflege unangenehm, peinlich	erhöhtes Pflegegeld für besondere Pflegekraft	Soll-Hilfen: Teilnahme an der Gemeinschaft Gewährung von Hilfsmitteln als Sachleistung
Schwerstbehinderung	69, Abs. 4	schwere geistige Behinderung	erhöhtes Pflegegeld für besondere Pflegekraft	Gewährung von Hilfsmitteln als Sachleistung

4.4. *Gemeinwesenarbeit*

4.4.1. Sozialarbeiter bemühen sich, durch Öffentlichkeitsarbeit Vorurteile abzubauen, wie z. B. alte Menschen seien abgebaut, alle auffälligen Alten seien verwirrt, d.h. verrückt, aggressiv, nicht tragbar, einzusperren und in der Psychiatrie medikamentös einzustellen. Verwirrtheit sei zwangsläufig Folge des Abbaus, nicht besserungsfähig und schreite unaufhaltsam fort.

4.4.2. Sozialarbeiter setzen sich in der Politik für mehr Personalstellen in Pflegeheimen ein, vor allem in Sozialstationen, für eine finanzielle Neuregelung bei Pflegebedürftigkeit, für eine Integration von Pflege und Behandlung, für Gleichstellung der ambulanten Dienste mit stationären, für weiteren Ausbau der ambulanten Dienste, für Wohngemeinschaften für alte Menschen, für Wohnungen für Mehrgenerationenfamilien, für rechtliche und finanzielle Absicherung der Haushaltshilfen bei notwendiger Altenpflege, für flächendeckenden Ausbau von teilstationären Einrichtungen, z.B. Tagesheime und Tagespflegeheime, für großzügige Förderung pflegebereiter Familien, für Hilfen für berufstätige Frauen, damit sie wegen eines Pflegefalls in der Familie nicht den Beruf aufgeben müssen, für Teilzeitarbeitsmöglichkeiten auch für Männer, damit sie sich auch an der Pflege beteiligen, und für viele andere notwendige Änderungen.

4.4.3. Sozialarbeiter setzen sich durch Gesundheitserziehung für die Verhütung der körperlichen, seelischen und sozialen Risikofaktoren, die eine Verwirrtheit fördern können, ein.

4.4.4. Sozialarbeiter arbeiten mit in der Planung, Organisation und Verwaltung von Heimen und Gemeindepflegestationen.

Neue Wege in der sozialen Altenarbeit zeigt Karl auf. In der sozialen „Feuerwehrfunktion" setzt sie zu spät ein, hinkt hinterher, reagiert nur noch auf die wachsenden Anforderungen. In Krisen dringt sie in Privatbereiche ein. Alte Menschen fürchten, ein „Fall" der „Fürsorge" zu werden. Die jahrelangen Erfahrungen mit zugehender Altenarbeit z.B. in ehrenamtlicher kirchlicher Gemeindearbeit, im Altenkontaktdienst in Wien und in den Sozialkommissionen in Berlin können eine Anregung sein für zukünftige Sozialarbeit. Karl problematisiert die Bürgernähe, das Qualifikationsdefizit und die Gefahr der sozialen Kontrolle bei der einseitig zugehenden Altenarbeit. Karl schlägt ein Aufeinander-Zugehen vor durch stadtteilorientierte Beratungs- und Gruppen-Angebote. Altenarbeiter sollten alte Menschen nicht ohne Grund aufsuchen oder als besserwissende Experten Macht ausüben, sondern Brücken schlagen zwischen den Biographien/Lebensstilen der Generationen. Soziokulturelle Projekte wie Erzählcafés, Wissensbörsen und Initiativen wie ZWAR (Zwischen Arbeit und Ruhestand) ermöglichen ein Aktivwerden in erweiterten Handlungsfeldern, wenn sie freiwillig bleiben und nicht zur Aktivismus-Norm werden. In der sich individualisierenden Gesellschaft ist Sozialarbeit mit verwirrten alten Menschen, wie die Pflege, nur differenziert auf jeden einzelnen unterschiedlich auszugestalten. Verwirrte werden nur versorgt, behandelt, könnten aber durch Vernetzung (Hummel) der kleinen Netze (persönliche, familiäre und nachbarschaftliche) mit den sozialen Diensten der kommunalen Altenarbeit teilweise wieder handlungsfähig werden.

Sozialarbeit in Einrichtungen der stationären Altenhilfe verbindet gruppenübergreifend Bewohner, Angehörige und Mitarbeiter.

(1.) Bewohnerbezogene Aufgaben des Sozialen Dienstes im Heim:
(1.1.) Individuelle Begleitung und Beratung:
(a) Besuche zu Hause / im Krankenhaus vor der Heimaufnahme;
(b) Einzelfallhilfe und Beratung bei der Integration ins Heim;
(c) Vermittlung spezifischer Hilfs- / Freizeit-Angebote;
(d) Konflikt- und Krisenberatung;
(e) Klärung von Geldansprüchen, Geschäftsfähigkeit, Pflegschaft;
(f) Mitarbeit bei der Pflegeplanung, um Kompetenzen zu stärken.
(1.2.) Soziale Gruppenarbeit:
(a) Gesprächsgruppen zur Aussprache und Sinnfindung;
(b) hauswirtschaftliche, handwerkliche, künstlerische Gruppen.

(2.) Angehörigenarbeit:
(a) Sammeln von Informationen über Lebensstil und Biographie;
(b) Aufklärung über Krankheitsbilder und psychische Auswirkung;
(c) Begleitung bei Schuldgefühlen, Trauer, Beziehungsklärung;
(d) Förderung der Mitwirkungsbereitschaft.

(3.) Mitarbeiterbezogene Aufgaben, Kooperation mit der Pflege:
(a) individuelle Begleitung bei sozialen Problemen und Burnout;
(b) Begleitung von Teams bei Fallbesprechungen, Streit;
(c) Betreuung von Praktikanten und Ehrenamtlichen;
(d) Planung und Organisation von Fortbildungen.

(4.) Haus- und milieubezogene Aufgaben:
(a) Mitwirkung bei Gestaltung von Tagesablauf, wohnlicher Atmosphäre und orientierungserleichterndem Milieu;
(b) Team-Vernetzung, Vertretung gegenüber Heimleiter und Träger;
(c) Mitverantwortung bei Konzeptentwicklung;
(d) Planung und Durchführung von Veranstaltungen;
(e) Förderung der Mitbestimmung: Heimbeirat, Angehörigenbeirat, Heimforum.

(5.) Öffentlichkeitsarbeit:
(a) Öffnung der Heime, Medienarbeit, z. B. Hauszeitung;
(b) Vernetzung und Kooperation mit Sozialstationen, Tagesstätten, Tagespflegeheimen, Krankenhäusern, Selbsthilfegruppen usw.

In der Arbeit mit Verwirrten sind Sozialarbeiter in der Rolle als Befähiger, als Vermittler von Ressourcen oder Heimplätzen, als Anwalt, Begleiter oder Fachmann für soziale Fragen tätig. Während sich Altenpfleger für die ganzheitliche Förderung in den Aktivitäten des täglichen Lebens einsetzen, bemühen sich Sozialarbeiter, Lebensaufgaben in Alterskrisen zu bewältigen.

Abbildung 55: Beziehung von Altenpflege und Sozialarbeit

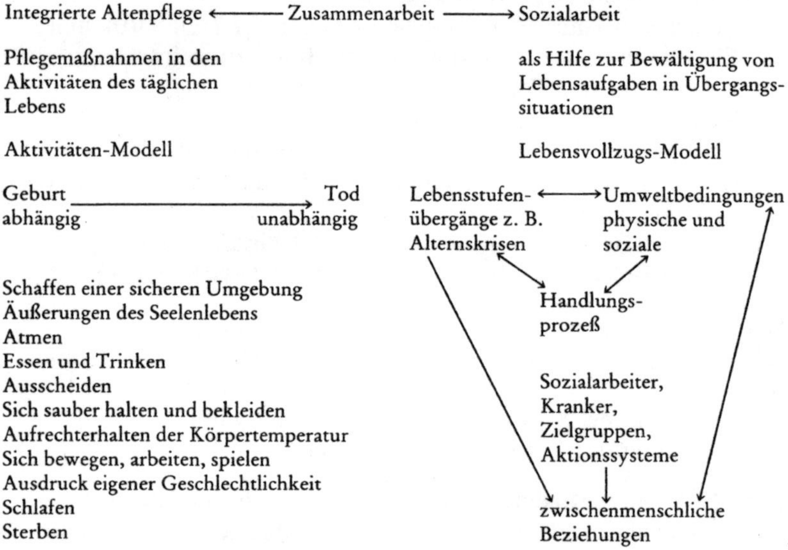

II. Seelsorger

Viele Seelsorger sprechen kurz einige Gebete mit dem Kranken und gehen wieder. Ein älterer Pfarrer nahm sich Zeit, hielt die Hand des Kranken und betete. Es gelang ihm mehrfach, die Verwirrtheit aufzuhellen: „Ach, Herr Pastor, Sie sind es!“ Seelsorger könnten dem Verwirrten auf drei Wegen die Brücke zu Gott bauen (vgl. Depping).

1. *Durch Gespräche:* einfühlend, akzeptierend, nicht wertend, Symbole in der Sprache des Verwirrten verstehend und orientierungser-

leichternd. Sie könnten mit dem Verwirrten über die religiöse Entwicklung in der Familie sprechen, über religiöse Bräuche und über Sinnfragen. Sie könnten ihm Zuversicht geben auf den vergebenden, barmherzigen und liebenden Gott, der den Kranken für seine Qualen entschädigen wird. Sie könnten ihn von Schuldgefühlen befreien, damit er sich ohne Furcht vor einem strafenden Gott gelassen auf das Sterben vorbereiten kann. Der Verwirrte, der zuletzt nur einen Abstieg erlebte, kann so auf einen Aufstieg zur Klarheit im Glauben hoffen. Seelsorger tragen zur Orientierung bei, wenn sie den Verwirrten Kontinuität erleben lassen, in gleichbleibender Verkündigung im Gottesdienst, in Lesungen, Predigten, alten Gebeten und Liedern.

2. *Durch non-verbale Kommunikation:*
(a) optisch: sie nehmen Blickkontakt auf, zeigen alte, religiöse Bilder oder entsprechende Merkkarten;
(b) akustisch durch aktives Zuhören, alte Lieder und Gebete;
(c) durch Berührung von Kreuz, Erinnerungs- oder Ersatzstücken,
(d) durch Geruch von Kerzen oder Weihrauch.

3. *Durch basale Kommunikation:* Seelsorger können mit Verwirrten gemeinsam essen, eine Feier vorbereiten und durchführen, summen, singen, schreiten oder atmen im gleichen Rhythmus.

4. *Durch Sterbebegleitung:* „O dunkle Nacht um mich, wann weichst du hier? O ewiges Morgenrot, wann scheinst du mir? Wenn strahlend einst dein Licht die Todesnacht durchbricht, dann zieh mich Gott, zu dir – ganz nah zu dir!" (nach Miller, in: Stiefvater)

III. Psychologen

Psychologen sollten durch psychometrische Verfahren zur Abgrenzung von Verwirrtheit beitragen, den Kranken durch klientenzentrierte Gespräche und vor allem durch verhaltenstherapeutische Planung der Trainingsmethoden helfen (S. 179).

IV. Ärzte

Ärzte resignieren oft bei der Diagnose Demenz oder Verwirrtheit, obwohl Larson und andere nachwiesen, daß 27,5 % der Demenzen gebessert werden konnten. Besserung der Demenz ist nach Larson möglich bei Arzneimittel- und alkohol-induzierter Demenz, bei Unterfunktion der Schilddrüse, Überfunktion der Nebenschilddrüse, bei Depression, chronischem Gelenkrheuma, Parkinson, Vitamin-B_{12}-Mangel-Anämie, Herzschwäche, wahnhafter Verwirrtheit und Schwerhörigkeit.

Tabelle 56: Das Unrecht der Erklärung Schwerstkranker zu „Pflegefällen“

	„Behandlungsfall“	„Pflegefall“
GKV	zahlt	zahlt nicht
	erklärt Krankheit als regelwidrigen Zustand, d.h. als behandlungsbedürftig	Mehrfacherkrankung Älterer als regelmäßige altersbedingte Schwäche, d.h. als nicht mehr behandlungsfähig
	Zuständig sind Krankenhäuser zur Heilung, Linderung und Verhütung von Verschlimmerungen	Pflegeheime zur Versorgung und Bewahrung
	gewähren Reha-Maßnahmen	nicht mehr
Ärzte	identifizieren sich mit Jüngeren,	nicht mit Älteren
	machen Geschwister-/Kind-	Eltern-Übertragungen
	bevorzugen akut Kranke,	nicht mehr chronisch Alterskranke
	erklären die Prognose als gut,	als schlecht oder irreversibel
	wenden alle	wenig Behandlungsmöglichkeiten an
	orientieren sich am Erfolg,	am Defizit
	beachten auch psychische Aspekte	vorwiegend somatische Aspekte
	sind fachlich kompetent	ratlos: Facharzt für Geriatrie fehlt

Warum vertreten manche Ärzte Alterskranken gegenüber einen therapeutischen Nihilismus? Weil sie wenig von Aktivierung und Rehabilitation Älterer in der Ausbildung erfahren, weil sie rationalisieren („da ist doch nichts zu machen“), weil sie sich distanzieren aus Angst, selbst verwirrt zu werden, weil sie Mißerfolge als altersbedingt und jede Aggression als Verwirrtheit abwehren, weil sie alte Menschen infantilisieren und ihnen bei Vergeßlichkeit mangelnde Compliance vorwerfen, weil sie die Behandlung mit Medikamenten und körperliche gegenüber psychischen und Beziehungs-Aspekten überbewerten, weil sie ständigen Abbau erwarten, weil sie sich selbst hilflos fühlen und weil sie nach Oesterreich seltener als andere Berufsgruppen an gerontologischer Fortbildung teilnehmen. Nach Bergener haben Psychiater eine negativere Einstellung zu Älteren als Allgemeinärzte.

Warum unterstützen vorwiegend Krankenhausärzte die unmenschliche Unterscheidung in Behandlungs- und Pflegefall durch die gesetzlichen Krankenkassen (GKV)?
Heime brauchen psychiatrischen Konsiliardienst. Gerontopsychiatrische Zentren könnten Fehlplazierung vermeiden und Krisenintervention leisten. Weitere Aufgaben des Psychiaters sind Diagnose, Medikation, Mitarbeit im Team, Aus- und Fortbildung und Supervision der Mitarbeiter.
Häfner fordert Ärzte aller Fachrichtungen zur multidisziplinären Forschung „dieses häufigsten und folgenschwersten psychischen Leidens im Alter" (Demenz) auf, in Zusammenarbeit mit Pflegeheimen und Kliniken mit CT (Computertomographie), PET (Positronen-Emissions-Tomographie) und NMR (Kernspinresonanztomographie) zur Hirn-, Pharmakotherapie-, Präventions- und Versorgungsforschung, um körperliche Risikofaktoren, psychische und soziale Aspekte des Wohlbefindens früh zu erkennen, zu behandeln, vorzubeugen und Selbsthilfe zu fördern.

V. Juristen

Rechtliche Aspekte der Verwirrtheit

1. des Verwirrten:

1.1. *Strafrecht:* Dauernd Verwirrte (Demente) sind als schuldunfähig (§ 20 StGB), zeitweilig Verwirrte als vermindert schuldfähig (§ 21 StGB) anzusehen. Als freiheitsentziehende Maßnahme kann vom Gericht Unterbringung in einem psychiatrischen Krankenhaus angeordnet werden.

1.2. *Bürgerliches Recht:* Dauernd Verwirrte sind geschäftsunfähig (§ 104 BGB) und nicht prozeß- oder testierfähig (§ 2229 BGB), zeitweilig Verwirrte sind vorübergehend geschäftsunfähig (§ 105 BGB). Für Demente im fortgeschrittenen Stadium ist eine Gebrechlichkeitspflegschaft (§ 1910 BGB) beim Vormundschaftsgericht zu beantragen.
Wegen Geisteskrankheit Entmündigte sind geschäftsunfähig, für wegen Geistesschwäche Entmündigte und bei vorläufiger Vormundschaft besteht beschränkte Geschäftsfähigkeit. Dabei bedeutet Geisteskrankheit nicht eine medizinische Diagnose, sondern daß Gefahren abzuwenden sind. Bei Geistesschwäche werden die abzuwendenden Gefahren geringer eingeschätzt. Durch Pflegschaft wird die

Geschäftsfähigkeit nicht berührt. Die Pflegschaft kann eine einverständliche, d. h. freiwillige, oder eine Zwangspflegschaft sein, wenn eine Verständigung mit dem Gebrechlichen, z. B. dem Dementen, nicht möglich ist. Der geschäftsfähige Pflegling kann nicht ohne seine eigene Einwilligung untergebracht werden, der geschäftsunfähige Pflegling nur mit Genehmigung des Vormundschaftsgerichts. Ein bestellter oder vorläufiger Vormund oder ein Gebrechlichkeitspfleger kann die Unterbringung seines Pfleglings in ein Altenpflegeheim durch richterliche Entscheidung veranlassen, wenn er dies aus Sorge um die Person des Pfleglings für nötig hält. Die Unterbringung Geisteskranker, z. B. Verwirrter, die sich oder andere gefährden, ist durch Landesgesetze (in NRW durch Psych-KG) geregelt. Verwahrlosung rechtfertigt die Unterbringung, wenn eine Geisteskrankheit, z. B. Verwirrtheit, Verwahrlosung wesentlich mitverursacht. – Die rechtliche Möglichkeit, einen im Gelände herumirrenden Verwirrten wegen Selbstgefährdung in eine geschlossene Psychiatrie einzuweisen, nutzen Altenheime, die einen Unliebsamen loswerden wollen.

2. Aufsichts- und Betreuungspflicht

des Heimträgers und seiner Mitarbeiter zur Vermeidung von Schädigungen, die durch Verwirrte verursacht werden (nach einem Gutachten von Dr. Linzbach und Herrn Niemann, Düsseldorf 1982):

„Schädigungen sind Sachschäden an eigenen oder fremden Sachen oder Körperschäden an Leib und Leben von Dritten oder von sich selbst. Da eine Selbst- und Drittgefährdung durch Verwirrte wahrscheinlicher und schwerwiegender ist als durch Nichtverwirrte, haben die Heimträger und ihre Mitarbeiter gegenüber Verwirrten eine erhöhte Aufsichts- und Betreuungspflicht. Ein Verwirrter kann einer in Gang gesetzten verhängnisvollen Reihe von Ereignissen nicht gezielt entgegenwirken.
Die gesteigerte Aufsichts- und Betreuungspflicht entsteht nur, wenn konkrete Umstände die Verwirrtheit – mit der berufsüblichen Sorgfalt – erkennbar machen. Die berufsspezifische Voraussicht eines Psychiaters wird von den Mitarbeitern nicht verlangt. Bei schwerer Pflegebedürftigkeit ist die Verpflichtung zu dauernder Beaufsichtigung, um Selbstschädigung zu vermeiden, dann vereinbarte Vertragspflicht, wenn die schwere Pflegebedürftigkeit auch auf der Verwirrtheit beruht. Der höchste Pflegesatz wird für diese Beaufsichtigung geschuldet. Die Aufsichtspflicht bedeutet nicht, daß eine Pflegeperson „rund um die Uhr“ in unmittelbarer Nähe des Heimbewohners sein muß.

Zur Erfüllung der Aufsichts- und Betreuungspflicht gibt es zur Abwendung von Schädigungen folgende Maßnahmen:
a) Beobachten, Notieren von Auffälligkeiten, Melden an Kollegen und Vorgesetzte, Aufklärung und Belehrung des Heimbewohners, gesteigerte Beobachtung bei erkennbarem Anlaß.
b) Freiheitsentziehende Maßnahmen im Heim wie Festhalten im Heimbereich oder auf dem Zimmer oder Fixierung
– mit Zustimmung des Heimbewohners,
– mit Zustimmung des gesetzlichen Vertreters nur mit vormundschaftsrichterlicher Genehmigung.
c) Unterbringung nach dem Psychischkrankengesetz in NRW."

Nach dem Rechtsgutachten der Herren Dr. Linzbach und Niemann, 1982, müssen alle Maßnahmen dem Selbstbestimmungsrecht des Bewohners Rechnung tragen, d. h. die Maßnahmen stehen unter dem Vorbehalt, daß sie im konkreten Fall erforderlich, geeignet und verhältnismäßig sind, um die Gefahr einer Schädigung durch einen Verwirrten abzuwehren. Die Angehörigen können nicht über das Selbstbestimmungsrecht des Heimbewohners verfügen, es sei denn, sie sind zum gesetzlichen Vertreter bestellt. Selbst dann können sie in freiheitsentziehende Maßnahmen nur mit vormundschaftsrichterlicher Genehmigung einwilligen, denn Vertragspartner ist der Heimbewohner.

Nach Klie sind gegen oder ohne den Willen des Bewohners vorgenommene Verabreichungen von Psychopharmaca, Fixierungen (Hand-, Fuß-, Körperfesseln, Bauch- oder Sicherheitsgurte am Stuhl, Bettgitter) und Einschließungen (Abschließen des Zimmers, der Station, Verriegelung der Ausgänge oder Vortäuschung von Einschließungen, Trickschlösser) Freiheitsberaubungen nach § 239 StGB, wenn und solange der Bewohner seinen Aufenthaltsort frei bestimmen kann. Freiheitsberaubung und Freiheitsentziehung (z. B. nicht nur kurzfristige Einschließung) werden nur durch richterlichen und nicht durch ärztlichen Beschluß zulässig. Kurzfristige Freiheitsbeschränkungen dagegen bedürfen keines richterlichen Beschlusses unter folgenden Voraussetzungen:

1. wenn der Betreute einwilligt, z. B. daß er nachts durch ein Bettgitter geschützt wird,

2. wenn ein aggressiver Bewohner deutliche Anzeichen unmittelbar drohender und erheblicher Gefahr für sich oder andere erkennen läßt und diese Gefahr nur durch Freiheitsbeschränkung abzuwenden ist,

3. wenn die Gefahr besteht, daß ein Bewohner im Zustand unkontrollierter krankhafter Bewegungsunruhe sich oder anderen einen nicht unerheblichen Schaden zufügt, z. B. bei akuter Verwirrtheit. Bei jeder freiheitsentziehenden Maßnahme kann, wenn ein Rechtfertigungsgrund nicht vorliegt, eine Bestrafung wegen Freiheitsberaubung gemäß § 239 StGB in Betracht kommen.

Das Selbstbestimmungsrecht des Bewohners ist vorrangig gegenüber der Betreuungs- und Aufsichtspflicht. Wenn trotz zumutbarer Betreuung etwas passiert, kann eine Pflegedokumentation den Schuldvorwurf widerlegen. Dazu dient die Checkliste zur Aufsichts- und Betreuungspflicht nach Th. Klie: Zwischen Aufsichtspflichtverletzung und Freiheitsberaubung:

Tabelle 57: Checkliste für Aufsichts- und Betreuungspflicht

„Verlassen des Hauses“	„Umtriebigkeit“
Welche präventiven Maßnahmen wurden getroffen?	
Orientierungstraining mit Bewohnern (Zurechtfinden in der Nachbarschaft)	Für gehbehinderte Bewohner: Gehübungen Hilfsmittel, Rollstuhl, Krankengymnastik
Zusammenarbeit mit der örtlichen Polizei, die die Bewohner zurückbringt (besser einige Male von der Polizei chauffiert als eingesperrt)	Ausreichende Bewegungs- und Kontaktangebote Organisation von Besuchsdiensten
Verkehrsberuhigende Maßnahmen (Ampel, Geschwindigkeitsbeschränkung, Hinweisschilder)	Einbeziehung von Mitbewohnern in die Betreuung Absprache mit Angehörigen
Therapeutisches Konzept, das zu bewußter Lockerung der Aufsicht führt	Fortbildung der Mitarbeiter im Umgang mit desorientierten Bewohnern
Einbeziehung und Aufklärung der Nachbarschaft	Milieutherapie Zuziehen eines Arztes für Psychiatrie
Gespräche mit den Angehörigen (sie haben kein Recht, über die Bewohner zu bestimmen, aber als Bezugspersonen wichtigen Einfluß, sie beschweren sich ggf. über Vernachlässigung der Aufsichtspflicht)	

„Verlassen des Hauses“	„Umtriebigkeit“
Beobachtung des Bewohners	
Läßt die gesundheitliche Situation ein Verbleiben im Haus unbedingt erforderlich erscheinen?	Macht die gesundheitliche Situation ein Verbleiben im Bett / Zimmer unbedingt erforderlich?
Wurden Medikamente verordnet, deren Wirkweise eine ständige Betreuung erfordern?	Bestehen Gehbehinderungen / Gleichgewichtsstörungen, die unbedingt Unterstützung beim Aufstehen und Gehen erfordern?
Kann sich der Bewohner allein außerhalb des Heimes zurechtfinden?	
Wie hat er sich in ähnlichen Situationen verhalten, ist er gut zurechtgekommen?	In welchen Situationen tritt die Umtriebigkeit auf?
Ist er ausreichend gekleidet für die Jahreszeit?	Welche Wünsche hat der Bewohner hinsichtlich Kontakt, Gespräch, Unterhaltung?
	Wie ist der Bewohner medikamentös eingestellt?
Einschätzung der Gefahren	
Besteht Suizidgefahr?	Besteht die akute Gefahr, daß der Bewohner gefährlich stürzt?
Besteht akute Gefahr, daß sich der Bewohner erheblichen gesundheitlichen Schaden zufügt?	Werden andere Bewohner gefährdet?
Besteht akute Gefahr für eine durch den Bewohner verursachte Verkehrsgefährdung?	
Maßnahmen im Einzelfall	
Warnung des Bewohners vor Gefahren	Warnung des Bewohners vor Gefahren
Zettel mit Anschrift und Tel.-Nr. mitgeben	Erhöhte Beobachtung des Bewohners
Für geeignete Kleidung sorgen	Beschäftigungsangebote
Geld für Taxi und Café mitgeben	
Angebot einer Begleitung	Begleitung durch Mitbewohner, Personal, Besucher
Nach längerem Ausbleiben: Benachrichtigung der Polizei	Begleitung in den Aufenthaltsräumen zu Mitbewohnern

Besteht trotz o. g. Maßnahmen und Überlegungen weiterhin die akute Gefahr erheblicher Selbst- oder Fremdgefährdung, dann sind kurzfristige Freiheitsbeschränkungen in Betracht zu ziehen.

nach Th. Klie, in: Altenpflege, 11, 1983, S. 546–550

Heimträger und Vorgesetzte haben durch Anleitung und Überwachung dafür zu sorgen, daß Pflegende die vorstehenden Grundsätze befolgen. Zum Schutz aller Mitarbeiter ist eine Haftpflichtversicherung (für Pflegeheime eine Betriebshaftpflichtversicherung) abzuschließen. Unfallverhütungsvorschriften erhält man bei der Berufsgenossenschaft für Gesundheitsdienst und Wohlfahrtspflege, Schäferkampsallee 24, 2000 Hamburg 6.

VI. Ehrenamtliche Mitarbeiter

1. Ehrenamtliche sind nicht stille Reserve oder austauschbare Hilfskräfte, sondern geben persönliche und sachliche Hilfe, Anteilnahme und Zuwendung.

2. Maßstab ihres Handelns ist nicht Fachlichkeit, sondern Hilfebedarf.

3. Ehrenamtliche sollten verwirrte Menschen, ihre Angehörigen und die beruflich Pflegenden kennenlernen, mit ihnen zusammenarbeiten, Erfahrungen austauschen und Verantwortung mit übernehmen.

4. Im Krankenhaus oder Heim können Ehrenamtliche
Vereinsamte aus der Isolation holen;
akut Verwirrte spontan beruhigen, berühren;
chronisch Verwirrte besuchen, ansprechen, mit ihnen gehen;
vermitteln zu Angehörigen, Altenpflegern, Seelsorgern;
Altenpfleger ergänzen nach Verständigung über das Wann, Worin, Womit und helfen bei der Grundpflege;
durch regelmäßigen Austausch Erwartungen, Grenzen klären;
Behördengänge übernehmen;
Sterbebegleiter sein.

5. Ehrenamtliche können Krankenhausentlassung vorbereiten; sie helfen bei der Wohnungspflege, beim Einkaufen;
vermitteln Sozialstationen, Kurzzeitpflege, Hilfsmittel;
entlasten Angehörige durch Gespräche, Besuche, Haushaltshilfe.

Eine positive Grundeinstellung erleichtert den Umgang:

1. Nehmen Sie eigene Gefühle differenziert wahr! Wie würden Sie sich fühlen, wenn Sie alles vergäßen? Alltägliches nicht mehr könnten und Sie sich Ihres Versagens schämten?

2. Können Sie Menschen mit Verwirrtheit genau beobachten als ganze Menschen mit anderen Gefühlen und Bedürfnissen?

3. Können Sie über seine und Ihre eigenen Gefühle reflektieren und dadurch sein und Ihr Verhalten besser verstehen?

4. Können Sie akzeptieren, daß alte Menschen andere Vorstellungen z. B. von Sauberkeit oder Sexualität haben als Sie? Können Sie tolerant, nachsichtig, gelassen werden, Kompromisse finden?

5. Können Sie die Restfähigkeiten des Kranken sehen, seine gesunden Anteile, daß er ein verletzlicher Mitmensch ist und nicht ein Verrückter, der „spinnt"? Alles, was der Verwirrte im Augenblick denkt, fühlt, sagt oder tut, ist für ihn genauso stimmig und richtig, wie das, was Sie denken, fühlen oder sagen. Lohnt es sich, mit dem Verwirrten darüber zu streiten, was er anders erlebt als Sie? Wenn er z. B. nach der Mutter ruft, hilft es ihm nicht, auszurechnen, wie alt sie jetzt wäre, sondern seine Gefühle nachzuempfinden: „Sie sehnen sich nach Ihrer Mutter!"

6. Sind Sie überzeugt, daß auch beim Dementen noch eine Besserung möglich ist? Oder resignieren Sie und rationalisieren Sie Ihren therapeutischen Nihilismus mit Aussagen wie: „Abgebaut, da ist nichts mehr zu machen!"? Der Demente ist mit den Restfähigkeiten noch trainierbar, wenn auch mit mehr Zeit und Geduld. Je mehr Sie von der Besserungsfähigkeit überzeugt sind, um so mehr werden Sie dem Kranken zumuten und seine kleinen Erfolge anerkennen.

7. Können Sie wahrhaben wollen, daß seine Verwirrtheit von Ihrer Beziehung zu ihm abhängt?

Regeln zum Umgang und Leben mit Verwirrten

1. Informieren Sie sich gründlich über Entstehungsbedingungen und Behandlungsmöglichkeiten. Wissen gibt Sicherheit und schützt vor zu großen Hoffnungen und vor Resignation.

2. Hilfen für den Verwirrten

2.1. Körperliche Hilfen

In der *Grundpflege* soll für die körperlichen Grundbedürfnisse gesorgt werden; für gleichmäßig über den Tag verteiltes Essen; z. B. für einen Spätimbiß, damit der alte Mensch nicht durch nächtliche Hypoglykämie verwirrt wird, für ausreichendes Trinken (dreimal eine Tasse Tee), damit er bei herabgesetztem Durstgefühl nicht austrocknet, für Verdauung und Wasserlassen, für Haar-, Mund-(Zahnprothese) und Fußpflege. Behinderungen können durch Brille, Hörgerät und Hilfsmittel wie z. B. Gehstock erträglicher werden.

In der *Behandlungspflege* sollten sich Pflegende dafür einsetzen, daß Verwirrte so wenig Medikamente wie möglich erhalten, weil Digitalisüberdosierung, Diuretica, Psychopharmaca und vor allem anticholinergisch wirksame Mittel die Verwirrtheit verschlimmern können, wie z. B. die häufig gegebenen Neuroleptica, die nur bei Wahnkranken angezeigt sind. Von den Psychopharmaca sollten Verwirrte nur 1/3 der Erwachsenendosis bekommen. Schlafmittel könnten durch abendliche Einreibung des Rückens eingespart werden, weil z. B. Diazepam bei 80jährigen eine Halbwertzeit von 70 Stunden hat. Pflegende sollten die Nebenwirkungen sorgfältig beobachten und sie dem Arzt mitteilen. Wenn man dem Verwirrten mit einfachen Worten und Gesten wiederholt die Einnahme von Medikamenten, das Spritzen, die Verbände, das Katheterisieren und die Einläufe erklärt, kann man diese Maßnahmen leichter durchführen.

Medizinisch sollten die Grundleiden geklärt werden, die eine akute Verwirrtheit auslösen können; z. B. Stoffwechsel-, Wasser-, Mineralhaushalts-Störungen, Durchblutungsstörungen bei Herzschwäche, Blutdruckanstieg oder -abfall, Lungenentzündung. Das heißt, akut Verwirrte gehören auf die inneren Abteilungen, nicht in ein Landeskrankenhaus.

Bewegungsübungen können den gestreßten Kranken beruhigen, ihn müde machen, die Muskelkraft stärken, Koordination, Kreislauf, Appetit und Verdauung sowie den Gefühlsausdruck fördern, Lebensfreude und Erinnerung wachhalten. Der Kranke sollte Arme, Kopf, Oberkörper und Beine drehen, strecken und beugen, wenn er den nötigen Halt auf einem stabilen Küchenstuhl findet. Er sollte regelmäßig täglich zur gleichen Zeit 1/2 Stunde üben im Rhythmus einer bekannten Musik. Der Betreuer ahmt ihn nach, nicht umgekehrt, damit der Kranke kreativ und selbständig bleibt.

2.2. Psychologische Hilfen

Die Kontinuität muß gewahrt werden: Der Verwirrte braucht mehrere verläßliche Bezugspersonen für die Betreuung rund um die Uhr. Ständiger Pflegerwechsel verwirrt. Stabile und verläßliche Ordnung (persönliche Habseligkeiten an einem festen Platz) und Routinetätigkeiten, z. B. Übungen zu den gleichen Zeiten, erleichtern die Orientierung.

Jede Pflegetätigkeit sollte erklärt werden und ist Gelegenheit zum Gespräch. Das Sprechen mit dem Verwirrten muß klar, eindeutig, unmißverständlich, einfach, unkompliziert, konkret, offen und echt sein. Das Hier-und-Jetzt ist wichtiger als Fragen nach der Vergangenheit. Die nonverbale Kommunikation ist der einzige Zugang zu solchen Dementen, die Worte nicht mehr zu verstehen scheinen. Sie zeigt ihm, woran er ist in der Beziehung, nämlich, wie der Blickkontakt bei den Pflegehandlungen, das aktive Zuhören, die vorsichtige Berührung und der warmherzige Tonfall beim Sprechen gemeint sind. Er spürt trotz geistigen Abbaus, ob er abgelehnt, geärgert, kritisiert, nicht beachtet oder noch gemocht wird.

Akut und chronisch Verwirrte brauchen unterschiedliche Hilfe.

Akut Verwirrte	chronisch Verwirrte
Sind überfordert.	Sind unterfordert, erstarrt.
Sind zu entspannen, zu beruhigen, zu entängstigen, zu schützen vor Hektik, Pflegerwechsel, vor zuviel Informationen.	Sind anzuregen, zu fordern, zu reaktivieren; sie entscheiden mit, was sie essen, anziehen.
Sie brauchen die gewohnte Umgebung im bisherigen Lebensstil und konstante, verläßliche, gelassene Bezugspersonen.	Außenkontakte und Integration in kleine familienähnliche Gruppen erhalten sie flexibel.
Fixieren provoziert Aggressivität.	Sie sind zu sinnvoller Beschäftigung anzuleiten, z. B. Wäschefalten, Staubwischen usw. Alle Pflegenden sollten regelmäßig und kontinuierlich trainieren:
Training überfordert.	Alltagsfertigkeiten, Realitätsorientierung, Gedächtnis, Wahrnehmung, Sprache, Bewegung, Kontinenz, Entspannung und Selbstsicherheit.
Bei Behandlung des Grundleidens ist Wiederherstellung möglich.	Besserung ist erreichbar.

Pflegende lernen, mit störendem Verhalten umzugehen. Sie verhindern Weglaufen durch Spaziergänge oder Bewegung im Schaukelstuhl, suchen in Ruhe nach verlegten Sachen und setzen sich bei Unruhe neben den Verwirrten. Angst kann unberechenbare Wutausbrüche auslösen, aber der Verwirrte will Sie nicht absichtlich ärgern. Die Selbständigkeit in täglichen Verrichtungen kann erhalten bleiben, wenn alle Aufgaben vereinfacht werden, dies um so mehr, je weiter die Demenz fortschreitet.

Spaziergänge werden möglich mit passenden Schuhen, rutschfesten Sohlen und Klett-Verschluß oder mit einem Spazierstock.

Für die Körperpflege sollte jeder Schritt immer wieder erklärt werden, z. B. wie das Gebiß zu pflegen ist oder wie man sich zu rasieren hat. Regelmäßiges Baden, Haar- und Nagelpflege können in einem Wochenplan festgelegt werden, um Selbst- und Fremdeinschätzung zu verbessern.

Die zur Jahreszeit passende Kleidung kann z. B. in einen gesonderten Schrank gehängt werden, aus dem der Kranke auswählen kann. Knöpfe und Reißverschlüsse (vor allem hinten) werden durch Klettverschlüsse vorn ersetzt, Pullover durch Wolljacken. Manche Verwirrte muß man ständig daran erinnern, sich morgens an- und abends auszuziehen.

Die Nahrungsaufnahme wird erleichtert, wenn mehrere kleine Mahlzeiten zu bestimmten Zeiten mit beruhigender Musik gereicht werden. Farbiges Plastikgeschirr, Schnabeltassen und Teller, die mit Saugnäpfen fixiert sind, schützen vor Verschmutzung, wenn der Kranke mit den Händen ißt oder mit der Nahrung spielt. Breikost ist nötig, wenn er würgt oder nicht schlucken kann. Wenn er langsam schluckt, nicht drängen! Wer nicht allein essen kann, braucht Hilfe, bevor er gefüttert wird.

Die Toilettenbenutzung kann durch entsprechende Wegmarkierung und durch ein Hinweisschild erleichtert werden. Mit Unruhe oder Zerren an der Kleidung macht der Verwirrte auf sein Bedürfnis aufmerksam. Ein Nachtstuhl im Schlafzimmer hilft, wenn er die Toilette nicht findet, Drang nicht spürt, zu langsam geht oder sich vorher auszieht. Wenn der Kranke nicht weiß, was er auf der Toilette soll, braucht er Erklärungen. Haltegriffe und erhöhte Toilettensitze nehmen die Angst vor dem Wiederaufstehen. Der Kranke wird angehalten, alle 2 Stunden, nach dem Aufstehen, nach den Mahlzeiten, vor dem Schlafengehen die Toilette oder den Nachtstuhl zu benutzen. Wenn er sonst ausreichend trinkt, braucht er 2 Stunden vor dem Schlafengehen kein Getränk mehr, um ihm so die Angst vor Inkontinenz zu nehmen.

Fehler im Umgang können Verwirrtheit verschlimmern: Wenn der Patient z. B. kritisiert, ignoriert, mißachtet, nicht ernst genommen und nicht mit ihm gesprochen wird. Wenn ihm Vorwürfe gemacht werden. Wenn Pflegende ständig wechseln, sich widersprechen, die Routine verändern. Wenn sie den Kranken durch Füttern, An- und Ausziehen verkindlichen, hilflos machen, ihn aus Zeitmangel ausschließlich körperlich pflegen, ihre Angst und Unsicherheit auf den Verwirrten projizieren oder eine vorübergehende Verwirrtheit als Vorwand benutzen, um einen unliebsamen Patienten zu isolieren oder zu verlegen. Eine unvorbereitete Veränderung der Umgebung, z. B. Umstellen des Bettes, verwirrt.

3. Strukturierung der Umgebung

Das Heim ist orientierungs-erleichternd zu strukturieren, etwa durch große Uhren, Abreißkalender in jedem Zimmer, Wegmarkierung zur Toilette, Orientierungstafeln. Namensschilder an den Zimmertüren und an den Kitteln des Personals verhindern Verwechslungen. Persönliche, einfach aufzuklebende Symbole kennzeichnen z. B. Nachtschränkchen, Bett, Schrank, Zahnbecher, Handtuch usw. Bilder von Angehörigen und andere Erinnerungsfotos auf dem Nachtschränkchen erhalten den Bezug zur Vergangenheit. Eine Handtasche mit persönlichen Papieren und Wertsachen, auch Geld unter dem Kopfkissen, erhöhen das Sicherheitsgefühl. Farbsysteme für Flurwände, Zimmertüren, Vorhänge usw. fördern die Orientierung. Wenn Pflegende ein bestimmtes Parfum benutzen, sind sie leichter zu unterscheiden. Die Jahreszeiten können durch Blumen, Blätter usw. ins Zimmer geholt werden. Koch und Sainer empfehlen, die häusliche Umgebung nach folgenden Kriterien zu überprüfen und unter Umständen zu verändern; eine Checkliste für jedes Zimmer kann dabei hilfreich sein.
Sicherheit. Damit der Kranke sich und andere nicht gefährdet, sollten folgende Gegenstände entfernt werden: Streichhölzer, Wasch- und Reinigungsmittel, giftige Pflanzen; Medikamente sollten weggeschlossen werden und Elektrogeräte abgesichert sein. Wenn der Kranke bewegungs- oder sehbehindert ist, sollte man folgendes überprüfen: Treppenstufen, Beleuchtung, rutschende Teppiche. Zu empfehlen sind Haltegriffe, erhöhter Toilettensitz und ähnliches.
Einfachheit. Ein vollgestopftes Zimmer kann den Kranken überfordern, daher nicht zuviel herumliegen lassen.
Konstanz. Der Kranke sollte die Gebrauchsartikel immer an derselben Stelle wiederfinden können.

Erinnerungshilfen. Zu empfehlen sind: große Uhr, Abreißkalender, ein an die Tür geschriebener Tagesplan, Kennzeichnung der Türen von Toilette, Bad und Küche. Je nachdem, was der Kranke oft vergißt, helfen individuelle Schilder: „Putz' Dir die Zähne!" oder „Zieh' Dich an!"

Ein Notfallplan mit den wichtigsten Rufnummern nahe am Telefon kann Panik vorbeugen. Wenn der Kranke oft wegläuft, könnten Nachbarn oder Polizei informiert werden oder anstelle der Schuhe werden nur Pantoffeln hingestellt. Eine eingravierte Anschrift (im Armband etwa) kann hilfreich sein, wenn der Kranke weggelaufen ist, und ein Foto (jährlich neu machen) von ihm kann das Wiederauffinden erleichtern.

Kurzfassung der wichtigsten Umgangsregeln:
(1) Informieren Sie sich!
(2) Nehmen Sie den Kranken, wie er ist!
(3) Halten Sie Gewohnheiten bei!
(4) Tagesablauf konstant, überschaubar gestalten.
(5) Geben Sie Orientierungs-/Erinnerungshilfen.
(6) Beziehen Sie ihn in Alltagsaufgaben ein!
(7) Vermeiden Sie jede Überforderung!
(8) Suchen Sie nach seinen Restfähigkeiten!
(9) Loben Sie kleine Erfolge, ignorieren Sie Fehler!
(10) Führen Sie ihn liebevoll-autoritär.
(11) Reagieren Sie gelassen auf Anklammern und auf wiederholte Fragen.
(12) Sprechen Sie in einfachen, kurzen Sätzen, wiederholen Sie geduldig! Geben Sie ihm Zeit zu antworten, reagieren Sie mit Blick, Gesten, Berührung.
(13) Ungeduld und Spannung vergißt der Kranke.
(14) Erhalten Sie seine Würde, Selbstachtung.
(15) Sie selbst brauchen Erholung und Ausgleich!

4. Klärung praktischer Alltagsfragen

(a) Die Ernährung sollte reich an Ballaststoffen und an Lecithin (Fisch) sein.
(b) Mit Nikotin und Alkohol darf er nicht alleingelassen werden.
(c) Reisen überfordert, verwirrt. Kuren entlasten die Angehörigen.
(d) Demente dürfen nicht mehr Auto fahren. Führerscheinentzug!

5. Die wichtigste Orientierungshilfe ist eine konstante Bezugsperson!

6. Entlastung

Pflegende und Angehörige brauchen regelmäßig Entlastung durch Gespräche mit dem behandelnden Arzt, Apotheker, Sozialarbeiter und Seelsorger sowie durch Mitarbeiter-, Übergabebesprechungen, Supervision, Gesprächs- und Selbsthilfegruppen. Auch Pflegende brauchen Erfolgserlebnisse und Entspannung. Gespräche mit anderen Verwandten und Nachbarn helfen dem Pflegenden, die Eigenarten des Verwirrten besser in seine Lebensgeschichte einordnen zu können.

Zum Umgang mit verwirrten Wegläufern

1. Beobachtungen dokumentieren.
Wie weit läuft er, im Zimmer, im Flur, im Haus, auf dem Grundstück? Wohin?
Wie oft? Selten, gelegentlich, täglich, dauernd?
In welcher Situation läuft er weg?
Aus welchen Gründen läuft er weg? Ist er verwirrt, erregt, ärgerlich, schlaflos, ängstlich, einsam, kontaktbedürftig, dranghaft gespannt, naß, friert er? Erhält er Neuroleptica, Nootrop = Piracetam oder antriebssteigernde Antidepressiva? Will er aus Langeweile nach Hause oder hat er etwas verloren?
Wozu soll er im Bett, im Zimmer, im Haus bleiben?

2. Erkennen von Gefährdungen: Aufsichtspflicht.

Fällt oder stürzt er leicht?	Schwindel, Hinken?
Kann er sich erkälten?	Zu leicht bekleidet?
Kann er sich umbringen?	Depressiv?
Gefährdet er andere?	Im Verkehr?

3. Vorbeugende Hilfen.
Sorge für familiäre Atmosphäre und Kontakte. Berühre, umarme, entspanne, sprich ruhig, trinke mit ihm eine Tasse Tee.
Anerkenne und lobe erwünschtes, ignoriere unerwünschtes Verhalten.
Beseitige störende Umweltreize: Unruhe durch andere. Nachtleuchte vermindert nächtliche Angst.
Strukturiere: Bewegungsraum, z. B. den Garten; Orientierungshilfen, z. B. Bilder; Zeit für Spaziergang und Friedhofsbesuch; Beschäftigung und Ablenkung durch Haustiere.
Sorge für genügend Bewegung: Gymnastik, Tanz, Gehübungen, Schaukelstuhl.

Trainiere Zurechtfinden in der Umgebung.
Pflegende brauchen Helfertraining in ROT. Dokumentiere, daß vor Gefahren gewarnt wurde.
Mitbewohner und Angehörige tragen Mitverantwortung. Organisiere Besuchsdienste zum Mitgehen.
Informiere Nachbarn und Polizei. Verkehrsberuhigung, Hinweisschilder, Ampeln.
Technische Hilfsmittel: Karte mit Ratschlägen. Anschrift und Telefonnummer vermerken auf Armband, Halskette oder Zettel. Kleingeld für Telefon, Taxi, Kaffee. Funk?
Freiheitsbeschränkung für einen halben Tag bei erheblicher Selbst- oder Fremdgefährdung mit vormundschaftsrichterlicher Genehmigung oder mit Zustimmung des Bewohners (Selbstbestimmungsrecht ist vorrangig).

Einige Empfehlungen zum Umgang mit aggressiven Verwirrten

(1.) Pflegende können lernen, mit eigener Aggression umzugehen, Gefühle wie Wut oder Zorn bei sich in körperlichen Spannungen wahrzunehmen und diese abzureagieren, z. B. durch Bewegung, Arbeit, Sport, Schreien im Wald usw. Wer wütend ist, könnte sich z. B. sagen: „Ich höre auf, mich zu ärgern.“ „Ich kann meine Spannungen aufschieben und später abreagieren.“ „Ich ärgere mich“ oder „Es stört mich“ statt „Sie sind schuld!“ „Es ist nicht so schlimm!“ „Ich kann etwas tun, was liegen geblieben ist.“ „Ich kann auch einmal nachgeben.“ „Ich kann ihm aus dem Wege gehen.“ „Ich beachte das Nörgeln nicht mehr.“ „Ich schütze andere vor meiner Wut!“ usw.

(2.) Pflegende bemühen sich, absolut gütig und milde zu reagieren, weil sie wissen, warum Verwirrte oft agggressiver als andere sind. Wenn ein Verwirrter seinen Haß z. B. an einem Pflegenden in Verkennung der Situation abreagieren möchte und dafür nicht sofort bestraft wird, auch nicht mit verächtlichen Blicken, sondern verstanden und akzeptiert wird, kann er vertrauensvoll eine tragfähige Beziehung zum Pflegenden aufbauen, so daß Aggression überflüssig wird.

(3.) Wenn Pflegende aggressives Verhalten nicht verstärken, d. h. nicht belohnen oder bestrafen, wird es verschwinden. Nichtbeachten von Aggressionen wird dann schwierig, wenn in Familie oder Heim der eine bestraft und der andere nicht bestraft wird, d. h., wenn sich die Pflegenden oder Angehörigen nicht einig sind. Strafe kann zur Falle werden: wenn z. B. der Verwirrte ahnt, daß der Pflegende betroffen ist, weil er schimpft oder strafend blickt, so bekommt der Kranke wenigstens negative Zuwendung. Ein Verwirrter reagiert um so gereizter, je gereizter die Pflegenden sind, weil sie Vorbild für den Kranken sind. Wenn Pflegende aufhören zu schimpfen oder zu drohen, verpufft die Aggression des Kranken ins Leere. Wenn Verwirrte für erwünschtes Verhalten belohnt, gelobt werden, werden sie seltener aggressiv. Zweideutigkeiten, Widersprüche und Mißverständnisse sollten geklärt werden, weil sie nicht nur verwirrt, sondern auch aggressiv machen.

(4.) Konkrete Empfehlungen: Pflegende bemühen sich,
(a) Aggressionen nicht zu beachten und auch Mitbewohner zur Nichtbeachtung zu ermutigen,
(b) aggressive Verhaltensketten, Eskalationen zu unterbrechen,
(c) Aggressionen humorvoll abzureagieren, zu entspannen,
(d) Streitende zu trennen oder den Aggressiven festzuhalten,
(e) das Opfer zu begünstigen,
(f) den Angreifer zu beruhigen,
(g) dem aggressiven Verwirrten Verständnis zu zeigen, ihn zu berühren oder in den Arm zu nehmen,
(h) Ärger anders zu bewerten: „Es war nicht so gemeint!“,
(i) Wut in Bewegungen, Sport, Arbeit umzuleiten,
(j) die Gefühle des Verwirrten anzusprechen,
(k) Konflikte zu klären, nach einer anderen Konfliktlösung ohne das Gefühl der Niederlage zu suchen,
(l) konstruktiv zu handeln und zu reden,
(m) Schaden wiedergutzumachen,
(n) freundlich zu reagieren trotz Bedrohung,
(o) nicht zu schimpfen.

(5.) Vorbeugend versuchen Pflegende:
(a) die Selbstbestimmung des Verwirrten zu erhalten,
(b) Enttäuschungen zu vermeiden,
(c) nicht-aggressives Sprechen und Handeln zu loben,
(d) Schimpfen, Abwerten, Auslachen anderer nicht zu dulden,
(e) Ärger anders zu bewerten,
(f) aggressive Bilder oder Gegenstände zu entfernen,
(g) Langeweile oder Unterforderung des chronisch Verwirrten zu vermeiden,
(h) Wut des Verwirrten durch Bewegung (z. B. Spaziergänge) abzureagieren, ihn mitarbeiten zu lassen,

(i) den Verwirrten für erwünschtes Verhalten zu loben, ihm zuzulächeln, ihn zu berühren oder zu umarmen,
(j) das Betriebsklima zu verbessern,
(k) Beziehungen zum Verwirrten und zu den Kollegen aufzubauen,
(l) dem Verwirrten Verantwortung zuzutrauen.

Aggression ist eine Energie, die wir gemeinsam mit anderen gezielt für eine sinnvolle Aufgabe einsetzen könnten!

Der Umgang mit sterbenden Verwirrten – Einige Bemerkungen

Im Sterben reagieren auch Alte, die bisher nicht verwirrt waren, manchmal verwirrt, weil das physiologische Gleichgewicht zusammenbricht.
Bei chronisch Verwirrten mußten Angehörige oder Pflegende jahrelang den Verfall ertragen. Unter dieser Belastung bricht die Kommunikation mit dem Verwirrten ab. Gespräche mit Verwirrten werden im Heim als zeitaufwendig und zwecklos abgewertet, d.h. die Isolation chronisch Verwirrter nimmt immer mehr zu. Aus Gesprächen mit Sterbenden weiß ich, daß nichts so belastend ist, wie die Angst, im Sterben allein gelassen zu werden.

Welche Faktoren erschweren das Sterben Verwirrter?

1. Gefühle des Verwirrten, in der Familie den anderen zur Last zu fallen, überflüssig zu sein, nicht mehr zu verstehen und nicht verstanden zu werden, nicht mehr geachtet zu werden, ausgeschimpft zu werden oder das Gefühl, die Angehörigen warten auf den Tod. Auch der sterbende Verwirrte hat Gefühle, obwohl er sie nicht mehr aussprechen kann.

2. Sozialer Tod im Heim: Demente werden durch zunehmende Hilflosigkeit und körperlichen Verfall immer abhängiger, verlieren immer mehr Identität, Intimität, Würde und Beziehung.

3. Die Komplikationen einer Demenz, die zum Tode führen, wie z.B. Dekubitus, Pneumonie verschlimmern die Verwirrtheit.

4. Beruhigungsmittel trüben zunehmend das Bewußtsein.

5. Verwirrte können das Sterben weniger rational verarbeiten als andere Kranke: sie reagieren genauso emotional mit Angst, Depression, Ärger, Wut, Trauer, Schuldgefühlen oder Verzweiflung wie andere Sterbende, können die Gefühle aber nicht loswerden. Unbewußt sind die gleichen Abwehrmechanismen wie bei anderen Sterbenden wirksam: sie verleugnen, regredieren in körperliche Bedürfnisse (Essen, Trinken, Verdauung), projizieren Angst auf andere, fliehen aus der Realität in Verwirrtheit usw. Verwirrte können sich ihre Erlebnisse nicht erklären, können ihre Angelegenheiten nicht ordnen, d. h. sind bedürftiger als andere Sterbende.

6. Pflegende sind naturwissenschaftlich und krankheitsbezogen auf körperliche Pflege hin ausgebildet, nicht auf Beziehungspflege, für die keine Zeit bleibt, weil sie auch erschöpft sind.
Pflegende fühlen sich mit ihren Gefühlen allein gelassen; wer mit Verwirrten spricht, gilt als faul. Sterben wird als persönliches Versagen mit Schuldgefühlen erlebt. Der große Personalwechsel in Pflegeheimen beweist, daß Schwierigkeiten der Pflegenden nicht aufgefangen werden, d. h., wie sie mit ihrer Unsicherheit, ihren Ohnmachtsgefühlen, ihrem Ärger oder ihrer Verbitterung, mit ihrem schlechten Gewissen umgehen sollen, wenn sie Wut gegen den hilflosen Verwirrten spüren, wie sie mit der Überforderung, Beziehungslosigkeit und täglichen Routine fertigwerden sollen, ohne zu resignieren, zynisch zu reagieren oder distanziert kalt zu werden.

Sterbende Verwirrte brauchen die gleiche ganzheitliche Sterbebegleitung wie Sterbende, die nicht verwirrt sind

1. Verbesserung gesellschaftlicher Einstellungen:
Sterben wird tabuisiert, das fördert Isolation.
Bedeutet Berufsrolle, ohne Gefühle zu funktionieren?
Was ist auf Intensivstationen machbar und zumutbar?
Kann der Mensch über Leben und Tod selbst bestimmen?
Erwarten Altenpfleger ein friedliches Sterben?
Irrtümer halten sich: Sterbende könnten die Wahrheit nicht vertragen und Tote seien unästhetisch, unhygienisch, giftig.

2. Verbesserung ökologischer Bedingungen für die Sterbebegleitung zu Hause, im Krankenhaus oder Heim, in dem 25 % aller Alten sterben: Schwierige verwirrte Sterbende werden noch in unpersönliche Sterbezimmer verlegt und sollen dort programmgemäß und phasen-

gerecht nachts sterben. Überlastete Pflegende können die Konfrontation mit dem Sterben nur durch Routine abwehren. In Hospizen dagegen begleitet ein interdisziplinäres Team – freiwillige Helfer sind integriert – Sterbende und Angehörige kontinuierlich (rund um die Uhr abrufbar), alle Helfer sind erfahren im Umgang mit Sterbenden und betreuen Hinterbliebene.

3. Verbesserung der Beziehung durch

3.1. optimale körperliche Pflege als Chance der Begegnung.
(a) Das Wie, nicht das Was der Pflege entscheidet, non-verbale Signale sind verschlüsselte Symbolsprache.
(b) Symptome lindern, von Schmerzen, Qualen befreien, Flüssigkeit und Frischluft zuführen, Mund und Augen pflegen, Lieblingsspeise, Lieblingsgetränk geben, behutsam umlagern, zudecken!
(c) Für persönliche Atmosphäre sorgen: z. B. Bilder, Blumen, Kerze.
(d) Stille, Feierlichkeit ermöglichen, ohne zu verstummen!

3.2. Psychische Begleitung:
(a) Akzeptieren von wechselnden und destruktiven Gefühlen wie Wut, Schuld, Scham, Angst und ihrer Abwehr durch Rückzug. Erlöschendes Selbstwertgefühl stärken!
(b) Individuell unterschiedliche Bedürfnisse erspüren: nach Sicherheit, an der Hand eines Menschen, nicht allein zu sterben, in der Angst verstanden und von der Glaubensgemeinschaft begleitet zu werden. Der Sterbende hat ein Recht, im Hier-und-Jetzt so zu sein, wie er gerade ist, d. h. das eigene Sterben leben, träumen und hoffen zu dürfen.
(c) Die Beziehung verbessern: Der Begleiter als Wahlverwandter begegnet dem Sterbenden in Liebe, bei Intimität auf Distanz.
(d) Sterben als Sinnkrise verstehen, Lebensrückschau der „unerledigten Geschäfte“ auch unter Zeitbedrängnis ermöglichen!
(e) Offen kommunizieren: Der Sterbende entscheidet, wieviel, wann er was von wem erfahren will. Gefühle und Symbole an- und aussprechen, Blickkontakt halten, aktiv zuhören, gemeinsam atmen und zärtlich berühren!

3.3. Kooperation, offene Aussprache mit anderen Begleitern.

4. Persönliche Veränderung der Pflegenden durch
(a) affektive Kompetenz mit Selbsterfahrung eigener Erlebnisse von Angst, Schuld, Ohnmacht, Grenzen und Schwierigkeiten.
(b) Wissenserweiterung über Sterbeprozeß und -phasen sowie Angst vor dem Sterben.
(c) Gesprächs- und soziale Kompetenz: wie wirkt mein Verhalten?
(d) Sinnkompetenz: Sinnfragen nicht ausweichen, beten.

Fünfter Teil: Vorbeugung gegen Verwirrtheit (Prävention)

1. *Primärprävention,* um Verwirrtheit zu verhindern

1.1. Primärprävention ist lebenslange Selbsterziehung zu gesundem Verhalten, zur Unabhängigkeit und Selbständigkeit, zu geistiger Regsamkeit und zu der Einstellung, Schwächen, z. B. Vergessen zu akzeptieren. Geistiger Abbau ist zu vermeiden, aufzuhalten oder zu bessern durch anregende Umwelt, durch geistiges Training, z. B. des Gedächtnisses sowie der Kommunikation, um bessere Beziehungen aufzubauen statt kontaktreicher Beziehungslosigkeit.

1.2. Der Multi-Infarkt-Demenz ist durch Gesundheitserziehung vorzubeugen: mehr Bewegung, kein Alkohol und Nikotin, mehr Entspannung gegen Streß, Frühbehandlung eines hohen Blutdruckes, einer Zucker-, Fett- oder Harnsäurestoffwechselstörung, des Übergewichts.

1.3. Früherfassung und Behandlung von Seh- und Hörbehinderung.

1.4. Vermittlung von Angstfreiheit, Sinngebung und Identitätshilfen, z. B. des Gefühls, gebraucht zu werden (nach Oesterreich).

1.5. Abbau von Vorurteilen gegen Verwirrte durch Öffentlichkeitsarbeit der Sozialarbeiter.

2. *Sekundärprävention*

2.1. Früherkennung von Verwirrtheit und der zugrundeliegenden Krankheiten, Frühbehandlung und -pflege bei drohender und beginnender Verwirrtheit und Früh-Rehabilitation durch Training, um Verwirrtheit und etwaigen Abbau rückgängig zu machen.

2.2. Früherkennung der Überlastung pflegender Angehöriger und Frühbewältigung durch psychische, körperliche, soziale, zeitliche, technische, rechtliche und öffentliche Entlastung der ganzen Familie, z. B. durch Sorge für Erholung, Vereinfachung der Umgebung usw.

Abbildung 56: Der Prozeß von der Erkrankung zur Verwirrtheit als Stadium einer Behinderung

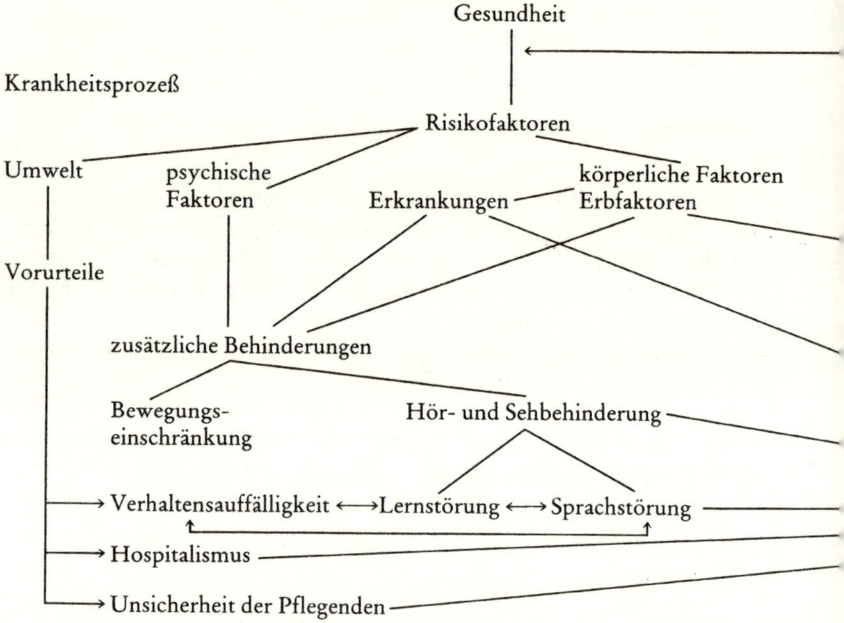

Schlaflosigkeit, Fehlernährung, Durst wird nicht beachtet, Inkontinenz, Vernachlässigung der körperlichen Hygiene, Verminderung der Beweglichkeit, Pflegebedürftigkeit

Angst, Orientierungs- und Realitätsverlust, Entmutigung, Wut, Regression, Depression, bei Hilflosigkeit und Abhängigkeit behinderte Kommunikation

Abbruch der Kommunikation und der Beziehungen mit Isolation, Benachteiligung, Verlust der Wohnung, Heimeinweisung, Angewiesensein auf andere Menschen

Rückzug der Familie, Desintegration, finanzielle Belastung, Pflegebedarf, Zusammenbrechen des Familiengleichgewichts, familiäre Neurose

Hilflosigkeit, Entmutigung, Resignation

Fürsorgeanspruch, erschwerte Eingliederung, Belastung der Krankenversicherung

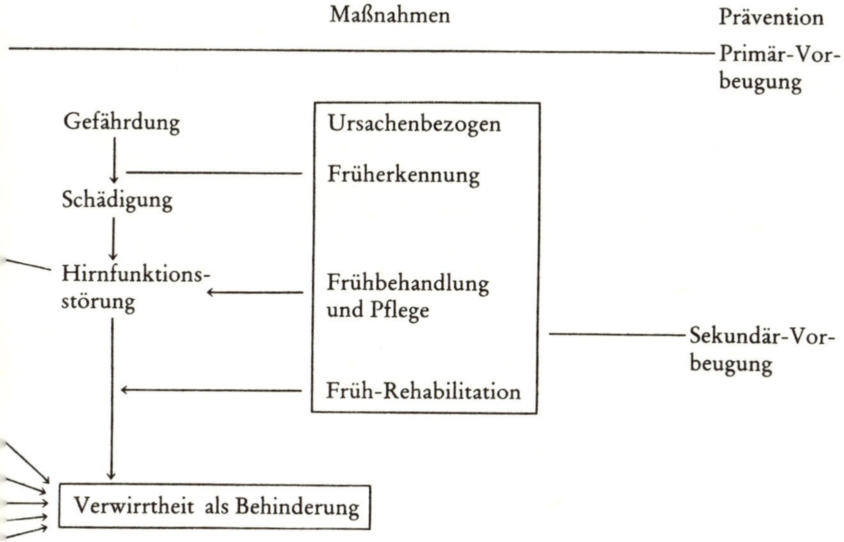

Folgen	folgenbezogene Spätmaßnahmen	
1. für den Kranken körperliche	Medizin. Behandlung: Wenig Medikamente, evtl. Diät, Behandlungspflege des Grundleidens, Grundpflege, Entspannung. Aktivierung mit Bewegungsübung, Gymnastik, Bädern, Kneippen	
psychische	Realitäts-Orientierungs-Training Training von Alltagsfertigkeiten, emotionale Zuwendung, Sinnes-, Sprach- und Kontinenztraining, Gespräche, Spiele, Musiktherapie	Tertiär-Vorbeugung
soziale	Kommunikations-, Selbstsicherheitstraining, Beschäftigung u. Arbeitstherapie, soziales Training, z. B. Üben von Einkaufen	
2. für die Familie	Familienarbeit Selbsthilfegruppen	
3. für die Pflegenden	Supervision, Teambesprechung, Selbsthilfegruppen	
4. für die Gesellschaft	Eingliederungshilfe Abbau von Vorurteilen	

3. *Tertiärprävention*
Verhütung von Komplikationen und Rückfällen, von Chronifizierung und Heimeinweisung durch ambulante Hilfen für die Familie oder bei unumgänglicher Heimeinweisung durch Vorbereitung auf das Heim durch Probewohnen.

Eine finanzielle Neuregelung für Pflegebedürftigkeit erscheint notwendig, denn Grundpflege allein genügt nicht, die Angehörigen sind überlastet, vor allem die Töchter / Schwiegertöchter, und brauchen mehr Hilfe von ambulanten Diensten, damit das Grundrecht auf freie Wahl des Aufenthaltsortes (häusliche oder Heimpflege) gewahrt bleibt.

1. Ausbau ambulanter Dienste und finanzielle Gleichstellung mit stationärer Pflege.
2. Flächendeckender Ausbau von Tagespflegeheimen.
3. Erhöhung des Pflegeschlüssels in Pflegeheimen bis zu 1:2.
4. Einstellung einer größeren Anzahl von Altenpflegern in Sozialstationen.
5. Großzügige Unterstützung der Altenselbsthilfe: Alte helfen Alten.
6. Gründung von Wohngruppen in Heimen oder von Wohngemeinschaften in der offenen Altenhilfe zur Integration je eines Verwirrten.
7. Ausstattung der Wohnungen mit technischen Hilfsmitteln, z. B. Notruf in einer Altenhilfszentrale.
8. Aktivierung der Mitbewohner in Heimen, der Nachbarn oder Bekannten zu Hause.
9. Ausbildung in häuslicher Krankenpflege.
10. Vorübergehende Unterbringung Verwirrter in Altenkrankenheimen zur Entlastung der Familie.
11. Beratung über rechtliche und finanzielle Absicherung von Pflegenden in der häuslichen Krankenpflege.
12. Ausbau ambulanter Dienste im Vorfeld der Pflege, z. B. Ausweitung von Bring- und Abholdiensten.
13. Öffnung der Altenheime für pflegewillige Angehörige.
14. Gründung einer Heimhilfe, d. h. eines ehrenamtlichen Dienstes für Heime, z. B. für persönliche Besorgungen oder praktische Hilfen, die nicht zur Pflege gehören, vor allem für Gespräche.
15. Übernahme einer Patenschaft für einen Verwirrten durch einen Ehrenamtlichen.
16. Gründung von Altenzentren in Altenheimen, um dort Beratungsstelle, Sozialstation, Tagesstätte, Tagespflegeheim und Altenwohngemeinschaften mit dem Pflegeheim so zu koordinieren, daß dieses Altenzentrum gleichzeitig Gemeindezentrum wird.
17. Gründung von geleiteten Angehörigengruppen für pflegende Angehörige und für Angehörige von Heimbewohnern.
18. Hilfen für die Familie, Hilfe annehmen zu können.
19. Vorbereitung auf etwaige Heimeinweisung durch Probewohnen.

Für weitere Vorschläge wäre der Autor den Lesern dankbar.

Literaturverzeichnis

Alder, A., R. Jenny: Intensivpflege für Schwestern und Pfleger. Stuttgart: C. Fischer 1977.

Allard, M., J. L. Signoret, D. Stalleicken: Alzheimer-Demenz. Berlin: Springer 1988.

Alteninitiativen: Morgens um sieben ist der Tag schon gelaufen. Frankfurt: extrabuch Vlg. 1983.

Altschul, A.: Krankenpflege in der Psychiatrie. München: Urban & Schwarzenberg 1977.

Angermeyer, M. C., A. Finzen: Die Angehörigengruppe. Familien mit psychisch Kranken auf dem Wege zur Selbsthilfe. Stuttgart: Enke 1984.

Arbeiterwohlfahrt: Neue Wege der Pflege und Betreuung verwirrter alter Menschen im Heim. Frankfurt 1986.

Argyle, M.: Soziale Interaktion. Köln: Kiepenheuer und Witsch 1975.

Balluseck, H. von: Zur Arbeits- und Beschäftigungssituation des Personals in der Altenarbeit, in: Altenpflege 1, 1980, S. 10.

Balluseck, H. von: Die Pflege alter Menschen. Deutsches Zentrum für Altersfragen. Berlin 1980.

Barolin, G. S., Hrsg.: Die zerebrale Apoplexie. Stuttgart: Enke 1980.

Barolin, G. S.: Organisches Psychosyndrom – wie wird man wieder fit?, in: Ärztl. Praxis 81, 1982, S. 2733–2734.

Barz, H., Hrsg.: Praktische Psychiatrie für Schwestern und Pfleger. Bern: Huber 1972.

Bellak, I., T. B. Karasu: Geriatric Psychiatry. New York: Grune and Stratton 1976.

Bente, D., H. Coper, S. Kanowski, Hrsg.: Hirnorganische Psychosyndrome im Alter. Berlin: Springer 1982.

Bergener, M.: Möglichkeiten und Grenzen der Rehabilitation psychisch Kranker im Senium, in: Akt. Gerontol. 9, 1979, S. 451–457.

Bergener, M., B. Kark: Tagesklinische Behandlung im Alter. Darmstadt: Steinkopff 1982.

Berner, P., C. Kryspin-Exner, R. Naske: Organische Verwirrtheitszustände. München: Werk-Vlg. Banaschewski 1973.

Boger, J., S. Kanowski: Gerontologie und Geriatrie für Krankenpflegeberufe. Stuttgart: Thieme 1980.

Böhlau, V.: Inkontinenz. Stuttgart: Schattauer 1985.

Böhm, E.: Krankenpflege – Brücke in den Alltag, Erfahrungen mit der Übergangspflege. Rehburg-Loccum: Psychiatrie-Verlag 1985.

Böhm, E.: Verwirrt nicht die Verwirrten. Bonn: Psychiatrie-Verlag 1988.

Brandt, H., E.-M. Dennebaum, W. Rückert: Stationäre Altenhilfe. Freiburg: Lambertus 1987.

Braun, H.: Verwandtschaftliche Hilfe für ältere Menschen, in: Z. Gerontol. 16, 1983, S. 210–215.

Brechmann, T., H. Wallrafen-Dreisow: Ambulante Altenhilfe. Hannover: Vincentz 1988.

Brocklehurst, J. C., T. Hanley, M. Martin: Geriatrie für Studenten. Darmstadt: Steinkopff 1980.

Brody, E. M.: Parent care as a normative Family stress, in: The Gerontologist 25, 1985, S. 19–29.

Bruder, J., D. Klusmann: Probleme der Messung von Belastung durch Alterskranke, in: Gerontopsychiatrie 6, 1977, S. 361–375.

Bruder, J., D. Klusmann, J. Lüders: Zur Frage der Belastbarkeit von Mehrgenerationenhaushalten mit dementen alten Angehörigen, in: Gerontopsychiatrie 8, 1979, S. 260–267.

Bruder, J.: Präventive Aspekte der Unterstützung von Familien mit dementen Alterskranken, in: Rudolf, G. A. E., R. Tölle: Prävention in der Psychiatrie. Berlin: Springer 1984.

Bruder, J., D. Klusmann, H. Lauter, J. Lüders: Zur Betreuung kranker alter Menschen im Mehrgenerationenhaushalt, in: Z. Gerontol. 12, 1979, S. 319–327.

Bruder, J., D. Klusmann, J. Lüders: Umgangsformen mit dementiven Störungen in der Familie, in: Akt. Gerontol. 11, 1981, S. 156–158.

Caird, F. J., R. D. Kennedy, B. O. Williams: Practical Rehabilitation of the Elderly. London: Pitmann 1983.

Caroll, K., K. Gray: Memory development. An approach to the mentally impaired elderly in the long term care setting, in: Int. J. Aging and Human Development 13, 1981, S. 15–35.

Cassel, C. K., J. R. Walsh: Geriatric Medicine, Vol. II: Fundamentals of Geriatric Care. New York: Springer 1984.

Ciompi, L.: Affektlogik. Stuttgart: Klett-Cotta 1982.

Citrin, R. S., D. N. Dixon: Reality orientation: a milieu therapy used in an institution for the aged, in: The Gerontologist 17, 1977, S. 39–43.

Clemens, W.: Klinische Einrichtungen der Geriatrie und Gerontopsychiatrie, in: Z. Gerontol, 12, 1979, S. 395–404.

Closs, D., P. Kempe: Kontaktverhalten von Heimbewohnern, in: Z. Gerontol. 12, 1979, S. 328–340.

Comfort, A.: Alzheimer's disease oder Alzheimerism?, in: Akt. Gerontol. 9, 1979, S. 328–340.

Cooper, B., U. Sosna: Psychische Erkrankung in der Altenbevölkerung. Eine epidemiologische Feldstudie in Mannheim, in: Nervenarzt 54, 1983, S. 239–249.

Dachverband Psychosozialer Hilfsvereinigungen Bonn: Familien helfen sich selbst! Ein Leitfaden für Angehörige psychisch Kranker. Bonn 1985.

Danielczyk, W.: Medikamentös ausgelöste Psychosen bei neurologisch erkrankten älteren Menschen, in: Akt. Gerontol. 9, 1979, S. 427–431.

Das neue Lehrbuch der Krankenpflege. Stuttgart: Kohlhammer 1979.

Denzin, I.: Die Arbeit mit psychisch veränderten alten Menschen in der häuslichen und in der stationären Pflege. Berlin 1987.

Denzler, P., H. J. Markowitz, L. Frölich, J. Kessler, R. Ihl: Demenz im Alter. Weinheim: Beltz 1989.

Depping, K.: Seelsorgliches Handeln an altersverwirrten Menschen. Quakenbrück 1989.

Deutscher Paritätischer Wohlfahrtsverband: Alternativen 1, Pflege durch Angehörige. Wuppertal 1987.

Dieck, M. M., Heinemann-Knoch, J. de Rijke: Alte Menschen in Pflegeverhältnissen. Weinheim: Juventa 1987.

Dilling, H., S. Weyerer, R. Castell: Psychische Erkrankungen in der Bevölkerung. Stuttgart: Enke 1984.

Dörner, K., U. Plog: Irren ist menschlich. Wunstorf: Psychiatrie-Verlag 1978.

Dörner, K., A. Egetmeyer, K. Koenning: Freispruch der Familie. Wunstorf: Psychiatrie-Verlag 1982.

DSM-III-R, siehe Wittchen.

Eastman, M.: Gewalt gegen alte Menschen. Freiburg: Lambertus 1985.

Eisenbach, M.: Psychologie in der Altenarbeit. Freiburg: Lambertus 1977.

Ermini-Fünfschilling, D.: Alzheimerkrankheit und senile Demenz, in: Lade, E.: Handbuch Gerontagogik. Obrigheim 1986, Artikel A 005, S. 1–12.

Feuser, G., Hrsg.: Förderung und schulische Erziehung schwerstbehinderter Kinder und Jugendlicher, Verband deutscher Sonderschulen, Rosenbergstr. 49, 7 Stuttgart 1.

Fiechter, V., M. Meier: Pflegeplanung. Basel: Hoffmann-LaRoche / Rocom 1981.

Fischer, B., S. Lehrl: 3. Klausenbacher Gesprächsrunde. München: PVG 1982.

Fischer, E.: Wahrnehmungsförderung und Sinnerschließung bei schwer geistig Behinderten, in: Geistige Behinderung 22, 1983, S. 282–291.

Fleischmann, O.: Experimentelle Gerontopsychologie. Weinheim: Beltz 1981.

Fooken, I.: Biographische Faktoren des Alterserlebens lediger und langjährig verwitweter Frauen, in: Z. Gerontol. 13, 1980, S. 475–490.

Franke H., H. Hippius: Geriatrie und Psychiatrie. Berlin: Springer 1979.

Franke, H.: Schlaf im Alter, in: Z. Gerontol. 12, 1979, S. 185–186.

Franke, H.: Therapeutische Probleme im höchsten Lebensalter, in: Z. Gerontol. 12, 1982, S. 122–127.

Franke, H., Hrsg.: Gerotherapie. Stuttgart: G. Fischer 1983.

Fröhlich, A.: Integrierte Entwicklungsförderung für schwer mehrfach behinderte Kinder, in: U. Haupt, G. W. Jansen: Handbuch der Körperbehindertenpädagogik. Berlin: Marhold 1983, S. 205–220.

Füsgen, I., I. D. Summa: Geriatrie. Stuttgart: Kohlhammer 1984.

Füsgen, I., W. Barth: Inkontinenz-manual. Berlin: Springer 1987.

Fuhrmann, A.: Das Alzheimer-Schicksal meiner Frau: Lebend begraben im Bett. Stuttgart: Trias 1990.

Genewein, C. M., P. Sporken: Menschlich pflegen. Düsseldorf: Patmos 1975.
Glosser, G., D. Wexler: Participants' evaluation of educational/support groups for families of patients with Alzheimer's disease and other dementias, in: The Gerontologist 25, 1985, S. 232–236.
Golan, N.: Krisenintervention. Freiburg: Lambertus 1983.
Grond, E.: Praxis der psychischen Altenpflege. München: Werk-Vlg. Banaschewski [8]1990.
Grond, E.: Kommunikation in der Altenpflege, in: Dt. Krankenpflegezeitschrift 11, 1982, S. 646–653.
Grond, E.: Engagement bei Verwirrten ist nicht vergebens, in: Ärztl. Praxis 51, 1983, S. 1662–1667.
Grond, E.: Serie Morbus Alzheimer (V). Im Teufelskreis psychosozialer Spannungen, in: Ärztl. Praxis 39, 1986, S. 1361–1363.
Grond, E.: Umgang mit verwirrten Menschen, in: Forum Sozialstation 37, 1986, S. 52–56.
Grond, E.: Aspekte der Inkontinenz, in: Altenpflege 5, 1987, S. 281–285.
Grond, E.: Pflegende Angehörige – Über- und Entlastung, in: Caritas NRW 1, 1990, S. 5–14.
Grond, E.: Der Mensch und die Menschenwürde, in: Caritas NRW 3, 1990, S. 220–224.
Gröblinger, C., J. Stockmayr: Allgemeine und spezielle psychiatrische Krankenpflege. München: Urban & Schwarzenberg 1983.
Gurland, B. J., L. L. Deam, J. Capeland, R. Gurland, R. Golden: Criteria for the diagnosis of dementia of the community elderly, in: The Gerontologist 22, 1982, S. 180–186.
Gutzmann, H.: Senile Demenz vom Alzheimer Typ. Stuttgart: Enke 1988.
Haase, H. J. Gerontopsychiatrie. München: Werk-Verlag Banaschewski 1979.
Häfner, H., H. Heinemann: Gerontopsychiatrie. Stuttgart: G. Fischer 1981.
Häfner, H.: Psychiatrische Gesundheit im Alter. Stuttgart: Fischer 1986.
Hamilton, H., C. C. Manzi, Hrsg.: Pflege von Schwerkranken. Stuttgart: Thieme 1983.
Hartmann, E.: Einige Aspekte bedarfsorientierter Ausrichtung des Betreuungssystems für Pflegebedürftige, in: Z. Gerontol. 15, 1982, S. 177–181.
Heinerth, K. Hrsg.: Einstellungs- und Verhaltensänderung. München: Reinhardt 1979.
Heinrich, K: Präsenile und senile Demenzzustände. München: Werk-Verlag Banaschewski 1971.
Herrschaft, H.: Diagnose und Differentialdiagnose der akuten zerebralen Durchblutungsstörungen, in: Internist 17, 1976, S. 16–31.
Herrschaft, H.: Gehirndurchblutung und Hirnstoffwechsel. Stuttgart: Thieme 1976.
Hodkinson, H. M.: Geriatrie im Abriß. Stuttgart: Hippokrates 1980.
Hofmann, G.: Komplexe Therapie zerebraler und zerebrovasculärer Dekompensation, in: Akt. Gerontol. 10, 1980, S. 241–244.

Hooyman, N., J. Gonyea, R. Montgomery: The impact of in-home services termination on familiy caregivers, in: The Gerontologist 25, 1985, S. 141–145.

Hummel, K., I. Steiner-Hummel: Wege aus der Zitadelle. Hannover: Vincentz 1986.

Hunziker, A.: Gesundheitspolitik und ambulante Krankenpflege. Innsbruck: Tyrolia 1983.

Isaacs, B., Y. Neville: Scottish health service studies 34: The measurement of need in old people (1985).

Jarka, M., E. Brähler: Chorea Huntington: So wird die Familie besser damit fertig, Familientherapie hilft, die außergewöhnlich hohe Suizidrate zu senken, in: Ärztliche Praxis 87, 29. 10. 85, S. 3440–3443.

Jellinger, K.: Besonderheiten der Psychopharmakotherapie im Alter, in: Akt. Gerontol. 10, 1980, S. 291–304.

Junkers, G.: Verhaltenstherapie mit älteren Menschen, in: Z. Gerontol. 14, 1981, S. 4–21.

Kanowski, S.: Aktuelle Alterspsychiatrie. München: Werk-Verlag Banaschewski 1978.

Kanowski, S.: Gerontopsychiatrie. Das ärztliche Gespräch. Köln: Tropon 1980.

Kanowski, A., G. Ladurner: Dementielle Erkrankungen im Alter. Stuttgart: Thieme 1988.

Karl, F.: Neue Wege in der sozialen Altenarbeit. Ansätze, Initiativcn und Projekte. Freiburg: Lambertus 1990.

Kelly, W. E.: Alzheimer's Disease and related Disorders. Springfield, USA, 1984.

Kisker, K. P., H. Lauter, J. E. Meyer, C. Müller, E. Strömgren: Alterspsychiatrie. Psychiatrie der Gegenwart, 8. Berlin: Springer ^{3}1989.

Klie, Th.: Zwischen „Aufsichtspflichtverletzung“ und „Freiheitsberaubung“, in: Altenpflege 11, 1983, S. 546–550.

Klusmann, D., J. Lüders, J. Bruder, H. Lauter: Beziehungen zwischen Krankheitsverlauf und Familienatmosphäre in Mehrgenerationengemeinschaften mit Alterskranken, Psychopharmacotherapie im höheren Lebensalter, Janssen 1980, S. 161–173.

Knobling, C.: Konfliktsituationen im Altenheim. Freiburg: Lambertus 1985.

Koch, E. I., J. S. Sainer: Caring, a Family Guide to Managing the Alzheimer's Patient at Home. New York 1985.

Koch, G.: Alzheimer'sche Krankheit. Erlangen: Palm-Enke 1985.

Koch, U., Ch. Schmeling: Umgang mit Sterbenden – ein Lernprogramm, in: Med. Psychologie 4, 1978, S. 81–93.

Korte, W.: Die mühselige Professionalisierung, Forum 7. Kuratorium Deutsche Altershilfe. Köln 1987.

Krämer, G.: Alzheimer Krankheit. Stuttgart: Trias 1989.

Kretschmann, R.: Zwischenbericht zum Modellversuch „Ambulante psychiatrische Versorgung durch Sozialstationen. Kassel 1987.

Kruse, A., U. Lehr, Chr. Rott: Gerontologie – eine interdisziplinäre Wissenschaft. München 1987.

Kruse, W., T. Mander, M. Merkel, P. Oster, G. Schlierf: Unerwünschte Arzneimittelwirkungen bei geriatrischen Patienten, in: Deutsches Ärzteblatt 13, 1983, S. 27–34.

Künzel-Schön, M.: Wenn unsere Eltern älter werden. Reinbek: Rowohlt 1986.

Kurz, A., H. Lauter: Die Alzheimersche Krankheit, in: DMW, 112, 24, 1987, S. 973–977.

Larson, E. B., B. V. Reifler, S. M. Sumi, C. G. Canfield, N. M. Chinn: Diagnostic evaluation of 2000 elderly outpatients with suspected Dementia, in: Journal of Gerontology 40, 1985, S. 536–543.

Lauter, H., H. J. Möller, R. Zimmer: Untersuchungs- und Behandlungsverfahren in der Gerontopsychiatrie. Berlin: Springer 1986.

Lauter, H., A. Kurz: Demenzerkrankungen im mittleren und höheren Lebensalter, in: Kisker u. a.: Psychiatrie der Gegenwart, 8, Alterspsychiatrie. Berlin: Springer 1989, S. 135–200.

Lechner, H.: Neurologisch-psychiatrische Symptome als Nebenwirkungen bei Psychopharmaka. München: Werk-Verlag Banaschewski 1977.

Lechner, H., G. Ladurner, E. Ott, Hrsg.: Die zerebralen transitorisch-ischämischen Attacken. Bern: Huber 1979.

Lehr, U.: Körperliche und geistige Aktivität, eine Voraussetzung für ein erfolgreiches Altern, in: Z. Gerontol. 11, 1978, S. 290–299.

Lehr, U.: Die Situation der älteren Frau – psychologische und soziale Aspekte, in: Z. Gerontol. 11, 1978, S. 6–26.

Lehr, U.: Interventionsgerontologie. Darmstadt: Steinkopff 1979.

Lehr, U.: Die Bedeutung der Lebenslaufpsychologie für die Gerontologie, in: Akt. Gerontol. 10, 1980, S. 257–269.

Lehr, U.: Alterszustand und Altersprozesse – biographische Daten, in: Z. Gerontol. 13, 1980, S. 442–457.

Lehrl, S., B. Fischer: Selber Denken macht fit. Ebersberg 1987.

Linzbach, u. Niemann: Rechtsgutachtliche Stellungnahme zur Aufsichts- und Betreuungspflicht. Düsseldorf 1982.

Lowy, L.: Soziale Arbeit mit älteren Menschen. Freiburg: Lambertus 1981.

Lowy, L.: Sozialarbeit / Sozialpädagogik als Wissenschaft im angloamerikanischen und deutschsprachigen Raum. Freiburg: Lambertus 1983.

Mace, N. L., P. V. Rabins: Der 36-Stunden-Tag. Bern: Huber 1986.

MAGS, Ministerium für Arbeit, Gesundheit und Soziales NRW: Ältere Menschen in Nordrhein-Westfalen. Düsseldorf 1989.

Mall, W.: Basale Kommunikation – ein Weg zum anderen, in: Geistige Behinderung 23, 1984, Innenteil S. 1–16.

McCrae, R. R.: Age differences in the use of coping mechanisms, in: J. Gerontol. 37, 1982, S. 454–560.

Mittag, K.: Zur Typologie und Differentialdiagnostik der Pflegebedürftigen, in: Z. Gerontol. 16, 1983, S. 216–221.

Montagu, A.: Körperkontakt. Stuttgart: Klett-Cotta 1980.

Müller-Plettenberg, D.: Depression und Demenz im höheren Lebensalter, in: Allgemeinarzt 4, 1982, S. 512.
Munnichs, J.: Orientierungen bzw. Modelle der Psycho-Gerontologie, in: Akt. Gerontol. 9, 1979, S. 191–206.
Mybes, U., C. Pfau, W. Rückert: Zur Organisation pflegerischer Dienste in Altenpflege-/Altenkrankenheimen. Stuttgart: Kohlhammer 1980.
Oesterreich, K.: Diagnose und Therapie depressiver Zustände im mittleren und höheren Lebensalter, in: Med. Welt 33, 1982, S. 17.
Oesterreich, K.: Psychiatrie des Alterns. Heidelberg: Quelle & Meyer ²1981.
Oesterreich, K.: Interventionsmaßnahmen der Sozialarbeiter in einer stationären Gerontopsychiatrie, in: Z. Gerontol. 14, 1981, S. 69–84.
Oesterreich, K., O. Wagner: Psychopathologie des Alterns und der Voralterung, historische Entwicklung der Begriffsbildung, in: Z. Gerontol. 15, 1982, S. 311–320.
Oesterreich, K.: Klassifikation und Nosologie dementieller Erkrankungen, in: Schweiz. Arch. f. Neurologie, Neurochirurgie u. Psychiatrie 136, 1985, S. 55–64.
Oesterreich, K.: Verwirrtheitszustände, in: Kisker u.a.: Psychiatrie der Gegenwart, 8, Alterspsychiatrie. Berlin: Springer 1989, S. 201–224.
Oswald, G., D. Müllensiefen: Psychosoziale Familienberatung. Freiburg: Lambertus 1986.
Paal, G.: Zerebrale Arteriosklerose, in: Ärztl. Mitteilungen 22, 1983, S. 29–47.
Paul, K.: Altenpflegerecht. Neuwied: Luchterhand ²1980.
Pfeiffer, W. M.: Psychologie des kranken Menschen. Stuttgart: Kohlhammer 1986.
Pincus, L.: Das hohe Alter. Stuttgart: Kreuz 1981.
Pitt, B.: Psychogeriatrics. London: Livingstone 1982.
Pitt, B.: Dementia. London: Livingstone. 1987.
Platt, D.: Handbuch der Gerontologie. Band 5: Neurologie, Psychiatrie. Stuttgart: Fischer 1989.
Power, P. W., A. E. Dell Orto: Role of the Family in the Rehabilitation of the Physically Disabled. Baltimore 1980.
Radebold, H., H. Bechtler, I. Pina: Psychosoziale Arbeit mit älteren Menschen. Freiburg: Lambertus 1973.
Radebold, H., F. Gruber: Psychosoziale Gerontologie. Freiburg: Lambertus 1979.
Radebold, H., H. Bechtler, I. Pina: Therapeutische Arbeit durch Sozialarbeiter, in: Z. Gerontol. 14, 1981, S. 61–68.
Radebold, H., H. Bechtler, I. Pina: Therapeutische Arbeit mit älteren Menschen. Freiburg: Lambertus ²1984.
Radebold, H.: Die psychosomatische Sicht alternder Patienten, in: v. Uexküll, T.: Psychosomatische Medizin. München: Urban & Schwarzenberg 1986.
Rave-Schwank, M., C. Winter-v. Lersner: Psychiatrische Krankenpflege. Stuttgart: G. Fischer 1974.

Reifenberger, A. und U.: Praxis der Intensivpflege. Stuttgart: G. Fischer 1981.
Reimann, H. und H.: Das Alter. Stuttgart: Enke ²1983.
Reisberg, B.: Hirnleistungsstörungen: Alzheimersche Krankheit und Demenz. Weinheim: Beltz 1986.
Rest, H. O.: Psychosoziale Aspekte des institutionellen Sterbens alter Menschen, in: Akt. Gerontol. 9, 1979, S. 35–48.
Richter, H. E.: Patient Familie. Reinbek: Rowohlt 1970.
Rolshoven, H.: Pflegebedürftigkeit und Krankheit im Recht. Deutsches Zentrum für Altersfragen. Berlin 1978.
Rosenmayr, L.: Die späte Freiheit. Wien: Severin 1983.
Roth, M., C. Q. Mountjoy: Neurobiologische Aspekte psychischer Störungen bei degenerativen Hirnerkrankungen im Alter, in: Kisker u. a.: Psychiatrie der Gegenwart, 8, Alterspychiatrie. Berlin: Springer 1989, S. 85–134.
Rudolf, G. A. E.: Arteriosklerose der Hirngefäße, neurologische und psychiatrische Folgen, in: Z. Gerontol. 14, 1981, S. 107–119.
Rückert, W., R. E. Zimmermann: Indikatoren zur Pflegebedürftigkeit älterer Menschen und Ausmaß des Zeitbedarfs für die Pflege in stationären Einrichtungen der Altenhilfe, in: Akt. Gerontol. 8, 1978, S. 373–377.
Rückert, W.: Personalsituation in der Altenpflege, in: Altenpflege 3, 1983, S. 96–99.
Safford, F.: A program for families of the mentally impaired elderly, in: The Gerontologist 20, 1980, S. 656–660.
Schenk, H.: Kontinuität der Lebenssituation und erfolgreiches Altern, in: Akt. Gerontol. 7, 1977, S. 301–304.
Scherer, K. R., H. G. Wallbott, Hrsg.: Nonverbale Kommunikation. Stuttgart: Beltz 1979.
Schiefele, J., I. Staudt: Praxis der Altenpflege. München: Urban & Schwarzenberg 1973.
Schlettwein-Gsell, D., Th. Abelin, B. Flury, M. Klein: Ermittlung von Skalen zur Messung der praktischen Behinderung Betagter, in: Akt. Gerontol. 9, 1979, S. 87–90.
Schmidt, G. L., B. Keyes: Group psychotherapy with family caregivers of demented patients, in: The Gerontologist 25, 1985, S. 347–350.
Schmitz, G.: Sensomotorische Förderung „Festhalten und Loslassen“, in: Zschr. f. Heilpädagogik 29, 1978, S. 341–353.
Schneider, H. D.: Ressourcen im Alter, in: Z. Gerontol. 12, 1979, S. 426–438.
Schneider, J.: Geriatrie für die Praxis. Stuttgart: Schattauer 1982.
Schulte, W., R. Tölle: Psychiatrie. Heidelberg: Springer 1979.
Schumacher, J.: Schwerstbehinderte Menschen verstehen lernen, in: Geistige Behinderung 24, 1985, Innenteil S. 1–20.
Sherwood, S.: Long Term Care. New York: Spectrum Publ. 1975.
Shuttlesworth, G. E., A. Rubin, M. Duffy: Families versus institutions: incongruent role expectations in the nursinghome, in: The Gerontologist 24, 1982, S. 200–208.
Sökeland, J.: Urologie für Krankenpflegeberufe. Stuttgart: Thieme ⁴1983.

Solomon, K.: Social antecedents of learned helplessness in the health care setting, in: The Gerontologist 22, 1982, S. 282.
Sporken, P.: Hast Du denn bejaht, daß ich sterben muß? Eine Handreichung für den Umgang mit Sterbenden. Düsseldorf 1981.
Stähelin, H. B., W. Seiler, P. Kelterborn, S. Peters: Aussagekraft von Beurteilungskriterien der Pflegebedürftigkeit, in: Akt. Gerontol. 10, 1980, S. 419–422.
Steinberg, F. U.: The Care of the Geriatric Patient. St. Louis: Mosby 1976.
Stengel, F.: Gedächtnis spielend trainieren. Wien: Amandus 1976.
Stiefvater, A., H. König: Altenseelsorge heute. Würzburg: Echter 1977.
Störner, A.: Gerohygiene. Aktuelle Chancen der primär präventiven Geriatrie, in: Akt. Gerontol. 12, 1982, S. 117–121.
Tausch, R. u. A.-M.: Gesprächspsychotherapie. Göttingen: Hogrefe 1979.
Tews, H. P.: Therapiebedarf. Zielgruppen für Therapie in Pflegeheimen, in: Akt. Gerontol. 13, 1983, S. 92–95.
Thomae, H.: Psychologische Probleme im Kontext einer interdisziplinären Gerontologie, in: Akt. Gerontol. 9, 1979, S. 437–449.
Tiggelen, C. J. M. von: Akute Verwirrtheitszustände in der Geriatrie, in: Akt. Gerontol. 7, 1977, S. 499–502.
Uchtenhagen, A., N. Jovic: Psychogeriatrie. Heidelberg: Asanger 1988.
Urban, R.: Behandlung von Schlafstörungen aus der Sicht der Alterspsychiatrie, in: Z. Gerontol. 12, 1979, S. 220–229.
Urlaub, K. H.: Krisen, Konflikte und Überforderungsstrukturen in familiären Pflegebeziehungen. Wuppertal: DPWV 1988.
Verband evangelischer Einrichtungen für geistig und seelisch Behinderte: Sprachunterstützende Gebärden. Stuttgart 1984.
Vogel, A., G. Wodraschke: Hauskrankenpflege. Stuttgart: Thieme [6]1989.
Wagner, O., K. Oesterreich, S. Hoyer: Interdisziplinäre Forschungsstrategien in der Gerontopsychiatrie – Untersuchungen und Ergebnisse bei dementiellen und depressiven Patienten, in: Z. Gerontol. 20, 1987, S. 195–203.
Wagner, O., K. Oesterreich, S. Hoyer: Interdisziplinäre Forschungsstrategien in der Gerontopsychiatrie – Untersuchungen und Ergebnisse bei dementiellen und depressiven Patienten, in: Z. Gerontol. 20, 1989, S. 195–203.
Warschawski, P., F. Huber: Therapeutische Patienten- und Personalgruppen im Geriatriespital, in: Akt. Gerontol. 9, 1979, S. 329–335.
Wasson, W., A. Ripeckyj, L. W. Lazarus, S. Kupferer, S. Barry, F. Force: Home evaluation of psychiatrically impaired elderly: process and outcome, in: The Gerontologist 24, 1984, S. 238–242.
Watzlawick, P., J. H. Beavin, D. D. Jackson: Menschliche Kommunikation. Bern: Huber 1969.
Weitbrecht, W. U.: Dementielle Erkrankungen. Berlin: Springer 1988.
Wieck, H. H., Hrsg.: Zerebrovasculäre Insuffizienz. Erlangen: perimed/Straube 1977.
Wilkin, D.: Verwirrte in Pflegeeinrichtungen, in: Altenpflege 3, 1983, S. 100–102.

Wittchen, H. U., H. Sass, M. Zaudig, K. Koehler: Diagnostisches und Statistisches Manual psychischer Störungen, DSM-III-R. Weinheim: Beltz 1989.

Wittensöldner, C.: Pflege und Begleitung des älter werdenden Menschen. Basel: Recom 1988.

Wolanin, M. O., L. R. F. Phillips: Confusion, Prevention and Care. St. Louis: Mosby 1981.

Wurtmann, R. J.: die Alzheimersche Krankheit, in: Spektrum d. Wissensch. 1987, S. 84–93.

Zarit, St. H., J. M. Zarit, K. E. Reever: Memory training for severe memory loss, effects on senile Dementia patients and their families, in: The Gerontologist 22, 1982, S. 373–377.

Zgola, J. M.: Etwas tun! Die Arbeit mit Alzheimer Kranken und anderen chronisch Verwirrten. Bern: Huber 1989.

Zimmermann, J.: Beckenbodengymnastik. Hannover: Schlütersche 1989.

Zimmermann, R. E.: Alter und Hilfsbedürftigkeit. Stuttgart: Enke 1977.

Stichwortverzeichnis

Verzeichnis der medizinischen Fachausdrücke

Acidose	Übersäuerung
Adams-Stokes-Anfall	Bewußtlosigkeit infolge Herzblock bei Herzkammerstillstand oder Herzkammerflimmern
Addison-Krankheit	Versagen der Nebennierenrindenfunktion
Affektinkontinenz	Unfähigkeit, Gefühlsäußerungen zu steuern
Affektlabilität	leichte Beeinflußbarkeit mit Stimmungsschwankungen
Agnosie	Unfähigkeit, etwas zu erkennen, obwohl es gesehen oder gehört wird
Alkalose	Verschiebung des Säure-Basen-Gleichgewichts zur alkalischen Seite hin
Alkohol-Halluzinose	Trugwahrnehmungen bei chronischem Alkoholmißbrauch
Alzheimer Krankheit	Vorzeitiger Schwund des Großhirns mit Intelligenzabnahme, Verwirrtheit und Nervenfunktionsausfällen
amentielles Syndrom	ängstlich-ratlose Verwirrtheit
amnestisches Syndrom	Erinnerungsverlust, vgl. Korsakow-Syndrom
Anamnese	Vorgeschichte
Anämie	Blutarmut
Anticholinergica	Stoffe, die die Wirkung von Azetylcholin an den vegetativen Nervenendigungen blockieren
Antidepressiva	Mittel gegen Depressionen
Antihistaminica	Stoffe, die das bei Überempfindlichkeitsreaktionen wirksame Histamin abschwächen
Antikoagulantien	gerinnungshemmende Stoffe
Antiparkinsonmittel	Arzneimittel gegen Schüttellähmung
Aortenbogen-Arteriitis	Entzündung der Hauptkörperschlagader mit Verengung

Aphasie	Sprachunfähigkeit
motorische A. Broca	Unfähigkeit zu sprechen bei erhaltenem Sprachverständnis
sensorische A. Wernicke	kein Sprachverständnis bei erhaltener Sprechfähigkeit
Apathie	Teilnahmslosigkeit
Aphthen	weißliche Defekte der Mundschleimhaut
Apoplex, Apoplexie apoplektischer Insult	Schlaganfall
Apraxie	Unfähigkeit, zu handeln
Arteriitis temporalis	Entzündung der Schläfenarterie mit heftigem Kopfschmerz
Asthma	anfallsartige Behinderung der Ausatmung
Atrophie	Schwund, Gewebsrückbildung
autistisch	kontaktlos, wirklichkeitsfremd
Azetylcholin	Überträgerstoff an den Nervenendigungen
Barbiturate	Salze der Barbitursäure, Grundstoff vieler Schlafmittel
Biot-Atmung	periodische Atmung mit Atempausen
Carotis-Insuffizienz	Durchblutungsstörung des Gehirns infolge Verengung einer Halsschlagader
Cataract	grauer Star, Linsentrübung
cerebral	das Gehirn betreffend
Cerebral-Insuffizienz = cerebro-vasculäre Insuffizienz	Mangeldurchblutung des Gehirns, früher Cerebralsklerose genannt
Cheyne-Stokes-Atmung	periodisches Atmen mit Atempausen, nach denen die Atmung in kleinen, dann größer werdenden Atemzügen einsetzt
Chorea Huntington	erblicher Persönlichkeitsabbau mit Intelligenzschwund, Unruhe und unwillkürlicher Bewegungsstörung
Compliance	Bereitschaft zur Mitarbeit in der Behandlung
Computer Tomographie, CT	Röntgen-Schichtaufnahmen, die ein Computer in Querschnittsebenen auswertet
Coronarsklerose	Gefäßsklerose der Herzkranzgefäße

Cushing Krankheit	Überfunktion der Nebennierenrinde mit Cortisonanstieg
Cyanose	blaurote Verfärbung infolge mangelhafter Sauerstoffsättigung des Blutes
Dämmerzustand	verändertes Bewußtsein mit Verkennung der Umgebung bis zu Verwirrtheit und Erinnerungslücke
degenerativ	abgebaut, entartet
Dekompensation	Versagen von Ausgleichsfähigkeiten
Dekubitus	Wundliegen, Sichdurchliegen
Delir, delirantes Syndrom	Verwirrtheit, Unruhe und Trugwahrnehmungen
Demenz, dementielles Syndrom	Intelligenzschwund, erworbener Schwachsinn
senile Demenz	Altersverblödung, Altersschwachsinn
präsenile Demenz	vorzeitig einsetzender Intelligenzschwund
Depression	traurige Verstimmung mit Denk- und Antriebsarmut
Desorientierung	Verwirrtheit
Diabetes mellitus	Zuckerkrankheit
Dialyse	Blutwäsche mit künstlicher Niere
Distreß	übermäßiger, krankmachender Streß
Diuretica	harntreibende Arzneimittel
Dopamin	Nerven-Überträgerstoff und Vorstufe von Noradrenalin
Druckpuls	Pulsverlangsamung bei Erhöhung des Druckes im Schädel
Drusen	„Altershaufen“, rundliche Gewebsveränderungen im Großhirn
Durchgangssyndrome	rückbildungsfähige, vorübergehende Verlangsamung aller Hirnfunktionen
Dyspnoe	Atemnot, Lufthunger, Kurzatmigkeit
EEG = Elektro-Encephalogramm	Hirnstrombild

Elektrolyte	Säure, Basen und Salze, die in wässriger Lösung in elektrisch geladene Teilchen (Ionen) zerfallen
Embolie	Verschleppung und Einkeilung von Blutgerinnseln
Emphysem	Blählunge
Encephalomalacie	Hirnerweichung
Encephalopathie Wernicke	punktförmige Blutung im Stammhirn durch Alkoholmißbrauch mit Doppeltsehen und Bewußtseinsstörungen
endogen	von innen, im Körper oder aus einer Anlage entstehend
endokrin	hormonal, aus Drüsen mit innerer Sekretion
Epilepsie	Anfallsleiden, Krampfanfall, abnorme elektrische Energieentladung im Gehirn
Exsikkose	Austrocknung
Extrapyramidal-motorisch	außerhalb der Pyramidenbahn (motorische Leitungsbahn des ZNS) mit Störungen des Bewegungsablaufes
Frustration	Enttäuschung
funikuläre Myelose	Gang- und Empfindungsstörung bei Vitamin-B_{12}-Mangel-Blutarmut
Geisteskrankheit	medizinisch: Psychose juristisch: jede krankhafte Störung der Geistestätigkeit, z. B. auch Demenz
Geistesschwäche	medizinisch: Schwachsinn juristisch: geringe Störung der Geistestätigkeit
Geriatrie	Altersheilkunde
Gerontologie	Alternsforschung
Gerontopsychiatrie	Lehre von den psychischen Leiden im Alter
Glaukom	grüner Star infolge Augeninnendruckerhöhung
Glukose	Traubenzucker
Hämatom	Bluterguß

Halluzination	Trugwahrnehmung, Sinnestäuschung
Halluzinose	akute Erkrankung mit Vorherrschen von Gehörs-Trugwahrnehmungen
Hemiplegie	Halbseitenlähmung
heredo-degenerativ	erbliche Abbau-Erkrankung
Herzasthma, Lungenödem	Linksherzversagen
Herzblock	Unterbrechung des Leitungssystems zwischen Herzvorhof und Herzkammer
Herzinsuffizienz	unzureichende Herzleistung, Herzschwäche
Herzrhythmusstörung	unregelmäßiger Herzschlag
Herzschrittmacher	elektronischer Impulsgeber zur regelmäßigen Anregung des Herzmuskels
Hiatushernie	Zwerchfellgleitbruch, Magenteile treten in Brustraum
Hirnatrophie	Hirnschwund
Hirndrucksteigerung	Steigerung des Druckes im Schädelinneren
Hirnmetastasen	Tochtergeschwülste, Krebsabsiedlungen im Gehirn
hirnorganisches Psychosyndrom	seelische Symptome bei organischer Hirnschädigung mit Hirnleistungsschwäche und Persönlichkeitsveränderung
organisches Psychosyndrom	
psycho-organisches Syndrom	
Hochdruck	hoher Blutdruck, Bluthochdruck, Hypertonus
Hospitalisierung	Einweisung ins Heim oder Krankenhaus
Hydrocephalus	Wasserkopf durch Erweiterung der Hirnkammern
Hyperglykämie	erhöhter Blutzucker
Hyperthyreose	Überfunktion der Schilddrüse
Hypertonie	Bluthochdruck
Hypoglykämie	Unterzuckerung
Hypothyreose	Unterfunktion der Schilddrüse
Hypotonie	niedriger Blutdruck

Immunmangel	ungenügende Fähigkeit des Organismus, fremde Stoffe abzuwehren

Infarkt	Blutleere des Gewebes unter Verschluß einer Arterie
Inkontinenz	Unfähigkeit, Harn und Stuhlgang zurückzuhalten
Inkubationszeit	Zeit zwischen Ansteckung und Auftreten von Symptomen
Intoxikation	Vergiftung
Ischämie	Blutleere
ischämischer Insult	Schlaganfall
Ischias	Hüftweh
Jacob-Creutzfeldt-Krankheit	Hirnabbau nach langsamer Virus-Infektion
Kalium-Mangel-Syndrom	Muskelschwäche, Somnolenz, Verstopfung, schneller Puls
Katarakt = Cataract	grauer Star infolge Linsentrübung
kognitiv	verstandesmäßig, das Erkennen betreffend
Koma	reflexlose, tiefe Bewußtlosigkeit
Komplikation	zusätzliche Verschlimmerung, Zweiterkrankung
Konfabulation	Gedächtnistäuschung, zufällige Eingebungen, um Gedächtnislücken auszufüllen
Kontinenz-Training	Übungen, um Stuhl und Urin wieder zurückzuhalten
Kontraktur	Gelenkversteifung
Korsakow-Syndrom	Merkfähigkeitsstörung, Verwirrtheit, Konfabulationen
Kortison	Hormon der Nebennierenrinde
Kußmaul-Atmung	große, verlangsamte, vertiefte Atmung im Zuckerkoma
Lähmung	Unfähigkeit, Muskeln zu bewegen
spastische Lähmung	gespannte, krampfhafte Lähmung
schlaffe Lähmung	spannungslose Lähmung
Lakune	Lücke

Laxanzien	Abführmittel
Leberzirrhose	bindegewebiger Umbau der Leber
Leukämie	krebsartige Entartung der weißen Blutzellen
limbisches System	dem Zwischenhirn übergeordnete Zentrale der hormonalen und vegetativen Steuerung von Trieben und Gefühlen
Linksinsuffizienz	Links-Herzinsuffizienz mit Lungenödem
Lues	Syphilis, Geschlechtskrankheit
Lungenödem	Kochen auf der Brust bei Linksherzschwäche
Lupus erythematodes	Erkrankung des Gefäßbindegewebes, vorwiegend in den inneren Organen
Malaria	Infektion mit Malaria-Erregern (Plasmodien sind Einzeller), die von der Anopheles-Mücke übertragen werden
Manie, manisches Syndrom	„Raserei", Antrieb, Stimmung und Denken sind gesteigert
Massenblutung	Hirnblutung bei hohem Blutdruck mit der Folge eines Schlaganfalls
Menière-Krankheit	Drehschwindel, Übelkeit, Schwerhörigkeit, Ohrensausen
Meningitis	Hirnhautentzündung
Metastase	Tochtergeschwulst, Krebsabsiedlung
Mongolismus	Down-Syndrom, angeborener Schwachsinn
motorisch	die Bewegung betreffend
Multi-Infarkt-Demenz	Intelligenzschwund durch kleine Infarkte an vielen Stellen des Gehirns
Multimorbidität	Mehrfach- oder Vielfacherkrankung
Multiple Sklerose	Markscheidenzerfall mit folgender Verhärtung an zahlreichen Stellen des ZNS
Myxödem	Unterfunktion der Schilddrüse, Hypothyreose
Neurofibrillen	feinste Fäden im Plasma der Nervenzellen
Neuroleptica	Arzneimittel gegen Schizophrenie
Neurose	seelische Entwicklungsstörung durch abnorme Erlebnisverarbeitung

Neurotransmitter	Überträgerstoffe, die an den Synapsen die Erregung weiterleiten
non-verbal	nicht-sprachlich
Ödem	Wasseransammlung
organisches Psychosyndrom	hirnorganisches Psychosyndrom
Otosklerose	erbliche Schwerhörigkeit durch Einwachsen des Steigbügels in das ovale Fenster
Paget-Krankheit	Verdickung der Unterschenkel- und Schädelknochen mit heftigen Schmerzen und Ertaubung
Panarteriitis nodosa	knotige Entzündung aller Schichten der Gefäßwand
Paralyse, progressive	Spätform der Nervenlues, 10 bis 15 Jahre nach der Infektion, mit Demenz und Größenwahn
Paralysis agitans	Schüttellähmung, Parkinsonismus
Paranoia	systematisierter Wahn
paranoid	wahnkrank
Parkinsonismus	Paralysis agitans, Schüttellähmung, extrapyramidales Syndrom mit Zittern, mangelnder Mitbewegung, Muskelstarre
Perniziöse Anämie	Vitamin-B_{12}-Mangel-Blutarmut
Pick-Krankheit	erblicher Schwund von Stirnhirn und Schläfenlappen mit Intelligenzschwund, Enthemmung und Sprachstörung
Pigment	Farbstoff im Körper
Plaques	Drusen, rundliche Gewebsveränderungen im Großhirn
Pneumonie	Lungenentzündung
Porphyrie	Ausscheidung von Baustoffen der roten Blutkörperchen
postapoplektisch	nach einem Schlaganfall
postiktal	nach einem epileptischen Anfall
präsenil	vor dem Greisenalter
Prävention	Vorbeugung
primär chronische Polyarthritis	chronisches Gelenkrheuma

Prognose	Vorhersage, Heilungsaussicht
progredient, progressiv	fortschreitend
Projektion	Zuschreibung, Verlegen auf andere
Prophylaxe	Vorbeugung
Prostata-Adenom	Vorsteherdrüsenvergrößerung
Pseudo-Demenz	Schein-Demenz, Vortäuschen von Nichtwissen
pseudo-neurasthenisches Syndrom	scheinbare Erschöpfung neben Erregbarkeit
Psychiatrie	Lehre von den seelischen Erkrankungen
psychomotorisch	durch seelische Vorgänge geprägte Bewegung
Psychopathie	Persönlichkeitsstörung
Psychopharmaca	zentral, Erleben und Verhalten beeinflussende Arzneimittel
Psychose	Geisteskrankheit
endogene Psychose	Schizophrenie und manisch-depressive Erkrankung
exogene Psychose	körperlich begründbare Psychose oder symptomatische Hirnschädigung mit Bewußtseinsstörung
reaktiv	als Reaktion auf
Rechtsinsuffizienz	vgl. Herzinsuffizienz
Reflex	regelhafte, unwillkürliche Antwort von Nerven auf einen Reiz
Regression	Rückfall in frühere Verhaltensweisen
Resorption	Aufnahme von Stoffen in den Körper
Schizophrenie	Spaltungsirresein
Schock	Kreislaufversagen
Schüttellähmung	Parkinsonismus
senil	Alters...
Sepsis	„Blutvergiftung“, Allgemeininfektion
Shunt	Kurzschlußverbindung zwischen Blutgefäßen
Somnolenz	Schläfrigkeit, Bewußtseinstrübung, erweckbar
Sonnenstich	Hirnschwellung durch unmittelbare Sonneneinstrahlung auf den unbedeckten Kopf

spastische Lähmung	gespannte, krampfhafte Lähmung
Star, grauer	Katarakt infolge Linsentrübung
Star, grüner	Glaukom infolge Augeninnendruckerhöhung
stereotype Bewegungen	Wiederholung in der gleichen Form
Subarachnoidalblutung	Blutung zwischen Spinnengewebs- und weicher Hirnhaut
subdurales Haematom	Bluterguß unter der harten Hirnhaut
Suizid	Selbsttötung
Symptom	Krankheitszeichen
Synapse	Umschaltstelle von einem Nerven auf einen anderen oder auf die Muskulatur
Syndrom	Gruppe von gleichzeitig auftretenden Symptomen
Teerstuhl	teerartige Farbe von Blutstuhl
Tetanie	Übererregbarkeit von Nerven und Muskeln
Thombangitis obliterans	Gefäßverengung infolge Entzündung der Gefäßinnenwand mit Thrombenbildung
thrombotisch-thrombozytopenische Purpura	Hautblutungen durch Mangel an Blutplättchen
Thrombozyten-Agglutinationshemmer	Mittel, die die Ballungsneigung der Blutplättchen hemmen
Thromben	Blutgerinnsel
trizyklische Antidepressiva	Mittel gegen Depression, die aus einem Gerüst von 3 Ringen bestehen
toxisch	giftig
Tranquilizer	angsthemmende Beruhigungsmittel
Transitorisch-ischämische Attacken = TIA	vorübergehende anfallsweise auftretende Durchblutungsstörungen des Gehirns
Urämie	Harnvergiftung bei Nierenversagen
Urininkontinenz	Unfähigkeit, Harn zurückzuhalten
vasculär	Gefäße betreffend
vertebro-basiläre Insuffizienz	Durchblutungsstörung der Halswirbelsäulenarterie, ausgelöst durch Kopfdrehung

Vitalfunktionen	lebenswichtige Funktionen wie Atmung, Puls, Blutdruck, Temperatur, Bewußtsein
Wahn, Wahnidee	inhaltliche Denkstörung, aus einem „Wahnbedürfnis" entstandenes, unkorrigierbares Fehlurteil
zerebral	vgl. cerebral
ZNS	Zentralnervensystem (Gehirn und Rükkenmark)
Zytostatica	das Zellwachstum hemmende Arzneimittel

Verzeichnis der Abbildungen

Verzeichnis der Tabellen

Autor

Erich Grond, Arzt für Innere Medizin und Psychotherapie, war fünfzehn Jahre ärztlicher Leiter eines Altenheimes. Er lehrt heute Alterspsychiatrie an zwei Fachseminaren für Altenpflege und Sozialmedizin/Psychopathologie an der Katholischen Fachhochschule Nordrhein-Westfalen, Abteilung Köln.